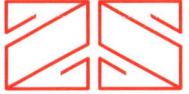

© 2016 ZS Verlag GmbH
Kaiserstraße 14b
D-80801 München

ISBN 978-3-89883-531-2
1. Auflage 2016

Projektleitung	Kathrin Ullerich
Texte & redaktionelle Mitarbeit	Sonja von Opel
Lektorat	Karin Kerber
Grafische Gestaltung	melville brand design gmbh (Lars Harmsen)
Satz	Barbara Markwitz
Fotografie	Michael Wilfling
Herstellung	Peter Karg-Cordes
Producing	Jan Russok
Druck & Bindung	optimal media, Röbel

Die ZS Verlag GmbH ist ein Unternehmen der Edel AG, Hamburg.
www.zsverlag.de | www.facebook.de/zs-verlag

DR. CHRISTINE THEISS

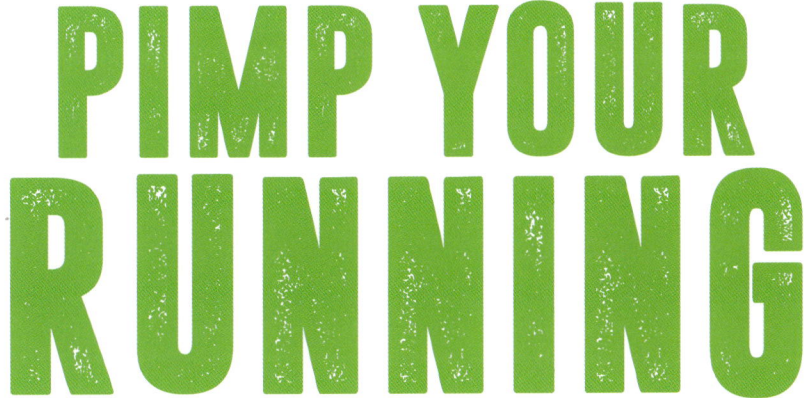

PIMP YOUR RUNNING

Lauf dich stark mit meinem Power-Workout

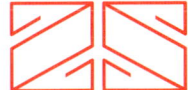

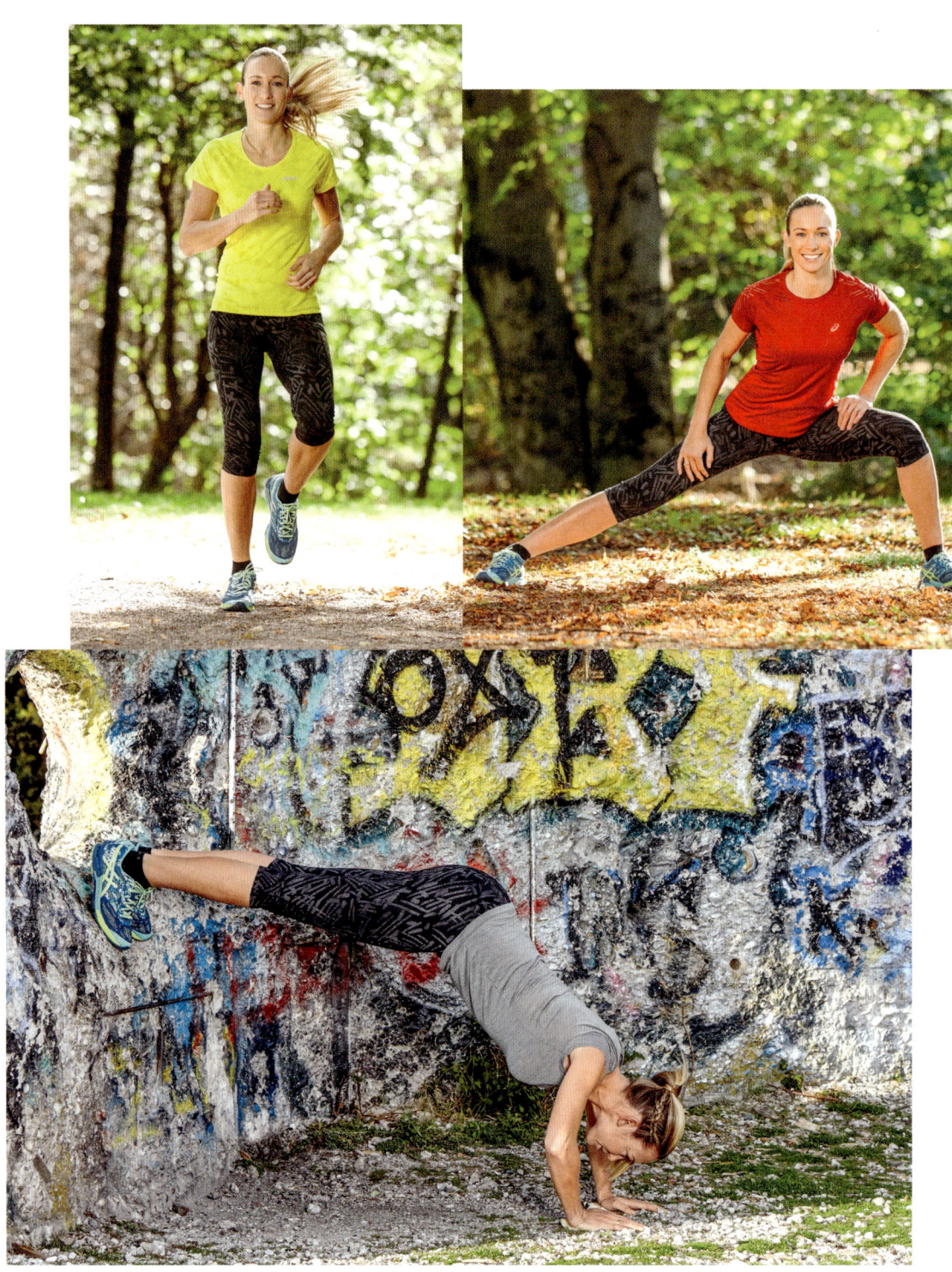

⭐ Pimp your Running für unterwegs: Trainingszirkel, die im Buch mit diesem Stern gekennzeichnet sind, stehen als Download für Sie bereit unter: www.zsverlag.de/pimp-your-running

INHALT

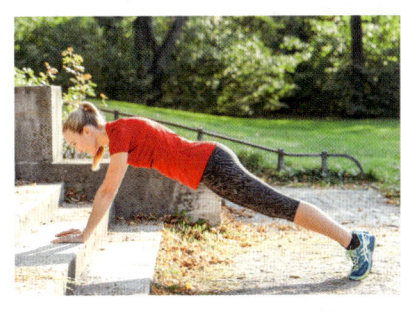

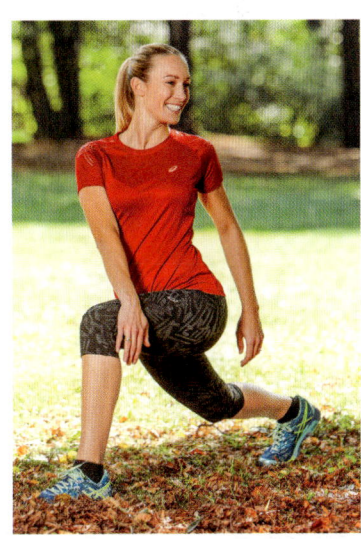

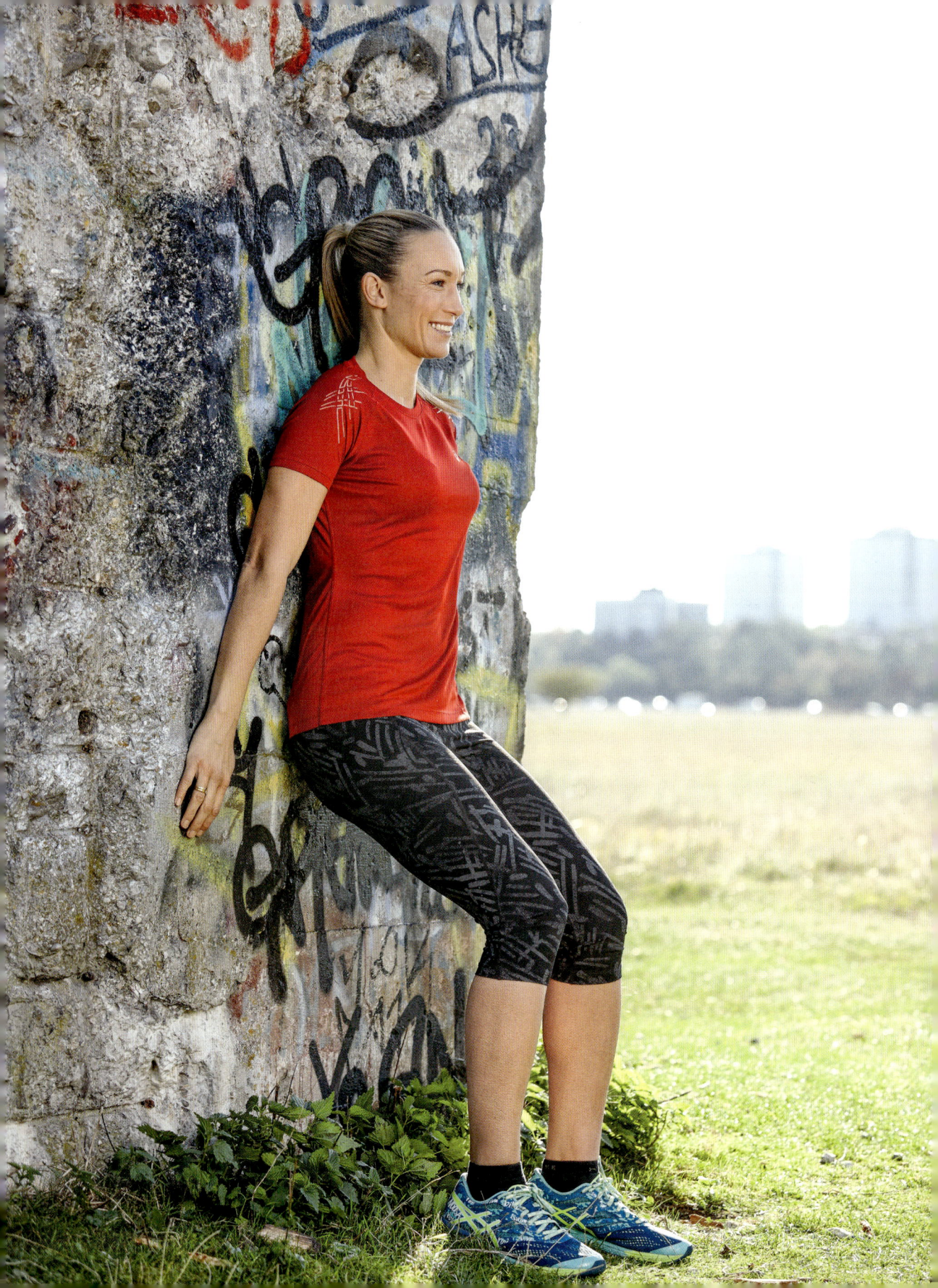

IM LAUFSCHRITT ZU MEHR POWER UND FITNESS

Früher fand ich Laufen furchtbar, weil ich den Fehler gemacht habe, den viele Anfänger oder Wiedereinsteiger machen: Ich habe mich selbst überschätzt und es übertrieben. Ich hatte Seitenstechen, Atemnot … und von Vergnügen konnte keine Rede sein. Also habe ich es erst einmal gelassen. Als Profi-Kickboxerin bin ich dann aber um das Joggen nicht mehr herumgekommen, und das war gut so! Heute möchte ich diesen sportlichen Ausgleich nicht mehr missen und habe auch auf Reisen immer meine Laufschuhe dabei: Joggen geht überall, und ich liebe es, fremde Städte im Laufschritt zu erkunden. Ein Tag fängt ganz anders an, wenn man schon sportlich aktiv war und in der Morgenluft den Kreislauf in Schwung gebracht hat. Und auch ein harter Arbeitstag klingt besser aus, wenn man die Gedanken noch einmal kreisen und die Geschehnisse Revue passieren lassen kann, während man durch den Stadtpark trabt.

Allerdings habe ich gemerkt, dass Joggen allein mir auf Dauer zu langweilig ist und ich es vermisse, die restliche Muskulatur ebenfalls zu stärken. Für „Zuerst-draußen-laufen-und-dann-ins-Fitnessstudio-Gehen" reicht aber in der Regel die Zeit nicht und Laufbänder werden nicht mehr meine Freunde. So habe ich angefangen, mir Übungen aus dem reichen Erfahrungsschatz meiner jahrelangen Profisportkarriere zusammenzustellen, die ich unterwegs auf der Laufstrecke durchführen kann. Mein Ziel ist es immer, alle Bereiche des Körpers zu trainieren, um keine Dysbalancen entstehen zu lassen. Der Vorteil bei den „freien Übungen" ist, dass man in sogenannten Bewegungsketten arbeitet. Das bedeutet, man stärkt nicht nur einzelne Muskeln, sondern ganze Muskelgruppen – inklusive der tiefer liegenden stabilisierenden Muskeln.

Mit diesem Buch möchte ich den Zusammenschluss eines optimalen Trainings für das Herz-Kreislauf-System schaffen – mit Laufen und einem moderaten Krafttraining. Das ist übrigens nicht nur für das allgemeine Wohlbefinden eine ideale Kombination, sondern auch, wenn man erfolgreich und nachhaltig sein Gewicht reduzieren möchte. Anfänger werden hier genauso auf ihre Kosten kommen wie Fortgeschrittene, die auf der Suche nach neuen Übungen sind.

Ich wünsche viel Spaß beim Training in der freien Natur!

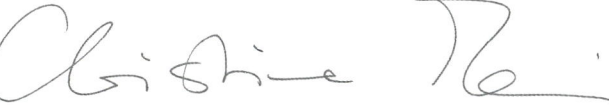

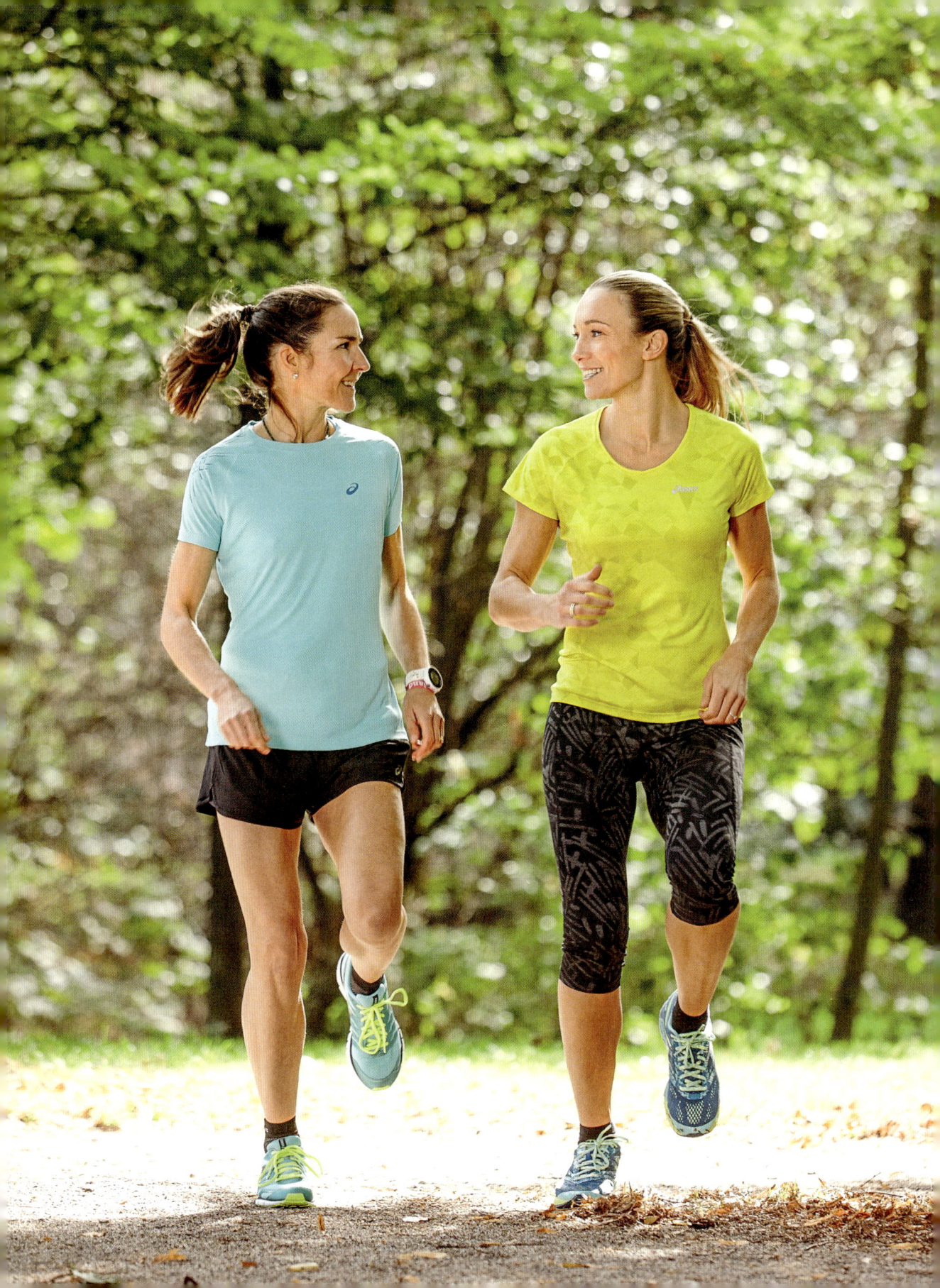

ES GIBT FÜR MICH KEIN SCHLECHTES WETTER

Sonja von Opel im Gespräch mit Dr. Christine Theiss

„Pimp your Running" – ist das ein Buch für Läufer oder für Kraftsportler?
Ehrlich gesagt ist das Buch weniger für den reinen Kraftsportler konzipiert als vielmehr für Läufer oder all jene, die bisher nicht gelaufen sind, weil ihnen das reine Laufen zu langweilig war. Ich möchte das Laufen mit meinem Programm ein bisschen aufpeppen und abwechslungsreicher machen. Neben der Ausdauer wird hier der Körper optimal gekräftigt und trainiert. Ein reiner Kraftsportler braucht seine Geräte und hat andere Schwerpunkte im Training.

Es ist ja auch so, dass Sportler, die Muskelmasse aufbauen wollen, das ausdauernde Laufen lieber meiden, weil sie Angst vor der „katabolen" Wirkung haben.
Für mich hat es nie eine Rolle gespielt, ob ich aus optischen Gründen Muskeln auf- oder abbaue. Die gesunde Mischung macht es! Aber klar, jemand, der Wert darauf legt, optisch seinem Kleiderschrank Konkurrenz zu machen, dem macht das Laufen ohnehin keinen großen Spaß. Ich bin überzeugt, dass Abwechslung guttut. Ich habe nie viel davon gehalten, einseitig zu trainieren. Der Reiz liegt doch darin, vielseitig Sport zu treiben. Nur laufen kann langweilig sein, und das reine Krafttraining bringt einen Organismus irgendwann auch nicht weiter. Um sich zu entwickeln, müssen neue Reize gesetzt werden. Nur wenn der Körper ungewohnten Herausforderungen gegenübersteht, verändert er sich. Daher finden sich in dem Buch neben dem Lauftraining und den Krafteinheiten auch Koordinationsübungen, Anleitungen zum Dehnen und Konditionsspitzen durch Bergläufe, um Anregungen zu schaffen, dem Körper immer wieder etwas Neues zu bieten.

Wie oft gehst du selbst denn laufen?
Das ist ganz unterschiedlich. Früher, als ich noch aktive Leistungssportlerin war, war das viel regelmäßiger. Jetzt schaue ich, dass ich zwei, drei Mal pro Woche laufen gehe. Seit ich mit dem Kickboxen als Profi aufgehört habe, genieße ich es sehr, dass ich nichts mehr muss, aber alles kann.

Gehst du gerne draußen laufen?
Ich hasse es, im Fitnessstudio aufs Laufband zu gehen. Ich musste zu meiner aktiven Zeit viel zu oft drinnen Sport treiben, weil ich nach genauen Vorgaben und in bestimmten Geschwindigkeiten trainieren musste. Das geht auf dem Laufband irgendwie am einfachsten. Ich bin allein schon wegen meiner beiden Hunde ein absoluter „Draußenläufer". Es gibt für mich daher auch kein schlechtes Wetter. Zugegeben, wenn es schon regnet, fällt der Schritt vor die Tür manchmal schwer, aber wenn man erst mal draußen ist und es fängt an zu regnen, dann stört mich das gar nicht. Dann gibt es höchstens schlechte Kleidung! Ich bin auch jemand, der mit Hitze sehr gut umgehen kann. Zu heiß ist es daher auch nicht. Außerdem ist es herrlich, die Jahreszeiten zu genießen. Ob das der bunte Herbst oder der frische Frühling ist, der kalte Winter oder der helle Sommer. Wie gesagt, ich bin stets mit meinen Hunden unterwegs und schlage damit zwei Fliegen mit einer Klappe. Es wäre ja unsinnig, erst eine Stunde Gassi zu gehen, um dann alleine ins Studio zu verschwinden.

Hörst du Musik beim Laufen?
Ich laufe nicht oft mit Musik und habe auch früher nie mit Musik trainiert, sondern mich immer auf das konzentriert, was ich gerade vorhatte. Aber jedem Sportler, dem es gefällt, mit Musik

zu laufen, der kann und soll mit seinen Songs im Ohr trainieren. Ich kenne so viele Menschen, die sich dadurch motivieren lassen, und kann allen, denen es so geht, nur raten: Nehmt Eure Playlist mit ins Training und lasst euch ordentlich mitreißen.

Was machst du, wenn du vom Laufen Schmerzen an den Füßen oder Beinen bekommst?

Das ist tatsächlich etwas, das ich schon sehr lange nicht mehr hatte, was sicherlich damit zusammenhängt, dass mein Körper komplett durchtrainiert ist. Ich bin ein großer Fan davon, sich nicht zu schonen, wenn Beschwerden auftreten. Damit meine ich nicht, dass man täglich und mit Gewalt in den Schmerz reinlaufen soll, sondern man sollte kontrolliertes Krafttraining machen, welches die Schwachstellen ausmerzt und den Bewegungsapparat bei seiner Arbeit unterstützt. Zum Beispiel kann man bei Knieschmerzen so viel mit vernünftigem Muskelaufbau machen. Bei mir selbst konnte ich so auch ein anfängliches Zwicken im Knie beseitigen. Zum einen habe ich meinen Laufstil minimal verändert, zum anderen habe ich regelmäßiges Krafttraining gemacht, damit die Muskulatur meine Knochen und den Knorpel bei der Arbeit unterstützt und entlastet. Die Muskulatur ist dafür da, die Belastung für das Gelenk zu minimieren. Daher ist es so immens wichtig, zusätzliches Krafttraining zu machen, um gezielt an den Schwachstellen des Körpers zu arbeiten. Bei Hüftproblemen ist es zum Beispiel nicht damit getan, nur einen Muskel zu trainieren, sondern hier ist eine ganze Muskelkette gefragt, die aktiviert und optimiert werden muss: Bauch, Rücken und Rumpf sind ganz wichtige Mitspieler, aber auch die gesamte Gesäßmuskulatur muss gestärkt werden, damit eine schwache Hüfte wieder stark arbeiten kann. Das ist etwas, das man mit einem freien Training ohne Gewichte viel besser erreicht als mit dem isolierten Training einzelner Muskeln an Geräten. Funktionelles Training heißt das Zauberwort, bei dem der Körper gezielt in seiner Funktion trainiert wird.

Wer kann helfen, wenn es hier und da mal zwickt?

Viele Dinge kann man allein regeln, aber es macht Sinn, bei schwerwiegenden Problemen mit einem Physiotherapeuten zusammenzuarbeiten. Ein guter Therapeut, dem man vertraut, schaut nicht nur die eine Schwachstelle an, sondern den gesamten Menschen und gibt richtige Hilfestellungen. Ich habe da fantastische Erfahrungen gemacht mit tollen Therapeuten, die zuhören und dann den gesamten Halteapparat korrigieren. Oft ist ein guter Physiotherapeut mehr wert als ein Orthopäde, der heutzutage gezwungenermaßen leider oft nicht die nötige Zeit für seine Patienten aufbringen kann.

Findet man als Leser in diesem Buch gezielt Übungen für entsprechende Schwachstellen?

Ich habe es so gemacht, dass die Übungen in grobe Muskelgruppen aufgeteilt sind. Dabei ist immer klar erkennbar, welcher Hauptmuskel trainiert wird und welche Muskeln noch mitspielen. Dann gibt es eine zweite Unterteilung in „Locations", damit man je nach persönlichen Vorlieben jede Muskelgruppe entweder an einer Bank, einer Treppe oder einfach nur auf einem geraden Weg trainieren kann.

Hand aufs Herz: Welche Übungen aus diesem Buch sind deine Lieblingsübungen und wie sieht eine klassische „gepimpte" 30-Minuten-Laufrunde bei dir aus?

Ich versuche selbst, stets Abwechslung in mein Training zu bringen und niemals exakt die Übungen vom Vortag zu wiederholen, sondern eine neue Übungsabfolge zu wählen. Oft kommen dann die Übungen dran, die mir gar nicht so viel Spaß machen, aber dafür sind sie dann auch besonders effektiv.

Was man nicht kann, macht man nicht gerne, muss man aber machen?

Genau so! Zum Beispiel beim Ausfallschritt, bei dem ich ein Bein hochnehme, geht mir unwahrscheinlich die Pumpe, aber dafür ist die Übung unglaublich genial für meinen Oberschenkel und

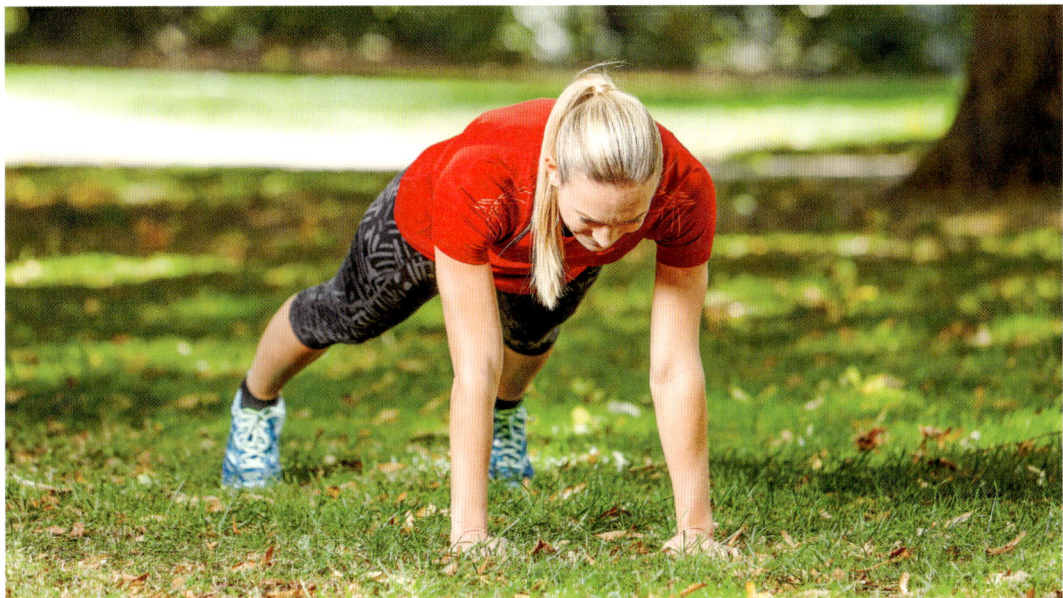

für den Po. Oder wirklich gut ist auch die Liege-stütz-Variante, bei der die Füße hoch liegen. Das stellt von der Grundstabilisierung her gleich eine ganz andere Anforderung an den Körper. Man trainiert nicht nur die Arme, sondern auch Rumpf, Bauch, Rücken und Hüfte. Das ist eine Übung, die ist klasse, aber ich gebe zu, dass sie nicht sonderlich viel Spaß macht.

Dürfen Anfänger die Liegestütze in deinem Buch auf den Knien machen?

Ich bin kein Freund der sogenannten Frauenliege-stütze. Erstens werden sie meistens falsch aus-geübt, zweitens ist der Name an sich schon eine Beleidigung und drittens wird dabei all das weg-gelassen, was den eigentlichen Liegestütz aus-macht: Rumpfstabilität und Körperspannung! Mein Tipp: Mach richtige Liegestütze und wenn du nur drei schaffst, dann machst du eben nur drei, und eine Woche später schaffst du fünf und eines Tages schaffst du zehn, und dann kannst du richtig stolz sein! Wer dann zwanzig Liegestütze schafft, der sollte nicht noch weiter aufstocken, sondern lieber Varianten reinbringen: Diamantliegestütze, bei denen die Hände nah beieinanderliegen, oder Liegestütze mit hoch

gelagerten Füßen. Wenn man merkt, eine Übung geht ganz easy, dann wird es Zeit, den Level zu wechseln. Das habe ich im Buch berücksichtigt und für fast alle Übungen eine Fortgeschrittenen-Variante vorgestellt.

Was hältst du davon, vor dem Frühstück, also sozusagen „nüchtern" zu trainieren?

Ich persönlich bin ein ganz großer Gegner vom Nüchternlaufen. Wenn ich in der Früh aufwache, habe ich keinerlei Nährstoffe im Blut. Wenn ich nun loslaufe und dadurch schnelle Energie benö-tige, muss der Körper sich diese irgendwo her-holen. In seiner Not greift er wertvolles Körper-protein an, weil das leichter verfügbar ist als Fett. Das heißt: Wenn ich ohne Frühstück Reize setze, mache ich eventuell den letzten Trainingseffekt zunichte. Natürlich soll man vor dem Loslaufen nicht fünf Brötchen essen, um sich dann beim Sport zu wundern, dass einem flau im Magen wird, aber eine ausgewogene Portion vielseitiger Nährstoffe muss geliefert werden, damit das System auf Hochtouren arbeiten kann. Zwei Scheiben Vollkornbrot, ein bisschen Frischkäse und Kresse sind mein Frühstück der Wahl, was mich bis 12 Uhr mittags sehr gut durchbringt.

Es versorgt mich ausreichend mit Energie und ich bekomme dann nicht irgendwann Heißhunger. Das ist ja auch das Problem vieler Leute, die ohne Frühstück loslegen: Irgendwann ist der Hunger so groß, dass sie zu späterer Stunde dann viel mehr essen, als es gut für sie wäre. Wenn ich aber vorher schon dem Körper die richtige Kohlenhydratversorgung liefere, dann kann er sich nach und nach an den langkettigen Zuckern bedienen und ist so auch leistungsfähig.

Was ist denn dann dein wichtigster Tipp zum Thema „Abnehmen und Sport"?
Gerade wenn man abnehmen möchte, ist es wichtig, vor dem Laufen eine Kleinigkeit zu essen. Wer langfristig abnehmen will, darf nicht mit Hunger trainieren, sondern muss am Grundumsatz arbeiten. Wenn ich meinen Körper permanent zwinge, mit einem zu großen Minus an Kalorien auszukommen, wähnt er sich in einer Hungersnot, fährt seinen Stoffwechsel so weit es geht runter und gewöhnt sich an die geringe Kalorienzufuhr. Sobald man auch nur ein bisschen mehr an Kalorien zu sich nimmt, lagert der Körper wieder Energie für die nächste „Hungersnot" ein: Das ist dann der gefürchtete Jo-Jo-Effekt. Hungern ist extrem schwierig! Ich bin ein Fan davon, kleine hochwertige Mahlzeiten zu essen und diese auch schon vor dem Training zu sich zu nehmen. Für Sportarten, die einen hohen Puls mit sich bringen, benötigt man Kohlenhydrate als Energiequelle! Und auch beim Laufen müssen Kohlenhydrate in den Speichern sein, um Leistung bringen zu können. Je besser ein Organismus dann trainiert ist, umso leichter tut er sich mit der Fettverbrennung. Da muss man zwar erst mal hinkommen, aber wo ein Wille ist, ist auch ein Weg.

Ist das jetzt ein Freibrief fürs Naschen von Süßigkeiten?
Nein, ganz und gar nicht. Bei schlechten Kohlenhydraten wie dem einfachen Zucker schießt der Blutzuckerspiegel erst hoch und dann in den Keller, und Heißhunger ist nach kurzer Zeit vorprogrammiert. Gute Kohlenhydrate bestehen aus mehrkettigen Zuckern und stecken zum Beispiel in Kartoffeln, Vollkornprodukten oder Reis. Bei aller Diskussion um die Inhaltsstoffe sollte dennoch stets beachtet werden, dass beim Abnehmen die Grundrechnung gilt: Es muss mehr Energie verbrannt werden, als gegessen wird. Das ist das Wichtigste!

Womit wir wieder beim Grundumsatz wären. Das Gute am Muskelaufbau ist ja auch, dass die Verbrennung steigt, denn das hochwertige Muskelgewebe benötigt mehr Energie als Fettgewebe.
So ist es. Muskulatur liegt im Gegensatz zum Fett „nicht nur rum". Um erhalten zu bleiben, muss ein Muskel permanent Energie umsetzen. Daher lohnt sich Krafttraining, um mehr Muskeln zu bekommen. Sportler können vor allem deshalb mehr essen, ohne sofort zuzunehmen, weil durch ihren hohen Muskelanteil auch ihr Grundumsatz höher ist. Gerade wer übergewichtig ist, muss also Kraftaufbau betreiben.

Wie kamst du eigentlich auf die Idee, gerade dieses Buch zur jetzigen Zeit zu schreiben?
Das letzte Buch hat mir schon enorm viel Spaß gemacht, und der Verlag wollte gerne wieder mit mir zusammen etwas Neues erarbeiten. Es muss immer etwas sein, mit dem ich mich identifiziere. Daher habe ich gesagt, dass ich ein Buch schreiben möchte über die Art, wie ich mich aktuell fit halte. Das erste Buch verfolgte einen ähnlichen Ansatz, richtete sich aber vor allem an Menschen, die bis dato nur wenig mit Sport am Hut hatten oder aufgrund von Zeitmangel einfach nicht mehr dazu kommen. Dieses Buch richtet sich an all jene, die mehr Zeit als nur 15 Minuten täglich in ihre Fitness investieren wollen und zudem vor allem draußen Sport machen möchten. Nach dem Ende meiner aktiven Karriere konnte ich keine Fitnessstudios mehr sehen und seitdem kombiniere ich das Laufen mit dem Krafttraining im Freien. Vielen Menschen geht es ähnlich, aber oft fehlen ihnen die richtigen Ideen. Dieses Buch soll jedem einen Blumenstrauß mit neuen Übungen an die Hand geben, die ohne viel Aufwand überall zu machen sind. Der Leitfaden soll dazu

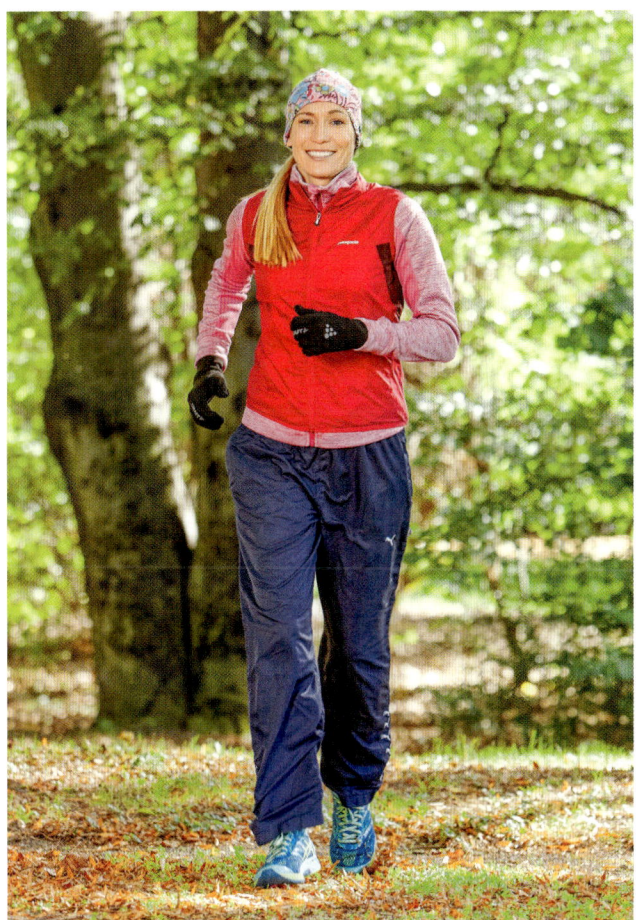

schicht dazwischen entsteht, die isoliert und mich wärmt. Das Gleiche kann man auch am Oberkörper machen. Wenn es richtig kalt ist, ist es wichtig, dass man ein Tuch vor dem Gesicht trägt. Atmet man die kalte Luft tief ein, frieren nämlich kleinsten Lungenbläschen ab. Die bilden sich zwar neu, aber besser ist natürlich, man schützt diese durch ein Tuch. Das gilt aber natürlich nur bei richtig kalten Minusgraden. Mein kältester Lauf war bei minus 48 Grad – und ich habe es überlebt! Nichts ist also unmöglich.

Könnte man denn die Übungen aus dem Buch theoretisch auch im Fitnessstudio machen und dazwischen dann immer auf das Laufband springen?

Das funktioniert tadellos. Ich würde es im Leben nicht so machen, aber alle Übungen aus dem Buch klappen natürlich genauso im Fitnessstudio. Dann bieten sich allerdings nur zwei große Blöcke an: Laufen, Kraft, Laufen, Kraft! Wenn im Studio viel los ist, dann sollte man vielleicht zu zweit dort trainieren, damit immer einer das Laufband besetzt und somit reserviert und der andere die Gymnastikmatte nutzt und für den Wechsel frei hält. Denn wenn viel los ist im Studio, kann es leicht passieren, dass einem der Platz auf dem Laufband plötzlich weggeschnappt wird.

führen, dass sich mehr Menschen trauen, einfach den Park zum Trainingsterrain zu machen. Zugegeben, es gehört am Anfang schon ein bisschen Mut dazu, mitten in der Öffentlichkeit seine Übungen zu machen, aber es sollte jedem einfach egal sein, was die anderen Leute denken. Einfach loslegen ist die beste Devise!

Was ist denn, wenn es stürmt und schneit? Fällt der Sport dann aus?

Es ist total angenehm zu laufen, wenn es richtig kalt ist, und es ist immer eine Frage der Ausrüstung. Damit meine ich gar keine teure Markenkleidung, sondern den klassischen Zwiebellook. Wenn es kalt ist, ziehe ich eine enge Hose an und darüber dann eine weite Hose, damit eine Luft-

Und was ist mit Gymnastik? Dehnst du hinterher oder mittendrin oder gar nicht?

Ich finde, man muss nicht jeden Tag dehnen, aber ich bin durchaus der Meinung, dass man es regelmäßig tun sollte. Gerade der moderne Mensch neigt durch das viele Sitzen zu Verkürzungen und ich halte Stretching für einen wichtigen Aspekt. Einmal pro Woche reicht im Prinzip, aber hier muss jeder selbst finden, was ihm guttut. Man muss anfangen, auf seinen Körper zu hören.

Jeder hat seine eigenen Defizite und jedem tut sein individuelles Programm gut. Bei vielen Übungen im Buch dehnt man die Muskulatur automatisch mit. Das ist dann gar keine isolierte Kraftübung, sondern im Grunde eine Kombiübung aus Stretching und Kraft! Kalt dehnen ist sehr schwierig und macht keinen Sinn. Die Muskulatur sollte leicht vorgewärmt sein, bevor sie gedehnt wird. Daher bietet es sich immer erst mittendrin oder am Ende an.

Ist es sinnvoll, zu zweit oder zu dritt loszuziehen oder hat jeder ein so individuelles Programm, dass es schwierig ist, das zusammenzubringen?

Gerade in der Gruppe ist so ein Training total toll. Bei Dreharbeiten trainiere ich oft mit mehreren Leuten und das macht sehr viel Spaß. Manche laufen weiter, andere schieben Übungen rein, auch hier macht jeder das, was er braucht. Wenn ein Mann mit einer Frau zusammen trainiert, dann macht er wahrscheinlich auch andere Übungen als sie, aber sie absolvieren gemeinsam ihr Training. Das ist doch klasse! Und irgendwie holt man ja mehr aus sich raus, wenn man zusammen trainiert. Außerdem kann man sich gegenseitig helfen, korrigieren und stützen.

Du bist ja viel unterwegs. Was machst du, wenn du in einer fremden Stadt bist? Gehst du dann im Hotel auf das Laufband oder trotzdem raus ins Unbekannte?

Gerade auf Reisen klappt es super, einfach die Laufsachen anzuziehen und loszulaufen. Ich liebe es, durch fremde Städte zu laufen, und ich gehe da niemals aufs Laufband, weil ich bewusst die Stadt erkunden will. Der Tag fängt ganz anders an, wenn ich morgens schon über einen Wochenmarkt, dessen Stände gerade aufgebaut werden, gerannt bin oder Sehenswürdigkeiten abgeklappert habe. Sollte das Wetter wirklich mal schlecht sein, dann kann ich die Kraftübungen auch hinterher im Hotelzimmer machen. Ich laufe super gerne in der Früh, da fängt ein Tag gleich ganz anders an und auch eine Stadt hat dann noch ein ganz anderes Flair.

Zu guter Letzt für alle, die wollen, aber den Hintern nicht hoch bekommen: dein wichtigster Motivationstipp?

Ach, den Hintern nicht hochzubekommen, das kennen wir doch alle! Das ging mir früher so und das geht mir auch noch heute so. Oft hab ich vor dem Sport keine Lust, aber mir ist es noch nie passiert, dass ich mich nach dem Training schlechter gefühlt habe. Dieses Gefühl sollte man sich immer wieder ins Gedächtnis rufen: Hinterher fühlt es sich toll an!

Beim Kickboxen hab ich mich im Grunde nie gefragt, ob ich Lust oder keine Lust habe. Das war einfach mein Job und jede Einheit, jedes Training gehörte dazu. Klar, Hobbysportler haben einen anderen Job und müssen eine Extraportion Motivation aufbringen. Hier ist wichtig, dass man sich nicht zu viel vornimmt, sondern sich über kleine Ziele und kleine Erfolge immer wieder motiviert. Wer sich ganz intensiv bewusst macht, wie schön das Gefühl nach dem Sport ist, kann dieses Gefühl immer wieder zur Motivation nutzen. Zusätzlich hilft dann ein konkretes und vor allem realistisches Ziel beim Dranbleiben. Dieses Ziel sollte jedoch nicht in zu weiter Ferne liegen. Wöchentliche Erfolgserlebnisse sind viel wichtiger als das Erreichen eines Vorhabens einmal im Jahr. Als Profi war stets der nächste Kampf mein wichtigster. Mein Ziel war nicht die Weltmeisterschaft, sondern ein Kampf nach dem anderen. Das große Ziel Weltmeister kam dann ganz von allein!

Ich möchte, dass die Leute merken, dass Sport unglaublich viel Spaß macht. Der Körper dankt es einem, wenn man sich um ihn kümmert und ihn rundum versorgt. Man wird fit für den Alltag, kann mit Einkaufstüten in den dritten Stock hochlaufen oder einer Trambahn hinterherrennen, ohne zu kollabieren. Das sollte jeder Mensch leisten können, vor allem die jungen Menschen, die viel zu früh schon über Beschwerden klagen. Viele vergessen den disziplinierten Umgang mit ihrem Körper und fangen erst an, etwas für ihre Gesundheit zu tun, wenn es schon fast zu spät ist. Wir haben nur den einen Körper und um den müssen wir uns kümmern!

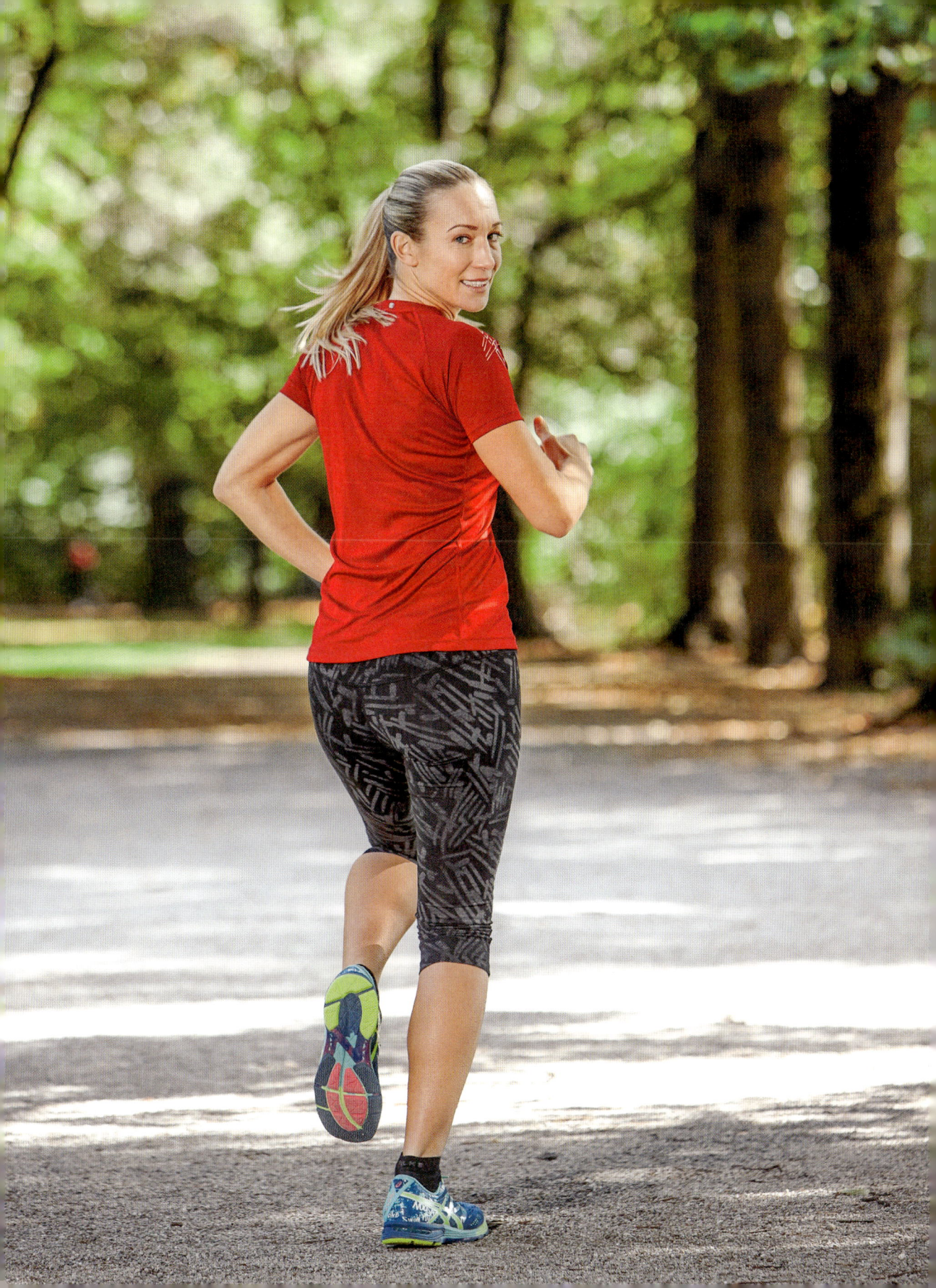

LAUFEN FÜR DIE GESUNDHEIT: RICHTIG DOSIERT EIN KINDERSPIEL

Jeder, der zwei gesunde Beine hat, kann laufen. Die meisten Menschen beginnen im ersten oder zweiten Lebensjahr damit, sich auf den Füßen vorwärtszubewegen, und viele Kinder wählen dabei den Laufschritt. Je älter Menschen werden, desto mehr denken sie über ihre Bewegung nach. Die Notwendigkeit, sich besonders schnell irgendwo hinbewegen zu wollen, nimmt mit zunehmendem Alter ab, und die Fähigkeit des kinderleichten Laufens verschwindet. Trotzdem: Jeder Mensch kann laufen. Wenn der Bus vor der Nase wegzufahren droht, beginnt man ganz automatisch zu laufen. Im Gegensatz zum Gehen liegt beim Laufen zwischen jedem Schritt eine Flugphase: Der Körper wird einmal in die Luft gehoben und wieder aufgefangen, Schritt für Schritt. Zugegeben, mit Straßenschuhen und Laptoptasche über der Schulter fühlt es sich nicht gut an, einem Bus hinterherzulaufen. Wer den Bus erwischt hat, auf einen Sitzplatz niedersinkt und sich die Schweißperlen von der Stirn tupft, dem geht dann durch den Kopf: Laufen ist schrecklich anstrengend und ich mache das nie wieder!

BEWEGUNG IST GESUND

Dabei wäre es so sinnvoll, es wieder zu tun. Und zwar mit Laufschuhen und in bequemer Laufkleidung. Der menschliche Körper will gefordert werden, er braucht die Reize, die ihn zur Systemverbesserung zwingen, um stark und gesund zu sein. Unsere heutigen Zivilisationskrankheiten sind geprägt von Störungen und Fehlfunktionen des Herz-Kreislauf-Systems. Der Körper ist von Natur aus sehr robust und verzeiht viele Fehler wie Ernährungssünden und Bewegungsmangel. Aber irgendwann kollabiert das System, und zu viel Fett sorgt für verstopfte Gefäße, zu viel Zucker ruiniert den Stoffwechsel und zu wenig Bewegung führt zu Erkrankungen auch an Knochen, Knorpeln, Sehnen, Bändern und Muskeln. Unser Körper braucht Reize, Belastungen und Herausforderungen! Entscheidend ist, sie richtig zu dosieren. Wer sich nach dem erfolglosen Sprint hinter dem wegfahrenden Bus vornimmt, ab sofort mit dem Training zu beginnen, der ist vielleicht geneigt, vor lauter Motivation von null auf hundert zu starten: Er kauft teure Laufschuhe, meldet sich für den New-York-Marathon an und dreht täglich im Stadtpark eine große Runde, bis nach zehn Tagen der Bewegungsapparat so sehr schmerzt, dass alle Pläne sofort wieder über den Haufen geworfen werden. Das Fazit lautet dann gern, dass Laufen ungesund ist, weil sich die Schienbeinkante vom täglichen Training entzündet hat. Dabei ist es kein Wunder, dass sich die Schienbeinkante entzündet, wenn man sie mit gut acht Kilogramm Übergewicht nach vier Jahren kompletter Sportpause von heute auf morgen jeden Tag strapaziert. Auch hier gilt dann: Die Dosis macht das Gift!

> ## MEIN TIPP
>
> **Setzen Sie sich am Anfang das kleinstmögliche Ziel, das Sie in sechs Wochen erreichen können und wollen. Die ersten drei Trainingswochen sind in der Regel die härtesten, aber dann werden Sie Woche für Woche mit einem guten Gefühl belohnt.**

FÜR EIN STARKES HERZ – LAUFEN SENKT DEN RUHEPULS

Wenn das Gehirn den Befehl gibt, sich im Laufschritt vorwärtszubewegen, beginnen die Muskeln mit ihrer Arbeit. Vor allem die Beinmuskulatur muss intensiv arbeiten, aber auch der Oberkörper hilft beispielsweise mit pendelnden Armbewegungen mit, einen erfolgreichen Schritt inklusive Flugphase nach dem anderen zu machen. Um diese Bewegung auszuführen, braucht der Muskel Energie. Und damit Energie in der Muskelzelle entsteht, wird Sauerstoff benötigt. Dieser Sauerstoff gelangt über die Lungen in den Körper und wird in den Blutkreislauf eingespeist. Das Herz hat rund um die Uhr die Aufgabe zu pumpen, um das Blut permanent durch den Körper und damit den Sauerstoff zu den Zellen zu transportieren. Wenn viel Energie benötigt wird, wie beispielsweise beim Laufen, muss auch viel Sauerstoff transportiert werden. Das Herz muss also schneller pumpen.

Wie schnell das Herz schlägt, kann man am Puls fühlen: Ob mit zwei Fingern am Hals oder mit der flachen Hand auf der linken Brust, jeder hat schon mal seinen eigenen Herzschlag gefühlt und damit seinen Puls gemessen. Das Herz ist der fleißigste und verlässlichste Muskel im Körper. Tag und Nacht ist es im Einsatz. Und wie jeder Muskel kann auch das Herz trainiert werden. Fordern wir es durch einen hohen Sauerstoffbedarf regelmäßig auf, schneller zu schlagen, wird es stärker und verbessert seine Leistung.

LAUFEN SENKT DEN RUHEPULS

Ein Herz ohne viel Beanspruchung pumpt im Durchschnitt in Ruhe um die 80-mal pro Minute. Das nennt man auch Ruhepuls. Wenn ein Herz nun aber regelmäßig gefordert ist, 20, 30 oder auch 40 Minuten am Stück mit 140 Schlägen pro Minute Blut durch den Körper zu transportieren,

GUT ZU WISSEN

Wer regelmäßig zwei- bis dreimal pro Woche eine halbe Stunde Ausdauersport betreibt, hat in der Regel einen Ruhepuls von nur 60 Schlägen pro Minute. Was für eine effiziente Systemverbesserung – und das mit nur drei Laufeinheiten à 30 Minuten pro Woche!
Und es kommt noch besser: Ein starkes Herz verhindert, dass die Arterien verkalken und die Durchblutung gestört wird. Es verbessert das komplette Herz-Kreislauf-System und mindert damit nachweislich das Risiko, an typischen Zivilisationskrankheiten wie Adipositas zu erkranken.

um den hohen Sauerstoffbedarf decken zu können, reagiert es mit Wachstum. Der Herzmuskel wird stärker! Ein starker Herzmuskel benötigt weniger Schläge, um das Blut bis in die kleine Fußspitze zu transportieren, und so sinkt der Ruhepuls nach nur sechs Wochen Training bereits von 80 auf rund 70 Schläge pro Minute. Damit spart man 600 Herzschläge pro Stunde, das sind 14 400 Schläge pro Tag und damit mehr als 5 Mio. Schläge pro Jahr. So viel weniger muss ein Herz arbeiten, das dreimal pro Woche gefordert wird!

NACH DIESEN PULSZONEN SOLLTEN SIE IHR TRAINING GESTALTEN

60 % langsamer und ruhiger Dauerlauf = Puls bis 75 % Ihrer maximalen Herzfrequenz
Sprechtest: Unterhaltung in ganzen Sätzen ist beim Laufen gut möglich

30 % lockerer Dauerlauf = Puls bis 85 % Ihrer maximalen Herzfrequenz
Sprechtest: Unterhaltung ist nur noch in sehr kurzen und knappen Sätzen möglich

10 % zügiger Dauerlauf und Tempoläufe = Puls über 85 % Ihrer maximalen Herzfrequenz
Sprechtest: Unterhaltung ist gar nicht mehr möglich, weil die Atemfrequenz so hoch ist

HOHER PULS UND NIEDRIGER PULS

Neben dem Ruhepuls gibt es noch den Maximalpuls. Der Maximalpuls wird auch maximale Herzfrequenz genannt und sagt aus, wie schnell das Herz maximal in der Lage ist zu kontrahieren, um Blut durch den Körper zu pumpen. Denn es gibt tatsächlich eine Obergrenze, die genetisch vorbestimmt ist: Manche Herzen schlagen schneller als andere. Das sagt gar nichts über die Leistungsfähigkeit des Herzens aus, es ist einfach ein angeborener Fakt, wenn ein Herz maximal 185-mal pro Minute schlagen kann und ein anderes Herz vielleicht ganze 224 Schläge pro Minute schafft. Derjenige mit 224 Schlägen im Spitzenwert hat aber vielleicht einen Ruhepuls von 83 und damit nachweislich schlechtere Ausdauerwerte als der, dessen Herz nur 185 in der Spitze schafft, aber mit

56 Schlägen in Ruhe eine sehr gute Ausdauer aufweist. Mit anderen Worten: Den Ruhepuls kann man durch Training verbessern bzw. senken, der Maximalpuls ist genetisch vorgegeben. Er bleibt allerdings nicht ein Leben lang gleich hoch. Am höchsten ist er bei Säuglingen, und dann sinkt er Jahr für Jahr.

DIE MAXIMALE HERZFREQUENZ

Es gibt die Faustformel, dass die maximale Herzfrequenz 220 minus Lebensalter beträgt, was aber wirklich nur eine Faustformel ist. Wer es genau wissen möchte, muss einen maximalen Herzfrequenz-Test machen. Das heißt, dass der Körper so sehr belastet wird, dass das Herz immer schneller und schneller schlagen muss. Irgendwann ist dann die Obergrenze erreicht und mit Hilfe eines Pulsmessers wird dann ermittelt, wie schnell das Herz in der Spitze schlagen kann. Eine solche Ausbelastung kann man entweder in ei-

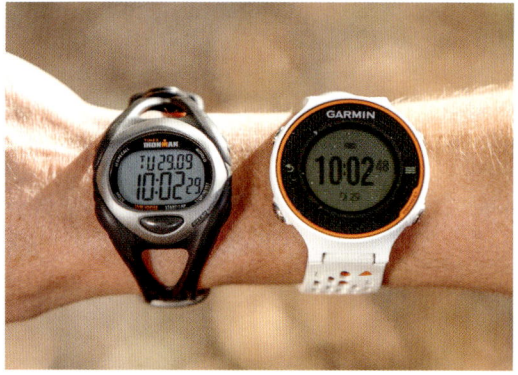

nem Labor bei einer professionellen Leistungsdiagnostik durchführen lassen oder man macht allein einen sogenannten Feldtest. In diesem Fall müssen Sie nach einem ausführlichen Aufwärmen mindestens drei Minuten am Stück gesteigert laufen: erste Minute schnell, zweite Minute schneller und in der dritten Minute dann so schnell wie irgendwie möglich! Wer seinen Maximalpuls kennt, ist klar im Vorteil, denn er kann sein Training systematisch steuern (siehe Kasten oben). Das ist wichtig, wenn man sich weder überlasten noch unterfordern will.

DIE RICHTIGE TECHNIK: SO LÄUFT ES SICH LEICHTER

Laufen ist als Sport für jedermann perfekt, weil es keine besondere Technik zu erlernen gibt. Am besten laufen Sie einfach los und beobachten sich dabei selbst: Was machen die Arme, wo setzt der Fuß als Erstes auf, sind die Schultern locker oder verspannt? Je natürlicher Sie laufen, umso größer ist die Wahrscheinlichkeit, dass Sie „richtig" laufen. Dabei gibt es im Grunde gar kein „richtig" und „falsch" – und das ist ja das Gute am Laufsport: Laufen lernt man durch laufen.

DER OBERKÖRPER

Die Arme dürfen im 90-Grad-Winkel locker neben dem Körper pendeln. Wenn der rechte Fuß sich vom Boden abdrückt und das linke Knie in die Luft schwingt, geht der rechte Arm nach vorn, wenn der linke Fuß sich vom Boden abdrückt und das rechte Knie hoch schwingt, geht der linke Arm nach vorn. Ideal ist eine lockere Handhaltung. Ballt man die Hände zur Faust, führt das zu Verspannungen in der Schulter. Die Schultern können stets aktiv nach unten gezogen werden. Ein einprägsamer Merksatz lautet: „Die Schulterblätter in die hinteren Hosentaschen stecken!"

RUMPF UND BECKEN

Stellen Sie sich vor, eine unsichtbare Schnur ist acht Zentimeter unter Ihrem Bauchnabel befestigt und zieht Sie beim Laufen nach vorn. Dabei sollten Sie aber weder ins Hohlkreuz fallen noch den Kopf in den Nacken werfen. Bleiben Sie im Oberkörper aufrecht und stabil und bringen Sie Ihren Körperschwerpunkt, der nämlich genau unterhalb Ihres Bauchnabels sitzt, Schritt für Schritt nach vorn. Halten Sie das Becken mittig und denken Sie immer wieder an die Schnur, die Sie zieht. Arme und Beine verrichten ihre Arbeit rund um diesen Mittelpunkt.

DIE BEINE

Je mehr Kraft die Beinmuskulatur aufweist, desto schneller kann gelaufen werden. Eine kraftvolle Oberschenkelvorderseite ermöglicht einen hohen Kniehub, und eine starke Oberschenkelrückseite befähigt Sie, Ihre Ferse möglichst nah an den Po zu ziehen. Das ist ein sehr dynamischer Laufschritt, nur bei Sprints und Tempoläufen wird dieser Krafteinsatz benötigt. Bei ruhigen bis lockeren Dauerläufen ist der Laufschritt ökonomischer, und die Füße bleiben kraftsparend in Bodennähe.

DIE FÜSSE

Zu guter Letzt sind die Füße maßgeblich für das erfolgreiche Laufen verantwortlich. Das Zusammenspiel von Waden, Sprunggelenken und dem Fuß sorgt dafür, dass bei jedem Schritt Ihr komplettes Körpergewicht einmal in die Höhe katapultiert und wieder aufgefangen wird. Das Fußabrollverhalten sieht in der Regel wie folgt aus: Der erste Bodenkontakt findet im hinteren äußeren Bereich des Fußes, also der Ferse statt. Dann rollt der Fuß einmal diagonal über die Fußsohle nach vorn, um sich über den großen Zeh wieder nach oben abzudrücken. Manche Läufer landen allerdings eher im mittleren Bereich des Fußes und werden dann Mittelfußläufer genannt. Ein Vorfußläufer landet sogar nur auf dem Ballen, um sich dann wieder über den großen Zeh vom Boden wegzudrücken. Alle, die besonders schnell laufen, werden in der Regel automatisch zum Vorfußläufer. Wer an sich einen gesunden Bewegungsapparat hat, aber öfter leichte Schmerzen im Knie verspürt, sollte versuchen, über den Mittelfuß zu laufen und nicht mit der Ferse zuerst den Boden zu berühren. Vorsicht: Tasten Sie sich langsam an neue Laufstile heran und machen Sie Gymnastik für Ihre Waden, Achillessehnen und Fußsohlen.

DAS KLEINE LAUF-ABC

Für einen kraftvollen und dynamischen Laufschritt macht es Sinn, gezielte Übungen ins Training einzustreuen, die genau den Bewegungsablauf schulen, der für das schöne und vor allem schnelle Laufen notwendig ist. Es reicht, wenn Sie die Übungen nach einer kurzen Aufwärmphase einmal durchführen. Das sollte aber auf jeden Fall regelmäßig geschehen, damit die neuronalen Prozesse, die bei komplexen Bewegungsmustern im Gehirn ablaufen, sich auf Dauer festigen.

1. HOPSERLAUF

Beim Hopserlauf drücken Sie sich mit dem linken Bein kräftig nach oben ab, um dann auf dem linken Bein wieder zu landen, während das rechte Bein im Knie gebeugt mit Schwung nach oben geführt wird. Diagonal zum rechten Knie wird der linke Arm zum Schwungarm. Nach dem linken Hopser ist der rechte Hopser dran – und die gleiche Bewegung findet auf dem rechten Bein statt, mit dem linken Knie als Schwunggeber. Sie sollten mehr nach oben als nach vorn hopsen, um ihr Sprunggelenk intensiv zu fordern.

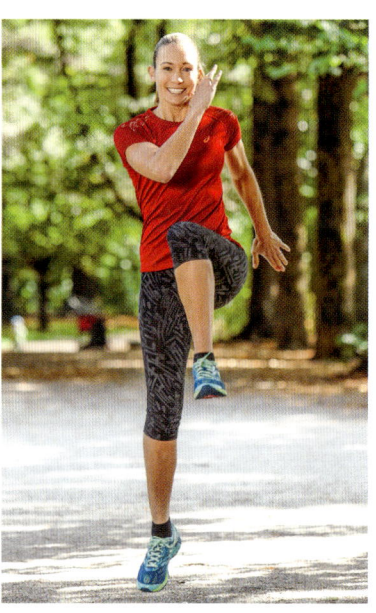

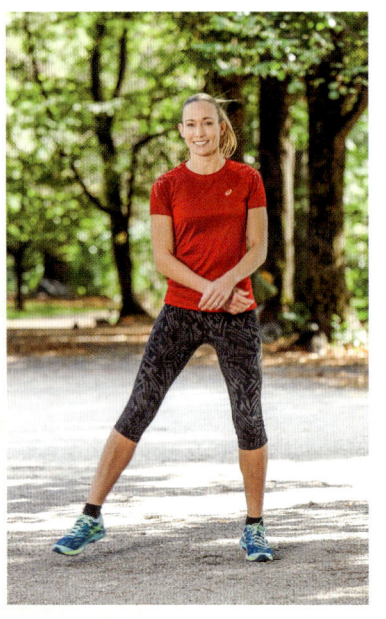

2. SEITGALOPP

Beim Seitgalopp zeigen die Fußspitzen parallel in die gleiche Richtung, während sich zunächst der linke Fuß abdrückt und der rechte Fuß die Bewegung zur Seite mitmacht. In dem Augenblick, in dem beide Füße gleichzeitig in der Luft sind, berühren sie sich in der Körpermitte. Ihre Arme sollten dabei locker vor dem Körper schwingen und somit den jeweiligen Sprung unterstützen. Nach etwa zehn Sprüngen erfolgt ein fliegender Wechsel zur anderen Seite.

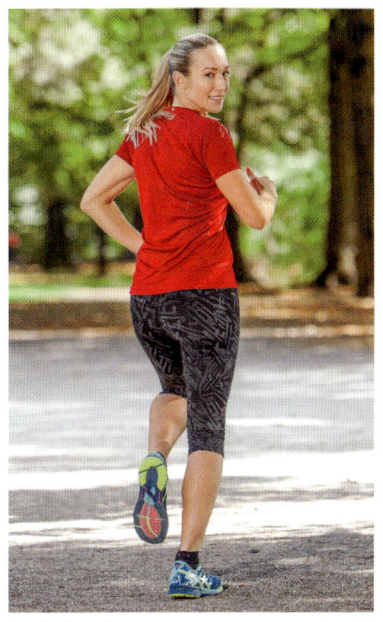

3. RÜCKWÄRTSLAUFEN

Das Rückwärtslaufen schult Koordination und Raumgefühl. Achten Sie darauf, dass keine Hindernisse im Weg stehen, wenn Sie für ein paar Schritte rückwärtslaufen. Je freier die Fläche ist, desto eher können Sie es wagen, den Kopf nicht in die Laufrichtung zu drehen. Ansonsten werfen Sie immer mal einen Blick über die rechte oder die linke Schulter, um Ihren Lauf zu kontrollieren.

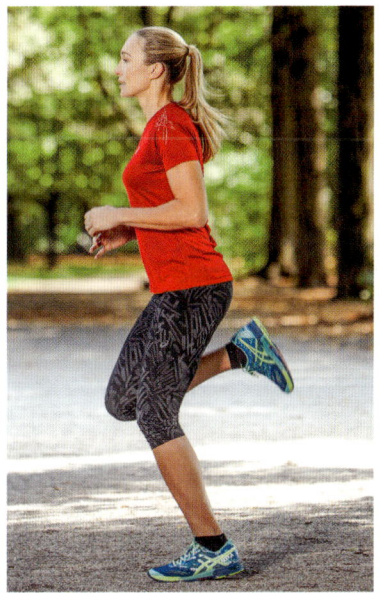

4. ANFERSEN

Das Anfersen spricht die hintere Oberschenkelmuskulatur an. Beugen Sie sich leicht nach vorn und tippeln Sie zunächst auf der Stelle. Dann ziehen Sie die Ferse bei jedem Schritt so hoch, dass Sie sich quasi selbst in den Po treten. Die Oberschenkel bleiben dabei möglichst parallel, der Oberkörper neigt sich leicht nach vorn und die Arme pendeln locker neben dem Körper. Achten Sie auf eine hohe Frequenz und fersen Sie mit jedem Fuß mindestens 10-mal an.

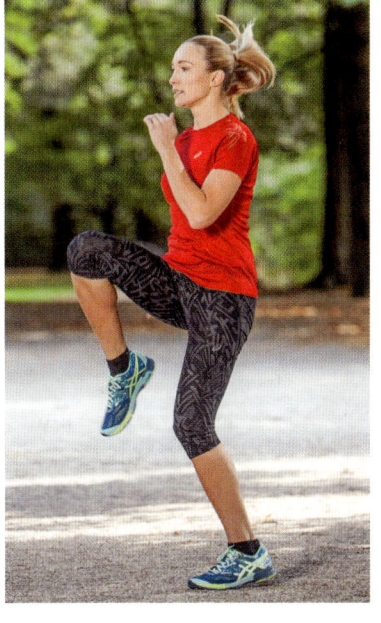

5. SKIPPINGS

Skippings werden auch Kniehebeläufe genannt und sprechen die vordere Oberschenkelmuskulatur an. Beginnen Sie mit kleinen Tippelschritten und ziehen Sie dann bei jedem Schritt die Knie möglichst hoch. Wichtig ist, dass das Bein, mit dem Sie sich abdrücken, komplett gestreckt bleibt, der Rücken gerade ist, der Bauch fest ist und die Hüfte nicht absackt. 10-mal sollten Sie sich mit jedem Fuß kraftvoll abdrücken.

TRAINING MIT SYSTEM: DIE FÜNF LAUF-PRINZIPIEN

Wenn Sie sich sportlich verbessern möchten, macht es Sinn, dass Sie Ihr Training ein wenig systematisch gestalten. Es gibt fünf Prinzipien der Trainingssystematik – wenn Sie diese verstanden und verinnerlicht haben, können Sie jederzeit Ihren eigenen Plan aufstellen.

1. PRINZIP: ANGEPASSTER TRAININGSREIZ

Schauen Sie in den Spiegel und seien Sie ehrlich zu sich selbst. Wo stehen Sie aktuell? Wie viel Sport haben Sie in den letzten Wochen, Monaten, Jahren gemacht und wo möchten Sie in Zukunft hin? Wie alt sind Sie und wie ist Ihre körperliche Verfassung? Die Reize, die Sie mit Ihrem Training ab heute setzen, dürfen Sie nicht über-, aber auch nicht unterfordern. Sie haben Ihre ganz persönliche Komfortzone und an deren Rand dürfen, nein, sollen Sie sich ab jetzt einmal pro Woche bewegen. Loten Sie Ihre Komfortzone aus und lernen Sie Ihre Grenzen kennen. Als reiner Anfänger reicht es vollkommen, wenn Sie alle 78 Stunden einen neuen Reiz setzen, als fortgeschrittener Sportler können Sie jeden Tag oder zumindest jeden zweiten Tag trainieren.

2. PRINZIP: KONTINUITÄT IM TRAINING

Wenn Sie nur einmal pro Woche Sport machen, werden Sie sich nicht wirklich weiterentwickeln. Ihr Körper bekommt dann zwar einen Reiz, der ihn zu einer Systemverbesserung zwingt. Wenn dann aber zeitnah der nächste Reiz ausbleibt, der bestätigen würde, dass die Systemverbesserung wichtig und richtig war, baut der Körper das hochwertige System wieder ab. Kommt dann nach langer Zeit wieder einmal ein Reiz, beginnt das ganze Spiel von vorn. Sie müssen also kontinuierlich und regelmäßig trainieren, wenn Sie langfristig Erfolg haben wollen.

3. PRINZIP: SUPERKOMPENSATION

Auf eine Belastung, also auf einen Trainingsreiz muss immer eine Erholung folgen. In der Ruhe liegt die Kraft! Wenn der Körper durch ungewohnte Bewegungen wie einen Dauerlauf, ein paar Liegestütze, Sit-ups oder Sprints im Stadtpark herausgefordert wurde, dann wird dadurch das biochemische Gleichgewicht aus dem Ruder gebracht. Der Körper benötigt im Anschluss an das Training dringend Zeit, um alles wieder ins Lot zu bringen. Wer nach intensiven Einheiten keine Pause macht, schubst seinen Körper ins Chaos. Langfristig führt das zu Übertraining, was mit Symptomen wie Infektanfälligkeit, Schlaflosigkeit und Gereiztheit einhergeht. Wie lange die Pause zu sein hat, hängt vom individuellen Trainingsstatus ab. Je trainierter Sie sind, desto kürzer kann Ihre Regenerationszeit ausfallen.

4. PRINZIP: BELASTUNGSSTEIGERUNG

So leid es mir tut, aber die Intensität Ihres Trainings muss Woche für Woche gesteigert werden. Wenn Sie 20 Liegestütze können, werden Sie keine Fortschritte machen, wenn Sie dann immer nur 20 Liegestütze üben. Sie halten zwar Ihr Level, aber verbessern sich nicht. Genauso werden Sie nicht in der Lage sein, souverän eine ganze Stunde zu laufen, wenn Sie immer nur 30 Minuten joggen. Sie müssen also immer wieder Stufe um Stufe nach oben klettern beim Training. Die Regel sagt: Drei Wochen lang die Belastung steigern, dann eine Woche regenerieren, um in der fünften Woche mit dem Pensum der dritten Woche wieder einzusteigen. Drei Schritte vor, ein Schritt zurück beziehungsweise stehen bleiben. Wer sich an den Rhythmus 3 : 1 hält, der läuft niemals Gefahr, sich langfristig zu überlasten, weil der Körper immer wieder Zeit zum Erholen bekommt.

DER PIMP-YOUR-RUNNING-FAHRPLAN

Egal, ob Anfänger oder Fortgeschrittener: In den Innenklappen dieses Buches finden Sie Wochenpläne, mit deren Hilfe Sie Ihr Lauftraining zwei Monate lang optimal aufbauen können. Um die Kraftübungen aus diesem Buch in Ihr Lauftraining einzubauen, sollten Sie stets die Aufwärmphase durchgelaufen sein, bevor Sie zum ersten Mal für eine Übung stehen bleiben.

Wenn Sie Anfänger sind und noch mit vielen Gehpausen trainieren, dann können Sie diese sehr gut nutzen, um eine Übung zu machen: Sie könnten beispielsweise die Gehpausen halbieren und genau in der Mitte der Zeit Ihre Übung platzieren. Bei 90 Sekunden Gehpause heißt das also, dass Sie 45 Sekunden gehen und dann eine Übung machen, um dann nochmals 45 Sekunden zu gehen, bevor Sie wieder antraben.

Sie sind schon ein fortgeschrittener Läufer? Dann bietet es sich an, Ihr Training in Blöcke zu unterteilen:

- Einlaufphase ohne Übung
- Intensivphase mit Übungen plus Tempoläufe oder Dauerlauf
- Auslaufphase ohne Übung

Sie können Ihr Tempotraining noch intensiver gestalten, indem Sie zwischen die schnellen Laufabschnitte gezielt Übungen für die Beine einbauen. Das geht zunächst zwar zu Lasten Ihrer Laufgeschwindigkeit im Training, auf lange Sicht – und vor allem nach einer ausreichenden Regenerationsphase – werden Sie aber einen schönen Kraftzuwachs verzeichnen können. Alternativ können Sie auch bewusst Tempotraining mit Übungen ausschließlich für den Oberkörper kombinieren, um die Beine bestmöglich für die schnellen Laufabschnitte zu schonen. Das macht vor allem Sinn, wenn Ihr Fokus darauf liegt, im Laufen eine bestimmte Bestzeit zu erreichen.

5. PRINZIP: VARIATION

Ihre Laufbelastung und die Trainingsreize sollten variieren. Es reicht auf Dauer nicht, wenn Sie immer nur laufen und Strecksprünge machen. Irgendwann kennt Ihr Körper das Laufen und Springen und sieht sich nicht in der Pflicht, weitere Verbesserungen am System vorzunehmen. Dann wird es höchste Zeit für Neuerungen: Laufen Sie mal länger oder schneller als sonst, bauen Sie an einer Bank unseren Übungszirkel ein oder machen Sie auf einer Wiese so viele Liegestütze, wie Sie maximal schaffen. Aber denken Sie bei allem Enthusiasmus an die vier anderen Prinzipien und achten Sie auf Ihren individuellen Leistungsstand. Trainieren Sie kontinuierlich, vergessen Sie die Regenerationsphase nicht und steigern Sie immer wieder auch die neue Übung, die Sie ins Repertoire aufnehmen.

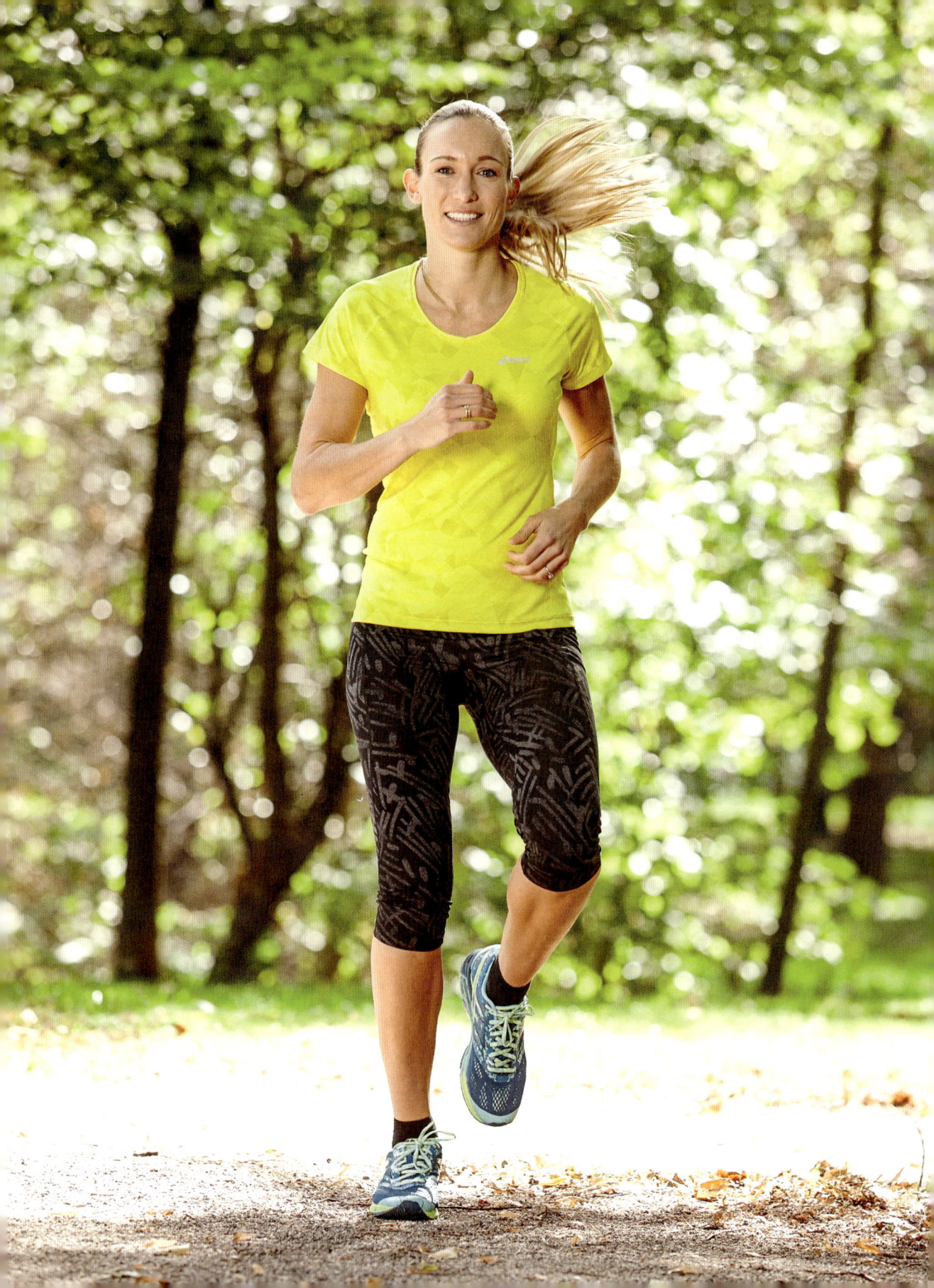

DIE RICHTIGE AUSRÜSTUNG – DAS A UND O FÜRS LAUFGEFÜHL

DER SCHUH

Der Laufschuh ist der Ausrüstungsgegenstand, an dem nicht gespart werden darf, denn auf ihm spielt sich alles ab: das Abrollen, das Abdrücken, das Auffangen. Jeder Läufer rollt individuell unterschiedlich ab, und manche knicken dabei übermäßig nach innen oder nach außen, was man dann Überpronation oder Supination nennt. In diesem Fall kann man mit einer Stütze im Schuh dem Einknicken entgegenwirken, um späteren Beschwerden am Bewegungsapparat, die durch das Laufen hervorgerufen werden können, vorzubeugen. Allerdings hat die Wissenschaft auch herausgefunden, dass jeder Läufer sich sehr gut

mit seinen individuellen orthopädischen Eigenheiten arrangiert und Stützen oder Einlagen manchmal mehr schaden als helfen. Daher gilt die Regel: Wenn ein Laufschuh sich ganz spontan gut am Fuß anfühlt und beim Laufen keine langwierigen Schmerzen oder Beschwerden auftreten, dann ist es der richtige Schuh.

Eine weitere Regel besagt, dass man so viele Laufschuhe im Schrank haben sollte, wie man Tage pro Woche läuft. Wer also dreimal pro Woche läuft, der darf gut und gerne drei Paar Laufschuhe besitzen. Wer fünfmal pro Woche läuft, verträgt fünf Paar Laufschuhe, die dann auch immer durchgewechselt werden sollen und müssen. Die verschiedenen Laufschuhe sollten im besten Fall von verschiedenen Herstellern oder zumindest unterschiedliche Modelle sein. Der Hauptgrund: Im Lieblingspaar Laufschuhe bleibt die Beanspruchung der Fußmuskeln und die Belastung der Knochenstrukturen immer gleich, was auf lange Sicht zu einer Überlastung führen kann. Wer unterschiedliche Modelle wählt, räumt dieses Risiko aus dem Weg. Ein weiterer Vorteil mehrerer Paar Laufschuhe und insbesondere unterschiedlicher Modelle liegt darin, dass man für die verschiedenen Laufeinheiten jeweils einen passenden Schuh wählen kann. Schnelle Läufe, genannt Tempoläufe, macht man am besten mit einem Schuh, der eher leicht ist. Gut gedämpfte Schuhe empfehlen sich für harte Untergründe und bei langen und langsamen Dauerläufen. Diese Schuhe hatten früher ein etwas höheres Gewicht, aber mittlerweile bieten Hersteller Varianten mit dicker und doch federleichter Sohle an. Ein Gegentrend zu den sogenannten Barfußlaufschuhen, die genau das Gegenteil bezwecken sollen: eine möglichst dünne und sehr flexible Sohle, um dem Fuß viel

Freiheit zu gewähren und das Gefühl zu vermitteln, der Läufer sei barfuß unterwegs. Die Barfußlaufschuhe trainieren einerseits optimal den Fuß mit all seiner Muskulatur, andererseits sind Verletzungen vorprogrammiert, wenn zu lange und zu intensive Läufe damit gemacht werden. Ganz wichtig ist, dass man die Schuhe nicht wahllos im Internet kauft, sondern sich beim Kauf in einem Fachgeschäft beraten lässt. Im Idealfall können Sie dort auf dem Laufband Ihren Laufstil überprüfen lassen und die Schuhe sogar zurückgeben, wenn sie nach den ersten Läufen dann doch nicht perfekt passen. Ob man tatsächlich neue Laufschuhe braucht, kann man am besten feststellen, in dem man sich den Abrieb an der Außensohle anschaut und nach kleinen Rissen im Dämpfungsmaterial sucht. Aber spätestens wenn das Obermaterial brüchig oder löchrig wird, ist es Zeit für einen Neukauf.

DIE KLEIDUNG

Man sieht immer wieder Jogger in ganz normaler Baumwollkleidung durch den Stadtpark rennen. Grundsätzlich ist dagegen nichts einzuwenden, aber echte Funktionskleidung sorgt einfach für ein besseres Klima. Außerdem kann man mittlerweile überall schicke Sportklamotten kaufen, sogar im Supermarkt. Funktionskleidung zeichnet sich dadurch aus, dass sie die Feuchtigkeit von der Haut schnell wegtransportiert und diese zeitnah zum Verdunsten bringt. Das Shirt oder die Hose hängen also nicht klitschnass am verschwitzten Körper, was gerade dann von Vorteil ist, wenn Sie für Kraftübungen stehen bleiben. Im Winter bei Nässe und kalten Temperaturen hat sich der Zwiebellook als Bekleidungsprinzip bewährt, bei dem man mehrere dünne Bekleidungsschichten kombiniert und übereinanderzieht, statt nur eine dicke Jacke zu tragen. Denn eine eng anliegende Unterschicht sorgt für den Abtransport des Schweißes, die isolierende Luftschicht in der Mitte wärmt und eine wasserabweisende Oberschicht sorgt dafür, dass Regen oder Schnee erst gar nicht eindringt. Wer im Winter übrigens Kopf, Hals und Hände warm hält, hat die wichtigsten Körperzonen damit geschützt.

Beim Loslaufen sollten Sie allerdings eher leicht frösteln, als sich mollig warm zu fühlen, denn beim Laufen selbst steigt die Körpertemperatur und es wird Ihnen dann schnell mal viel zu warm.

DIE SONNENBRILLE

Sonnenbrillen stehen für Sommer, Sonne und Fröhlichkeit und sind nicht nur deshalb beliebte Accessoires beim Laufen. Die beste Laufsonnenbrille ist rutschfest und beschlägt nicht, denn kleine Löcher am oberen Brillenrand sorgen für eine optimale Belüftung und Gumminoppen an den Bügeln verhindern, dass Sie die Brille bei Liegestütz & Co. ständig wieder zurück auf den Nasenrücken schieben müssen.

DIE LAUFUHR

Ob es nun ein Fluch oder ein Segen ist, darüber ist die Läuferwelt sich nicht zu 100 Prozent einig, aber es gibt mittlerweile Laufuhren, die mehr rechnen und auswerten können als so mancher

CAP GEGEN SONNENEINSTRAHLUNG

Keine Frage: In den Sommermonaten sollten Sie die Haut immer mit einem Lichtschutzfaktor schützen. Es lohnt sich aber, zusätzlich den Kopf mit einer Cap zu bedecken, denn so hat man stets Schatten im Gesicht. Wenn die Cap nur eine Stirnkappe ist, also den Scheitel frei lässt, staut sich darunter nicht so viel Wärme – das ist beim Training im Sommer sehr angenehm. An Regentagen bietet es sich allerdings an, eine Cap zu tragen, die den ganzen Kopf bedeckt.

Computer der ersten Generation. Nicht nur die Grundfunktionen wie Distanzmessung, Zeit, Geschwindigkeit und Puls sind messbar, auch die Schrittfrequenz, die Bodenkontaktzeit und die vertikale Bewegung des Läufers werden ermittelt, ausgewertet und beurteilt. Die GPS-Uhren haben allerdings ihren Preis. Für Einsteiger, die nicht so tief in die Tasche greifen wollen, gibt es aber auch einfache Pulsuhren (ohne GPS) von namhaften Herstellern, die für etwa 50 Euro zu haben sind. Die grandiose Technikrevolution hat außerdem eine Kehrseite: Manche Läufer sind nämlich zu sehr auf ihre Uhr fixiert. Ständig piepst es, ständig wird gemessen und bewertet. Auf jeder Verpackung einer GPS-Uhr sollte der Warnhinweis stehen: „Achtung! Sie trainieren stets Ihre Beine und nicht Ihre Uhr. Hören Sie auf Ihren Körper!" Mit anderen Worten: Die GPS-Uhr ist ein Trainingsgerät. Sie erlaubt Läufern, ihre Tempoläufe auch außerhalb eines Stadions zu absolvieren, sie sagt einem bei langen Läufen, wie weit die Strecke wirklich war, aber sie ist und bleibt ein Hilfsmittel. Eine gute Laufuhr sollte in jedem Fall den Puls messen. Die gängigen Pulsmesser bestehen aus einem Brustgurt, welcher den Herzschlag über zwei integrierte Elektroden misst und die Frequenz via Funksignal an die Uhr weitergibt. Dort können Sie dann ablesen, wie schnell Ihr Herz pro Minute schlägt und Ihre Trainingsintensität bestimmen. Relativ jung ist das optische Messverfahren zur Pulsmessung, welches das Tragen eines Brustgurtes überflüssig macht, weil der Puls direkt am Handgelenk gemessen wird.

DIE LAUF-APP

Nicht ohne mein Smartphone, denken sich viele, die aus dem Haus gehen – und wenn Sie die richtige App geladen haben, macht es sogar Sinn, das Smartphone zum Sport mitzunehmen. Eine kleine, meist aus Neopren gefertigte Tasche wird zur Aufbewahrung am Oberarm befestigt und sorgt so dafür, dass jedes Training aufgezeichnet werden kann. Ob Sie mit einer App laufen, die Geschwindigkeit, Distanz und Zeit durchgibt, oder ob Sie einfach nur Musik hören, bleibt Ihnen überlassen. Bei manchen Apps können Sie sich sogar An-

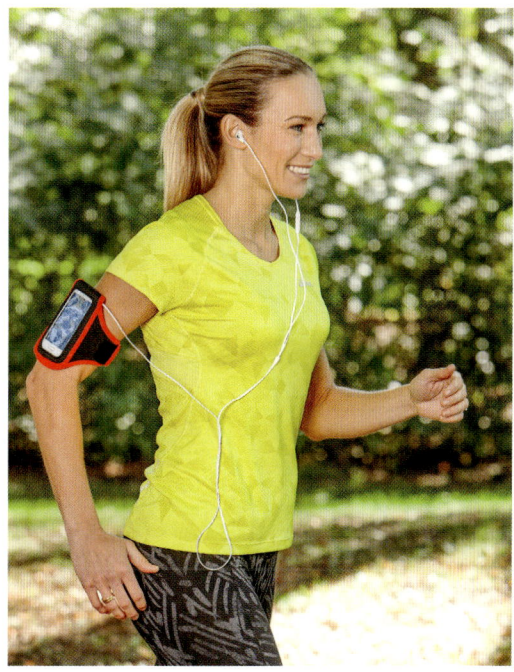

feuerungsrufe von Freunden weiterleiten lassen oder Sie bekommen Hinweise vom Coach übertragen. Bei aller Liebe zur Technik: Verlernen Sie nicht, einfach mal nach Bauchgefühl, Lust und Laune eine Runde durch den Wald zu rennen und Ihre Kraftübungen zu machen!

DER ACTIVITY TRACKER

Mittlerweile tragen viele Menschen die kleinen elektronischen Bänder am Arm, die Auskunft darüber geben, wie viel man sich im Alltag bewegt. Wer dreimal pro Woche eine gute halbe Stunde im Laufschritt unterwegs ist, hat auch ohne Tracker die Gewissheit, dass er sich genug bewegt, und braucht so ein Gerät gar nicht. Allerdings können gute Tracker verlässlich den Puls messen und geben so während des Trainings Auskunft darüber, wie schnell das Herz schlägt und in welchem Maße Sie sich tatsächlich gerade belasten. Das kann bei Ihrer individuellen Trainingssteuerung helfen und vor Überlastungen warnen. Eine zuverlässige Laufuhr ersetzt ein einfacher Tracker aber nicht. Wer es genau wissen möchte, sollte sich eine richtige Laufuhr kaufen.

DEHNÜBUNGEN

Dehnübungen nach Belastungen fühlen sich nicht nur gut an, sie helfen auch den Muskeln, sich schneller zu regenerieren. Denn durch das Dehnen werden sie besser durchblutet. Wichtig ist, dass ein Muskel erst gekräftigt und dann gedehnt wird – und nicht umgekehrt! Halten Sie jede Position mindestens 20 Sekunden und atmen Sie beim Dehnen kräftig aus. Beim Einatmen gehen Sie leicht aus der Dehnung raus, um beim nächsten Ausatmen nochmals intensiver an die Schmerzgrenze heran zu dehnen.

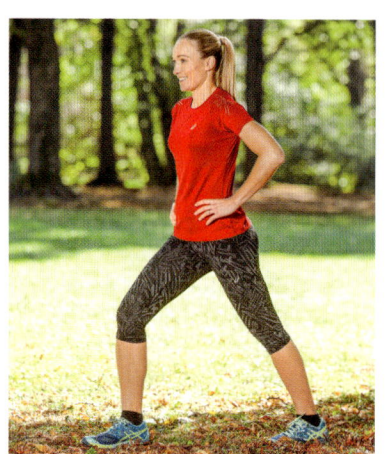

1. WADEN

In Schrittstellung wird das hintere Bein im Knie ganz durchgestreckt und die hintere Ferse aktiv zum Boden gedrückt. Das vordere Knie ist leicht gebeugt und der Oberkörper bleibt entweder aufrecht oder wird leicht nach vorn gebeugt. Schultern, Hüfte, Knie und Ferse sollten im Idealfall eine Linie bilden. Nach 20 Sekunden das Bein wechseln.

2. OBERSCHENKEL-VORDERSEITE

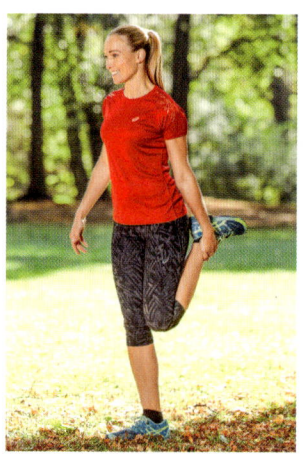

Auf dem rechten Bein stehend greift die linke Hand unter das linke Sprunggelenk und die Ferse wird in Richtung Po gezogen. Die Oberschenkel bleiben parallel. Wenn Sie die Hüfte leicht nach vorn schieben, verstärkt sich der Zug auf die Oberschenkelvorderseite. Nach 20 Sekunden wechseln Sie die Seite, nun ist der rechte Oberschenkel dran.

3. OBERSCHENKELRÜCKSEITE

Das vordere Bein wird gestreckt und die Fußspitze angezogen, das hintere Bein wird im Knie leicht gebeugt. Um die Oberschenkelrückseite des vorderen Beins zu dehnen, lehnen Sie sich nun mit geradem Rücken nach vorn über das gestreckte Bein. Gedanklich wandert der Bauchnabel in Richtung Oberschenkel, damit der Rücken gerade bleibt. Je intensiver die Fußspitze angezogen wird, desto stärker wird die Wade mit gedehnt. Nach 20 Sekunden ist die andere Seite dran.

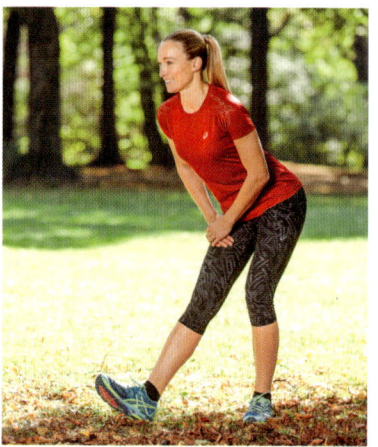

4. PO UND OBERSCHENKEL-RÜCKSEITE

Konzentrieren Sie sich im Einbeinstand auf den großen Zeh, um das Gleichgewicht zu halten. Umfassen Sie nun mit beiden Händen das linke Knie und ziehen es in Richtung Oberkörper. Das Standbein wird aktiv durchgedrückt, die Wirbelsäule bleibt lang und aufrecht, damit ein Zug in der linken Pobacke entsteht. Nach 20 Sekunden wird die Seite gewechselt.

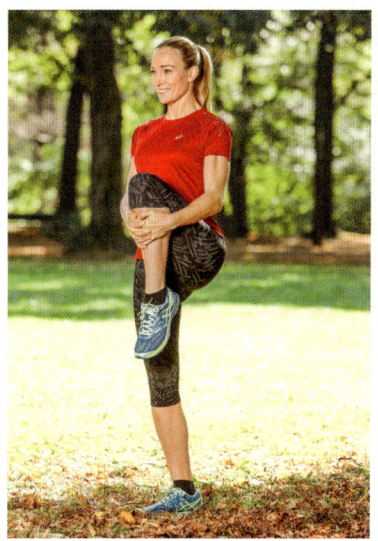

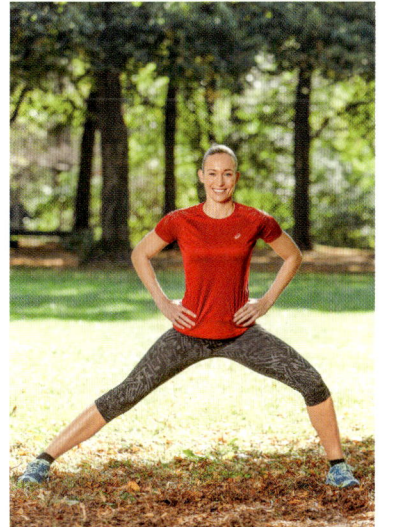

5. OBERSCHENKELINNENSEITE

Die Füße werden mehr als schulterbreit auseinandergestellt, beide Fußspitzen zeigen nach vorn, die Hände sind in der Hüfte. Nun beugen Sie leicht das linke Knie, um einen Zug in der rechten Oberschenkelinnenseite zu spüren. Je mehr das Knie auf der einen Seite gebeugt wird, desto stärker ist die Dehnung auf der anderen Seite. Der Oberkörper bleibt aufrecht. Die Seite nach 20 Sekunden wechseln.

6. HÜFTBEUGER, RUMPF UND PO

Machen Sie einen großen Ausfallschritt und achten Sie darauf, dass beide Fußspitzen nach vorn zeigen. Die hintere Ferse darf sich leicht vom Boden abheben, das Becken geht tief nach unten. Mit der rechten Hand fassen Sie an die Außenseite des linken Knies und schauen über die linke Schulter nach hinten. Dabei wird vor allem Ihre linke Hüfte samt Rumpf und Oberschenkel gedehnt. Seitenwechsel nach 20 Sekunden nicht vergessen!

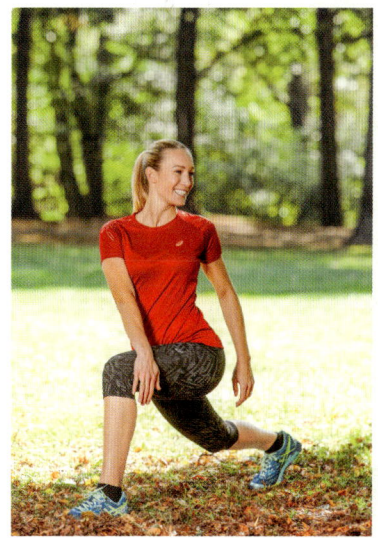

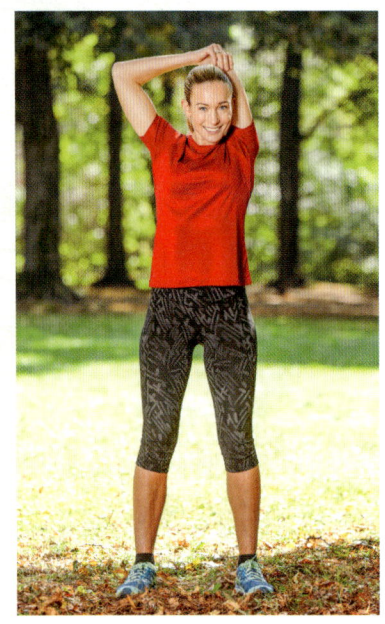

7. OBERARMINNENSEITE UND SCHULTER

Strecken Sie den linken Arm senkrecht in die Luft und beugen Sie den Ellenbogen so, dass die linke Hand an Ihren Halswirbeln liegt. Mit der rechten Hand greifen Sie dann den linken Ellenbogen und ziehen vorsichtig daran, damit die linke Hand quasi an der Wirbelsäule entlang nach unten wandert. Nach 20 Sekunden wechseln Sie den Arm. Anschließend einmal beide Arme ausschütteln.

8. OBERARM-VORDERSEITE UND SCHULTER

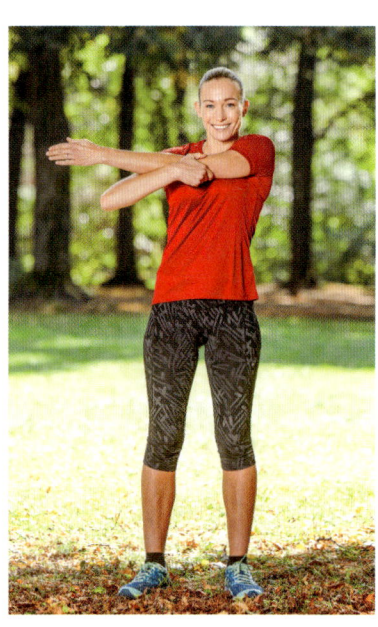

Sie stehen aufrecht, die Beine schulterbreit auseinander. Der linke Arm wird waagrecht nach vorn gestreckt. Mit der rechten Hand am linken Ellenbogen drücken Sie den Arm sanft in Richtung rechter Schulter. Spannen Sie dabei den Bauch leicht an, damit Sie nicht ins Hohlkreuz fallen. Wechseln Sie nach 20 Sekunden den Arm.

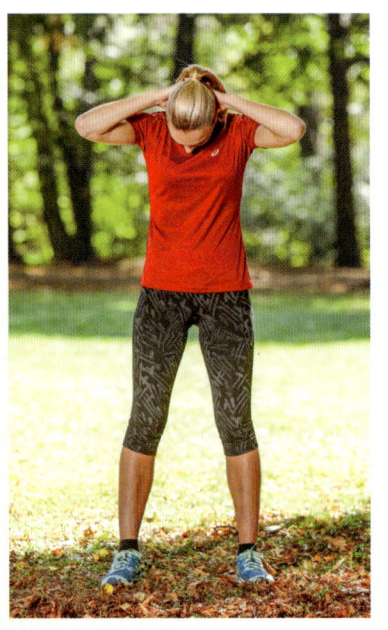

9. NACKEN

Fassen Sie mit beiden Händen in den Nacken bzw. leicht darüber an den Hinterkopf, um mit vorsichtigem Druck Ihren Kopf nach unten zu bewegen. Spüren Sie, wie Ihre Wirbelsäule in die Länge gezogen wird, und achten Sie dabei auf einen aufrechten Stand mit leichter Bauchspannung. Tief ausatmen nicht vergessen! 20 Sekunden dehnen und dann wieder lockern.

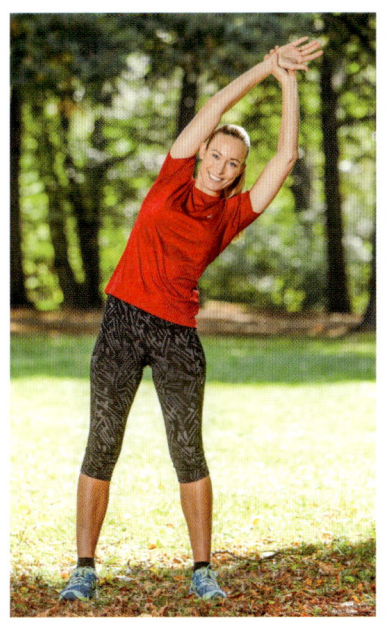

10. OBERKÖRPER

Im schulterbreiten Stand heben Sie beide Arme senkrecht nach oben. Greifen Sie mit der linken Hand um das rechte Handgelenk und öffnen Sie den rechten Rippenbogen, indem die linke Hand den rechten Arm nach links zieht. Der gesamte Oberkörper neigt sich nach links. Atmen Sie dabei tief aus. Nach 20 Sekunden richten Sie sich mittig wieder auf und atmen dabei ein. Dann mit der rechten Hand den linken Arm nach rechts ziehen.

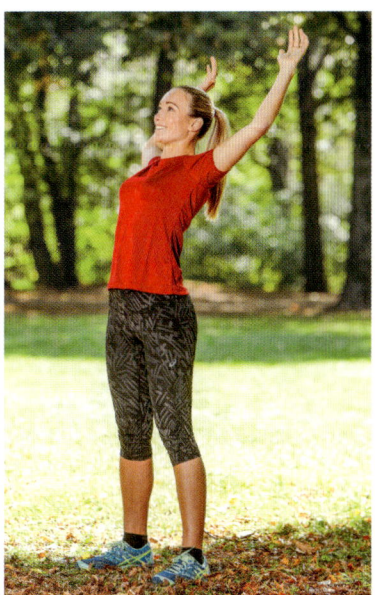

11. BRUST

Heben Sie beide Arme nach oben, die Hände sind etwas weiter als schulterbreit voneinander entfernt. Gehen Sie dann ein wenig ins Hohlkreuz und schieben Sie die Hände so weit es geht nach hinten, um eine Dehnung in der Brustmuskulatur zu verspüren. Der Kopf bleibt mittig und wird nicht nach hinten gelehnt. 20 Sekunden dehnen und dann wieder lockern.

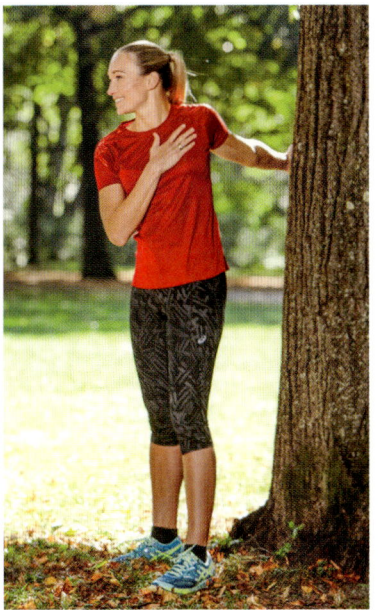

12. BRUST UND SCHULTER

Sie benötigen einen Baum als Hilfsmittel. Berühren Sie diesen mit der linken Hand auf Höhe der Schulter. Tippeln Sie dann mit Ihren Füßen nach rechts, damit Ihr kompletter Körper sich ebenfalls nach rechts dreht. Blicken Sie über die rechte Schulter und dehnen Sie dadurch den linken Brustmuskel. Nach 20 Sekunden ist die rechte Seite dran. Alternativ zum Baum kann als Hilfsmittel auch eine Straßenlaterne oder eine Hauswand herhalten.

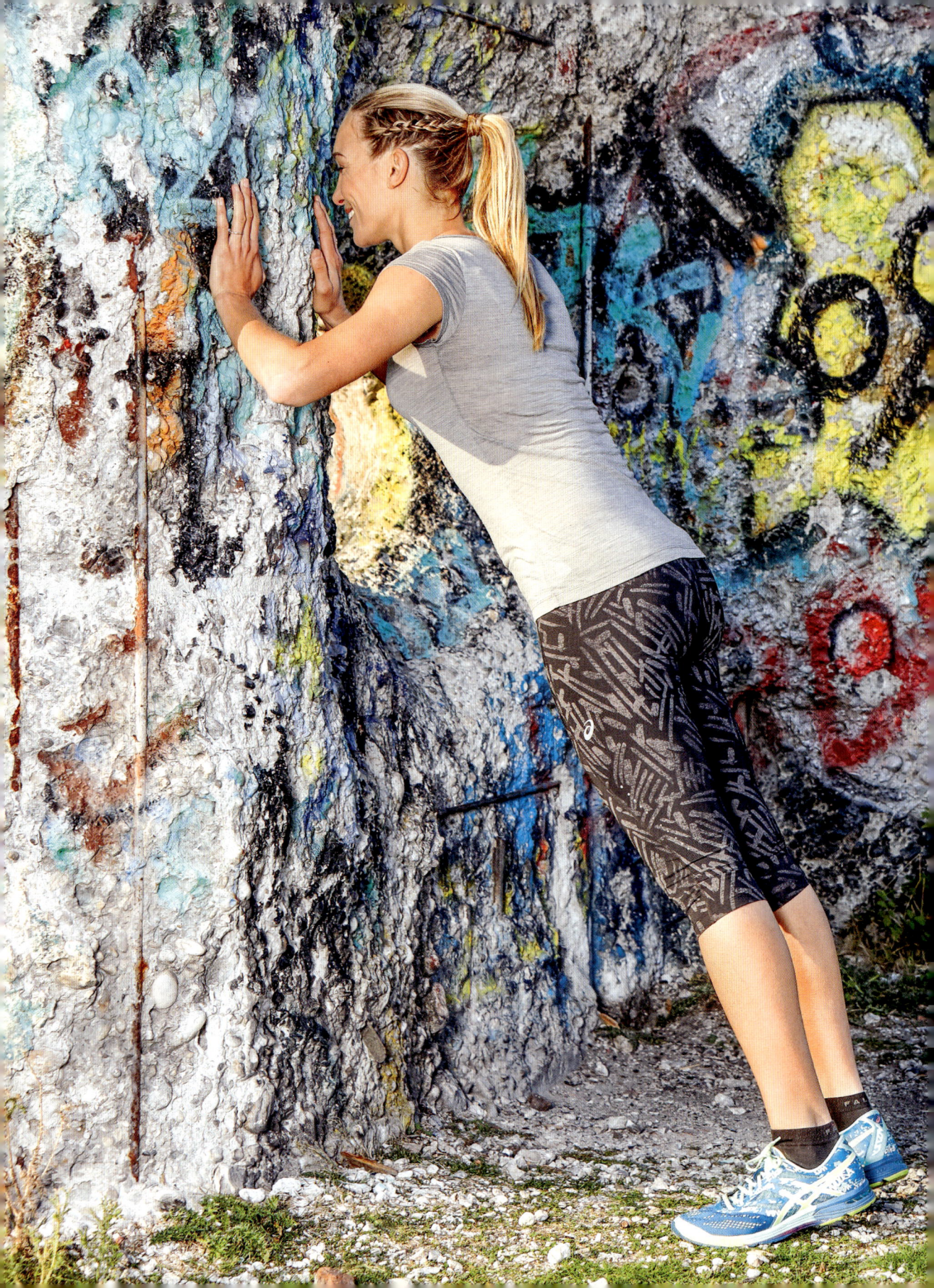

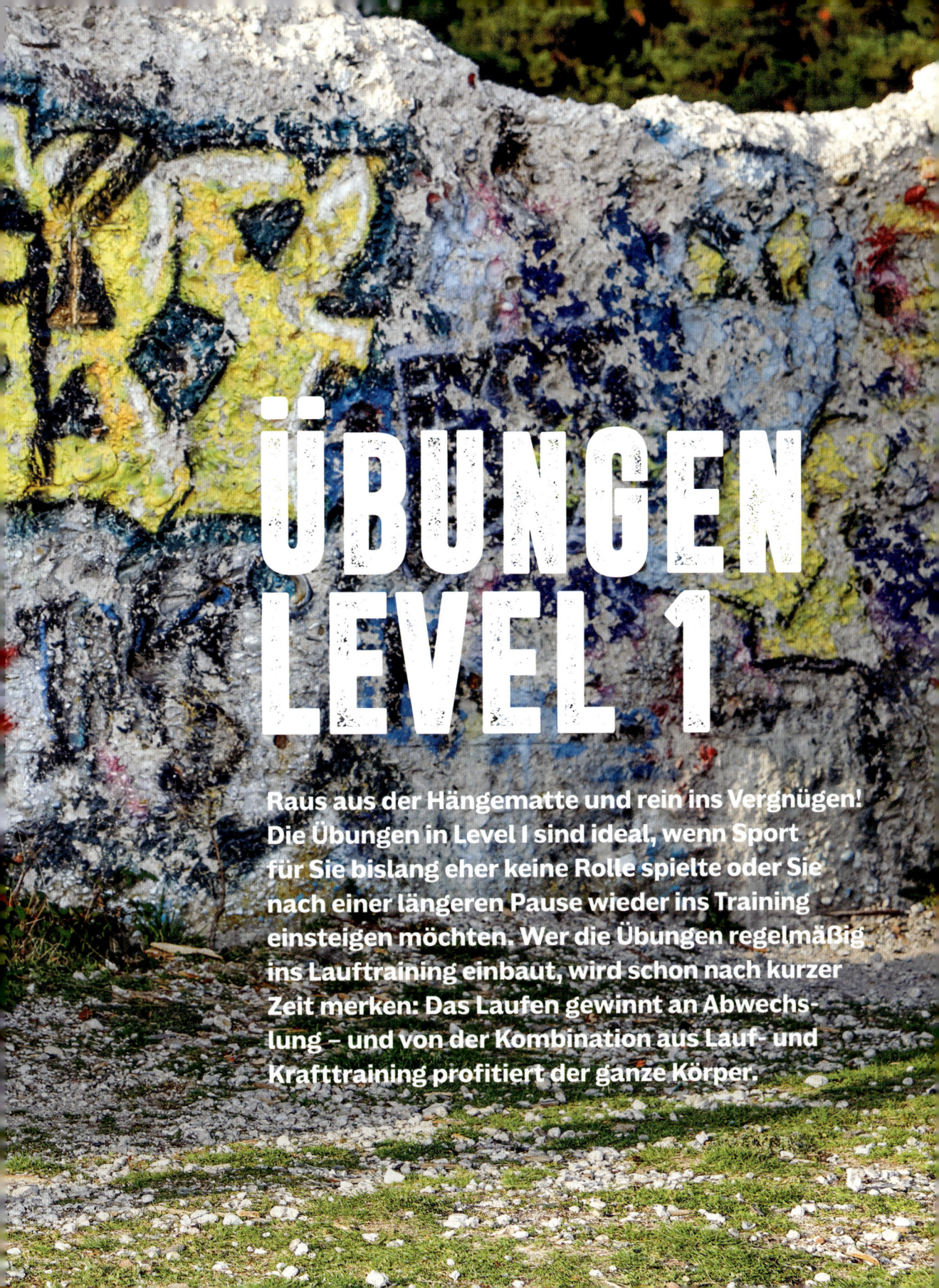

ÜBUNGEN LEVEL 1

Raus aus der Hängematte und rein ins Vergnügen! Die Übungen in Level I sind ideal, wenn Sport für Sie bislang eher keine Rolle spielte oder Sie nach einer längeren Pause wieder ins Training einsteigen möchten. Wer die Übungen regelmäßig ins Lauftraining einbaut, wird schon nach kurzer Zeit merken: Das Laufen gewinnt an Abwechslung – und von der Kombination aus Lauf- und Krafttraining profitiert der ganze Körper.

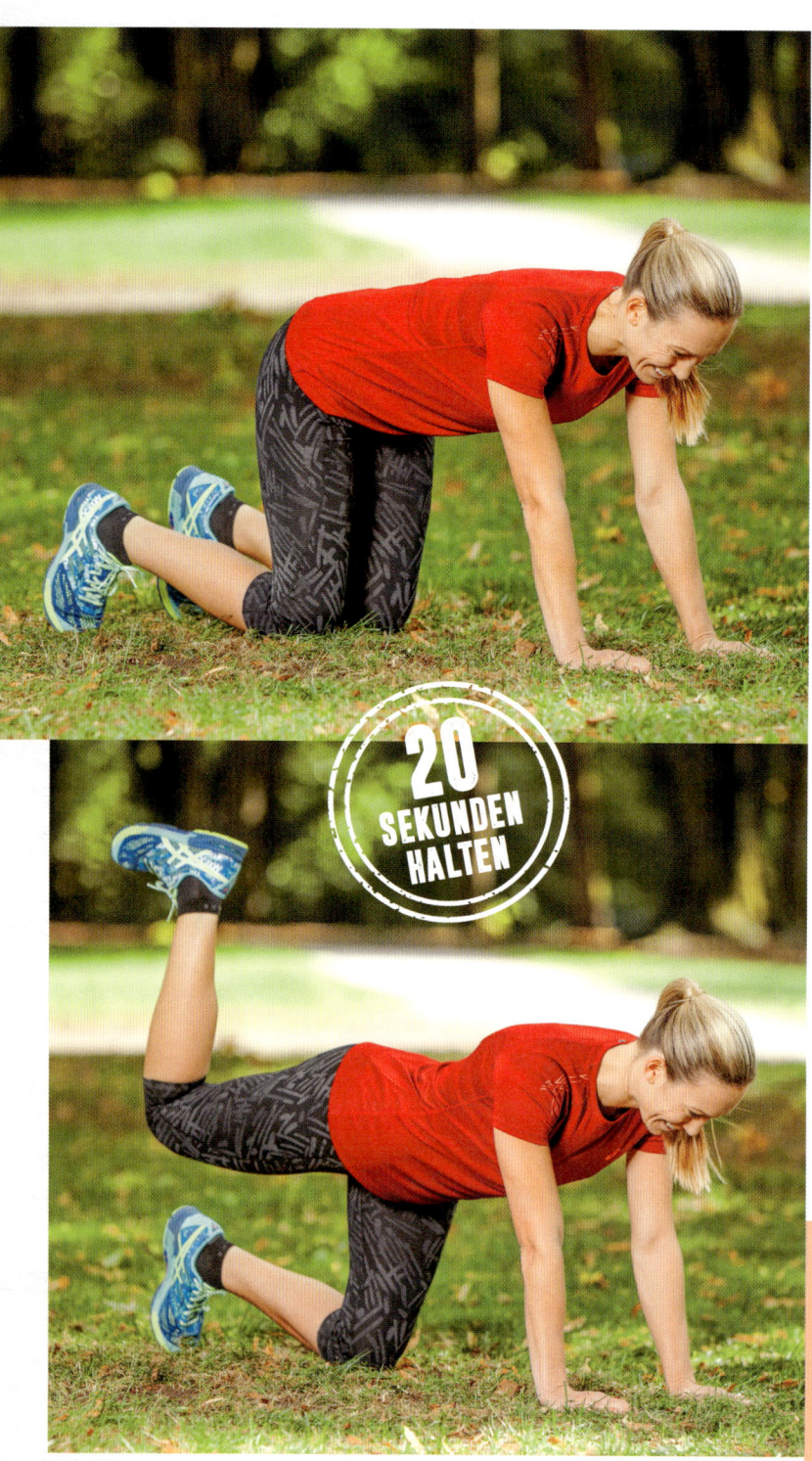

BEINHEBEN IM VIERFÜSSLER-STAND

Kräftigt die Po- und Oberschenkelmuskulatur

1. Gehen Sie auf alle Viere, die Füße sind nur auf den Zehenspitzen aufgestellt. Die Arme sind gestreckt, die Hände knapp vor den Schultern auf dem Boden aufgesetzt. Hüfte und Knie sind mit 90 Grad gebeugt. Der Rücken ist gerade, der Blick ist nach unten zwischen die Hände gerichtet.

2. Bewegen Sie das rechte Bein langsam so weit wie möglich nach hinten-oben, die Position von Knie und Fuß ist dabei fix. Halten Sie diese Position 20 Sekunden. Bewegen Sie dann das Bein wieder zurück zum Boden. Führen Sie die Übung anschließend mit dem linken Bein aus.

20 Sekunden halten pro Bein, 3 Durchgänge mit je 30–60 Sekunden Pause

TIPP

Führen Sie die Übung langsam und vor allem ohne Schwung aus. Die Kraft sollte aus der Hüfte kommen.

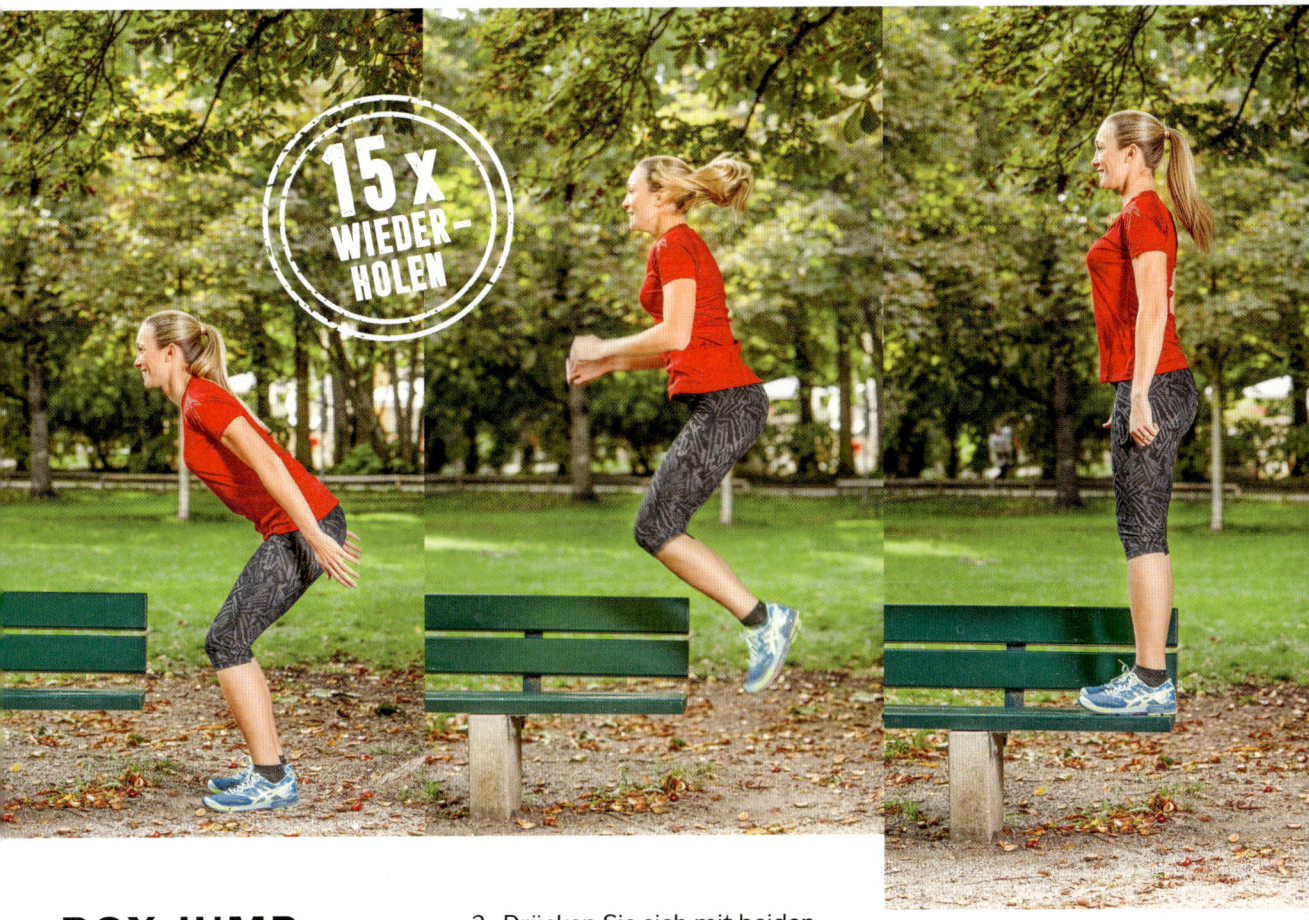

BOX JUMP

Kräftigt die Po- und Oberschenkelmuskulatur

I. Stellen Sie sich aufrecht mit gerade nach vorn gerichtetem Blick vor eine stabile Erhöhung, z. B. eine Bank. Die Füße sind hüftbreit auseinander, die Arme hängen locker herab. Beugen Sie die Knie, um Schwung zu holen. Der Oberkörper beugt sich dabei leicht nach vorn, der Rücken bleibt gerade.

2. Drücken Sie sich mit beiden Füßen gleichzeitig vom Boden ab und springen Sie auf die Bank. Sobald Sie mit beiden Füßen auf der Bank stehen, richten Sie den Oberkörper auf. Steigen Sie wieder von der Bank. Führen Sie den Sprung 10- bis 15-mal aus.

10 – 15 Wiederholungen, 3 Durchgänge mit je 30 – 60 Sekunden Pause

TIPP

Landen Sie möglichst weich, um die Gelenke zu schonen. Sie können mit der Zeit das Tempo steigern oder auch die Schwierigkeit erhöhen, indem Sie jeweils nur mit einem Bein auf die Bank springen.

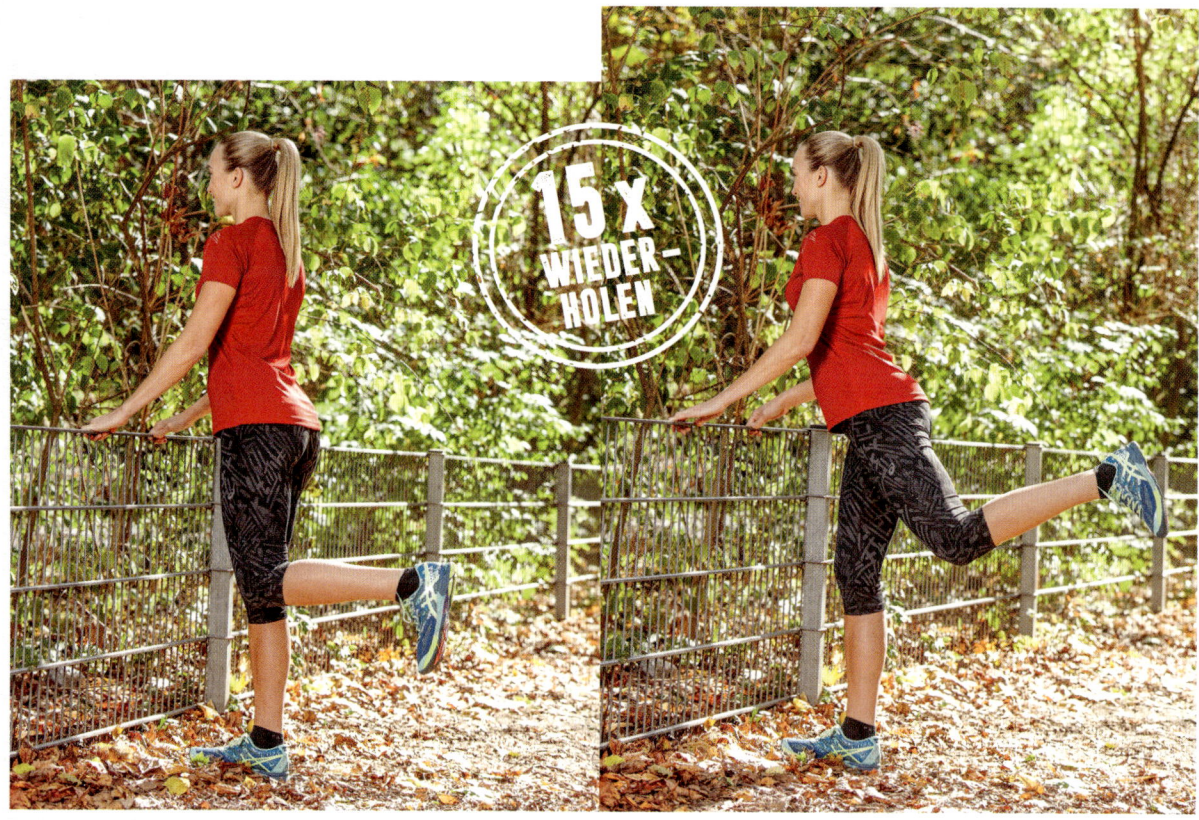

PO-KICKBACK

Kräftigt die Po- und Oberschenkelmuskulatur

1. Stellen Sie sich aufrecht mit geradem Blick nach vorn vor ein Geländer und halten Sie sich mit beiden Händen fest. Beugen Sie ein Bein im Knie mit 90 Grad nach hinten.

2. Bewegen Sie nun das Bein über die Hüfte nach hinten, als ob Sie etwas wegschieben wollten. Das Knie bleibt fix, das Standbein ist leicht gebeugt. Bewegen Sie das Bein wieder zurück. Führen Sie die Bewegung 10- bis 15-mal aus. Machen Sie die Übung dann mit dem anderen Bein.

10–15 Wiederholungen pro Bein, 3 Durchgänge mit je 30–60 Sekunden Pause

TIPP

Entscheidend bei dieser Übung ist, dass der Rücken gerade bleibt. Wenn Sie ins Hohlkreuz fallen, belasten Sie den Bereich der Lendenwirbel zu stark.

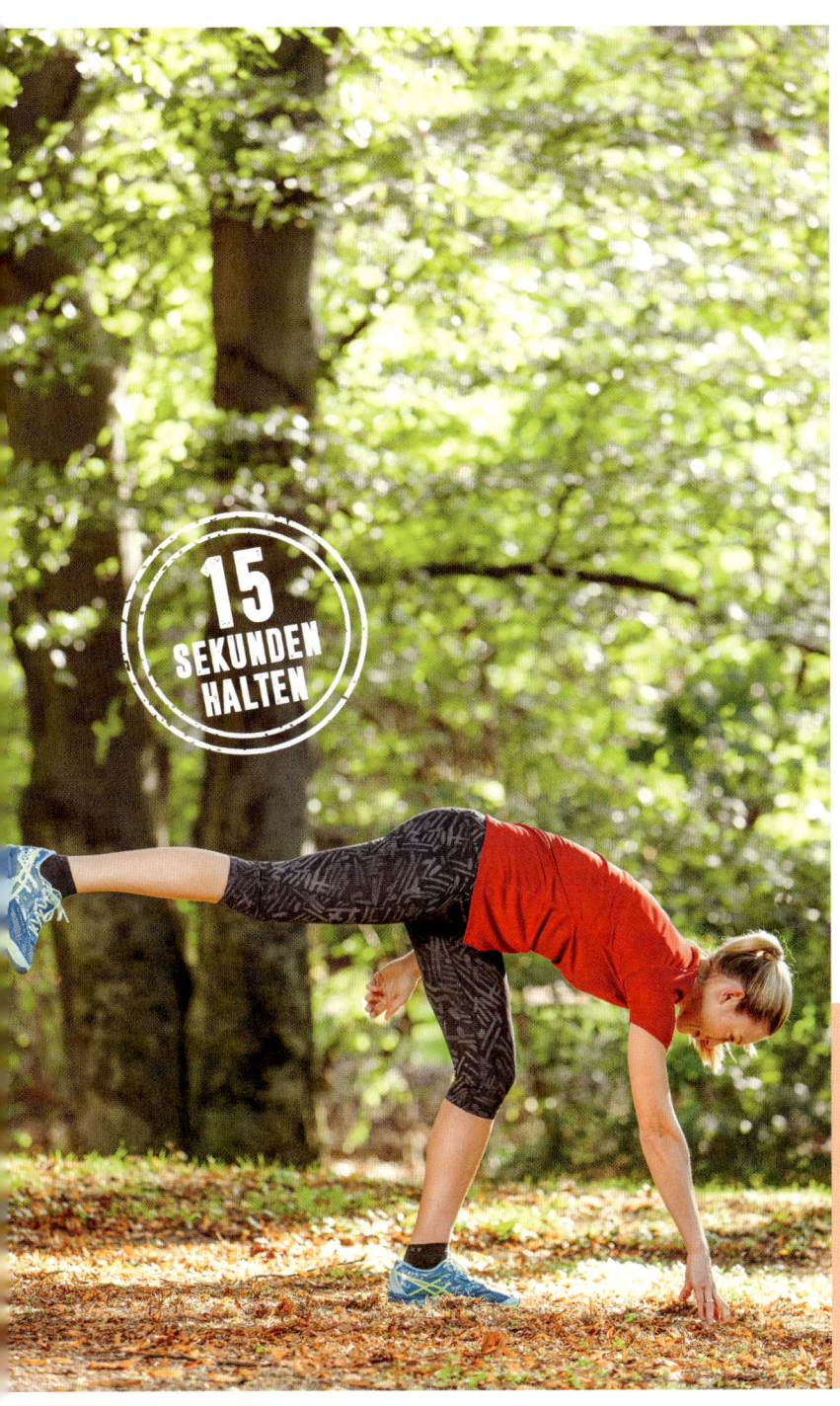

BALANCE-WAAGE

Verbessert die Balance

1. Stellen Sie sich mit leicht ge-
    beugtem Knie auf das linke
    Bein und neigen Sie den
    Oberkörper nach vorn. Berüh-
    ren Sie mit der rechten Hand
    den Boden und heben Sie das
    rechte Bein gestreckt nach
    hinten an, bis Ferse und Po
    fast auf gleicher Höhe sind.

2. Halten Sie 10 bis 15 Sekunden
    die Balance. Bewegen Sie das
    Bein wieder zurück zum Bo-
    den. Führen Sie die Übung
    dann mit dem rechten Bein
    als Standbein aus.

**10–15 Sekunden halten pro
Bein, 3 Durchgänge mit je
30–60 Sekunden Pause**

TIPP

So gelingt es Ihnen leichter, die
Balance zu halten: Stellen Sie
sich ein Dreieck zwischen dem
großen und kleinen Zeh und der
Ferse des Standbeins vor und
konzentrieren Sie sich während
der Übung auf dieses Dreieck.

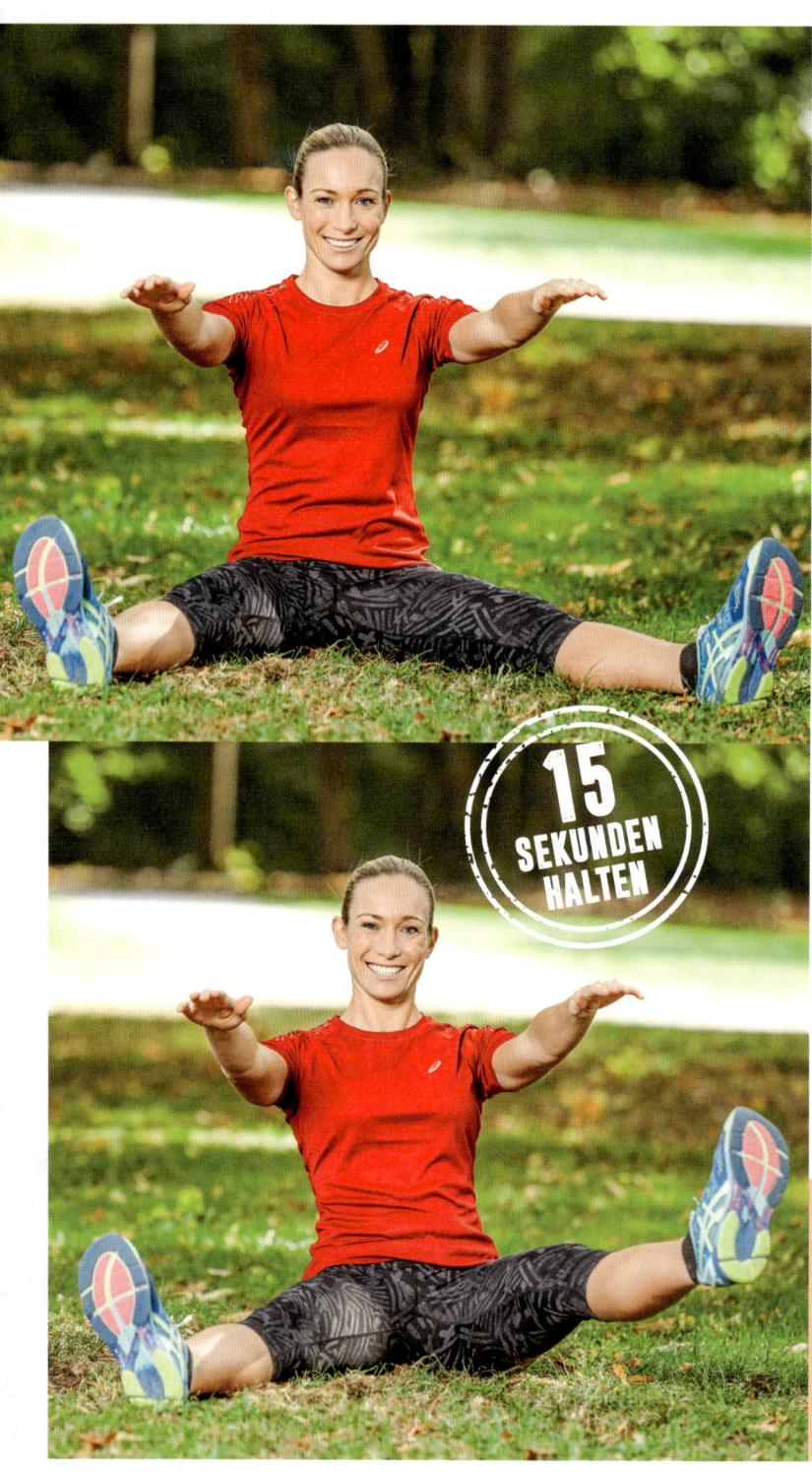

GROSSES L

Kräftigt die Bein- und Bauchmuskulatur

1. Setzen Sie sich mit aufrechtem Oberkörper und gestreckten, leicht gegrätschten Beinen auf den Boden. Die Zehen zeigen nach oben. Die Arme sind parallel über den Beinen nach vorn ausgestreckt.

2. Heben Sie das linke Bein in Richtung des gestreckten linken Arms an. Die Beine sind weiterhin mit nach oben zeigenden Zehen gestreckt. Halten Sie die Position 10 bis 15 Sekunden. Bewegen Sie das Bein wieder zurück. Führen Sie die Übung danach mit dem rechten Bein aus.

10 – 15 Sekunden halten, 3 Durchgänge mit je 30 – 60 Sekunden Pause

TIPP

Wichtig: Halten Sie den Oberkörper während der Übung gerade und fallen Sie nicht in einen Rundrücken.

ERHÖHTER BECKENLIFT

Kräftigt die Po- und untere Rückenmuskulatur

1. Legen Sie sich mit dem Rücken auf den Boden und stellen Sie Ihre Füße mit den Fersen leicht erhöht z. B. auf eine Rasenbegrenzung. Die Knie sind mit etwa 90 Grad gebeugt, die Arme liegen seitlich neben dem Oberkörper flach auf dem Boden. Der Blick geht gerade nach oben.

2. Heben Sie nun Becken und Po langsam an, sodass Hüfte, Becken und Oberschenkel eine gerade Linie bilden. Die Fußspitzen werden dabei zu den Schienbeinen hin angezogen. Halten Sie diese Position kurz. Senken Sie Po und Becken dann wieder zum Boden ab. Führen Sie die Bewegung 10- bis 15-mal aus.

10 – 15 Wiederholungen, 3 Durchgänge mit je 30 – 60 Sekunden Pause

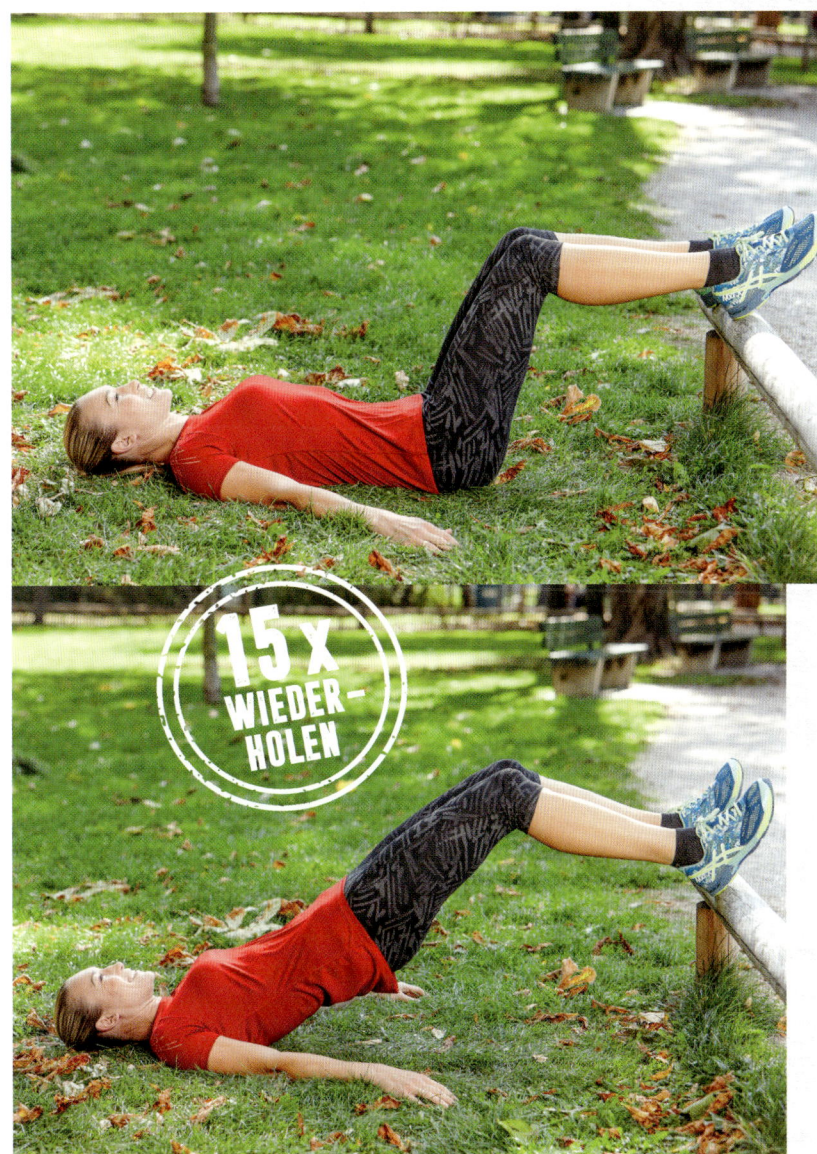

15 x WIEDER-HOLEN

TIPP

Drücken Sie sich auf keinen Fall mit den Händen vom Boden ab. Die Kraft sollte komplett aus der Oberschenkelrückseite und aus dem Po kommen.

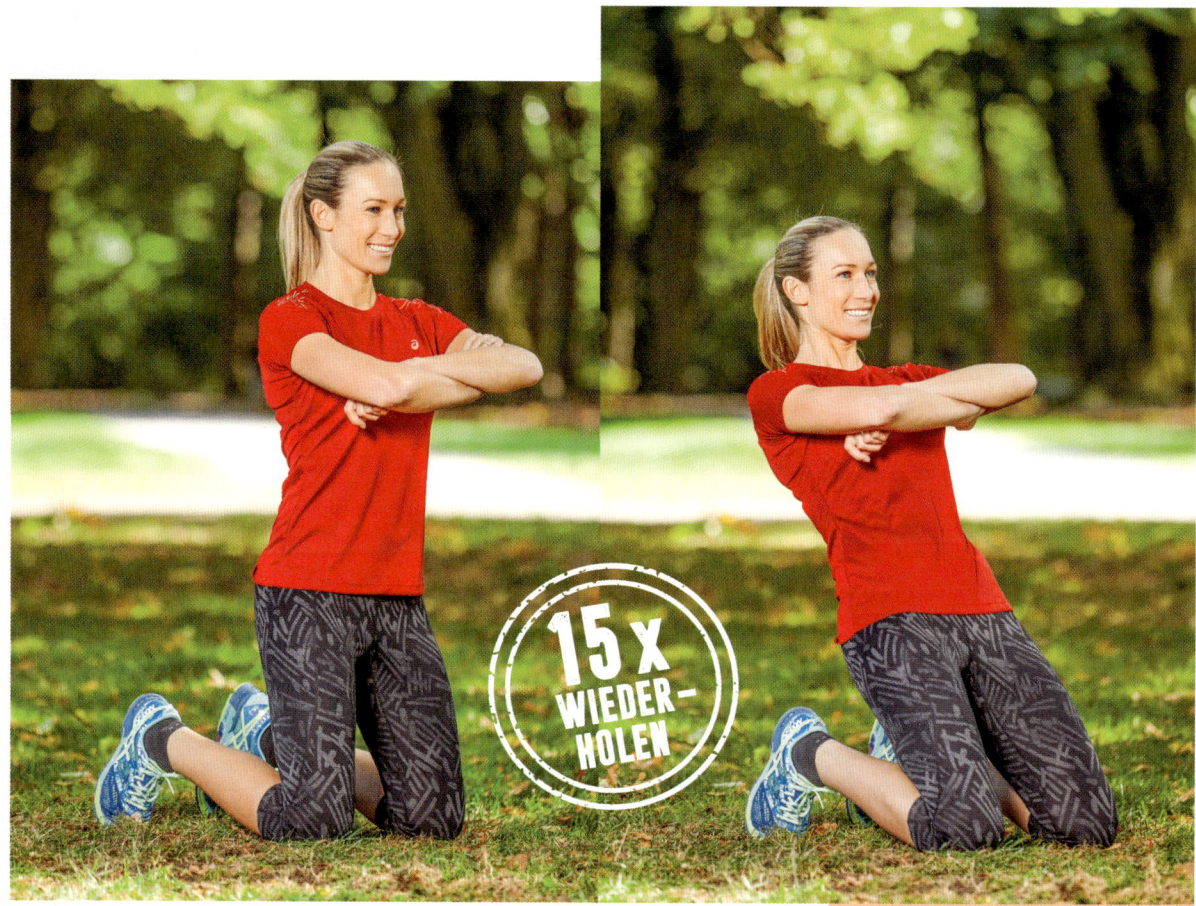

15 x WIEDERHOLEN

KAMEL

Kräftigt die Po-, Oberschenkel-, Bauch- und Rückenmuskulatur

1. Gehen Sie auf einem weichen Untergrund in den Kniestand. Oberkörper und Oberschenkel sind gerade aufgerichtet, die Arme vor der Brust verschränkt. Die Zehen sind auf dem Boden aufgestellt. Der Blick geht gerade nach vorn.

2. Neigen Sie nun den Oberkörper und die Oberschenkel langsam in gerader Linie nach hinten in Richtung Fersen. Spannen Sie dabei die Bauch- und Pomuskeln an. Gehen Sie dann wieder langsam zurück in die Ausgangsposition. Führen Sie die Bewegung 10- bis 15-mal aus.

**10–15 Wiederholungen,
3 Durchgänge mit je
30–60 Sekunden Pause**

TIPP

Halten Sie Ihre Ellenbogen auf Schulterhöhe und ziehen Sie die Schultern bewusst nach unten. Ein Merksatz dazu lautet: Schulterblätter in die hinteren Hosentaschen!

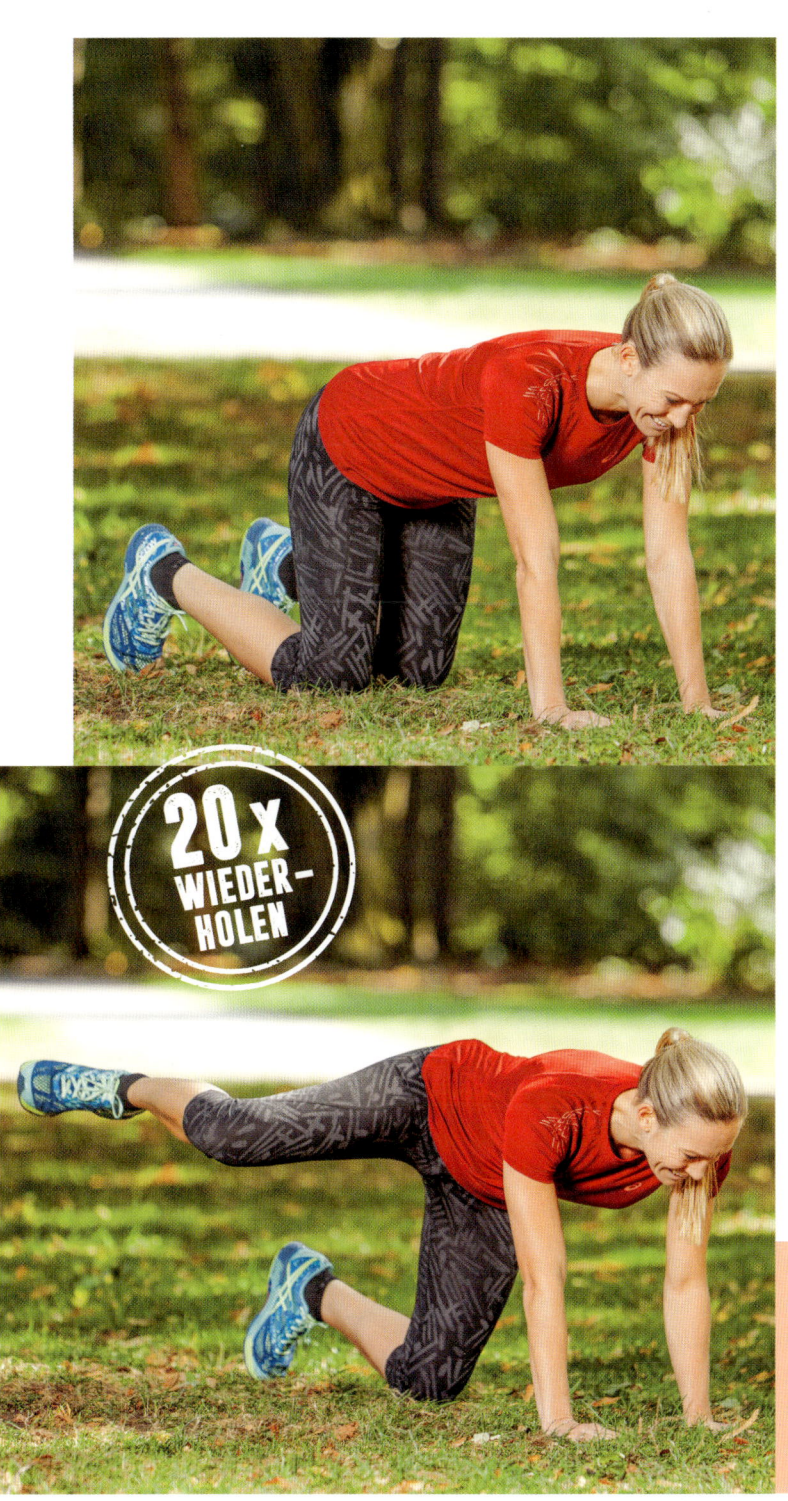

ARMSTÜTZ MIT SEITLICHEM BEINHEBEN

Kräftigt die Po- und Rumpfmuskulatur

1. Gehen Sie auf alle Viere, die Zehen sind auf dem Boden aufgestellt. Die Arme sind gestreckt, die Hände unterhalb der Schultern auf dem Boden aufgesetzt. Hüfte und Knie sind mit etwa 90 Grad gebeugt. Der Rücken ist gerade, der Blick geht auf Fingerspitzenhöhe zwischen die Hände.

2. Heben Sie nun das rechte Bein seitlich an, bis es parallel zum Boden ist. Das Knie bleibt dabei gebeugt. Gehen Sie zurück in die Ausgangsposition. Führen Sie die Bewegung 20-mal aus. Wiederholen Sie die Übung dann mit dem linken Bein.

20 Wiederholungen pro Bein, 3–5 Durchgänge mit je 60 Sekunden Pause

TIPP

Schwieriger wird es, wenn Sie mit dem Bein vor dem Absenken jeweils zweimal leicht wippen.

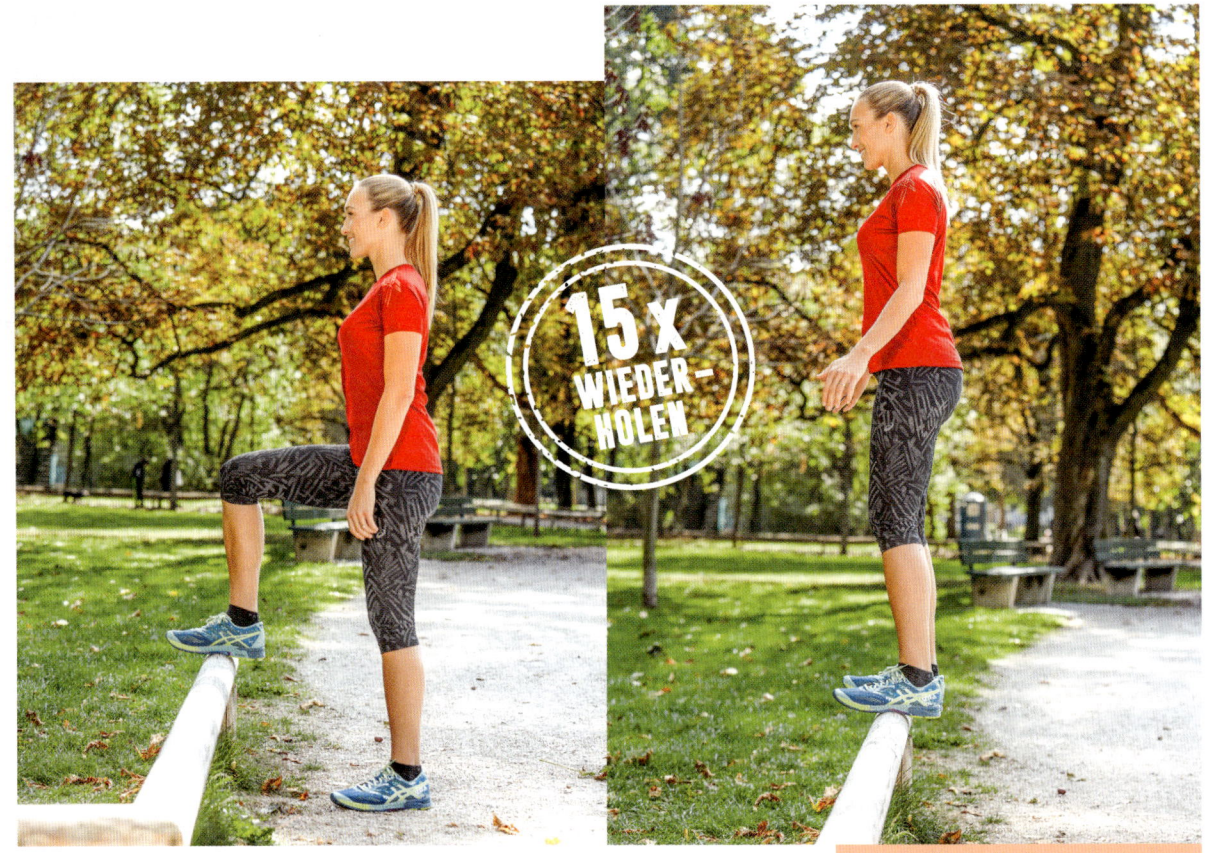

AUFSTEIGER

**Kräftigt die
Beinmuskulatur und
verbessert die Balance**

1. Stellen Sie sich aufrecht
vor eine Rasenbegrenzung
oder einen dünneren Baum-
stamm. Die Arme hängen
locker herab, der Blick geht
gerade nach vorn. Stellen Sie
zunächst den rechten Fuß
mittig auf den Stamm.

2. Steigen Sie dann mit dem linken Fuß auf den Stamm und
stellen Sie sich aufrecht hin.
Bleiben Sie kurz stehen und
halten Sie die Balance. Steigen Sie wieder herunter und
wiederholen Sie das Auf- und
Absteigen 10- bis 15-mal.

3. Wechseln Sie dann das
Bein und führen Sie die
Übung immer mit dem lin-
ken Fuß beginnend eben-
falls 10- bis 15-mal aus.

TIPP

Stellen Sie sich vor, Sie
werden wie eine Mario-
nette von einer unsicht-
baren Schnur am Scheitel
nach oben gezogen: So
bleiben Sie im Oberkörper
aufrecht und gerade.

**10 – 15 Wiederholungen pro
Bein, 3 Durchgänge mit je
30 – 60 Sekunden Pause**

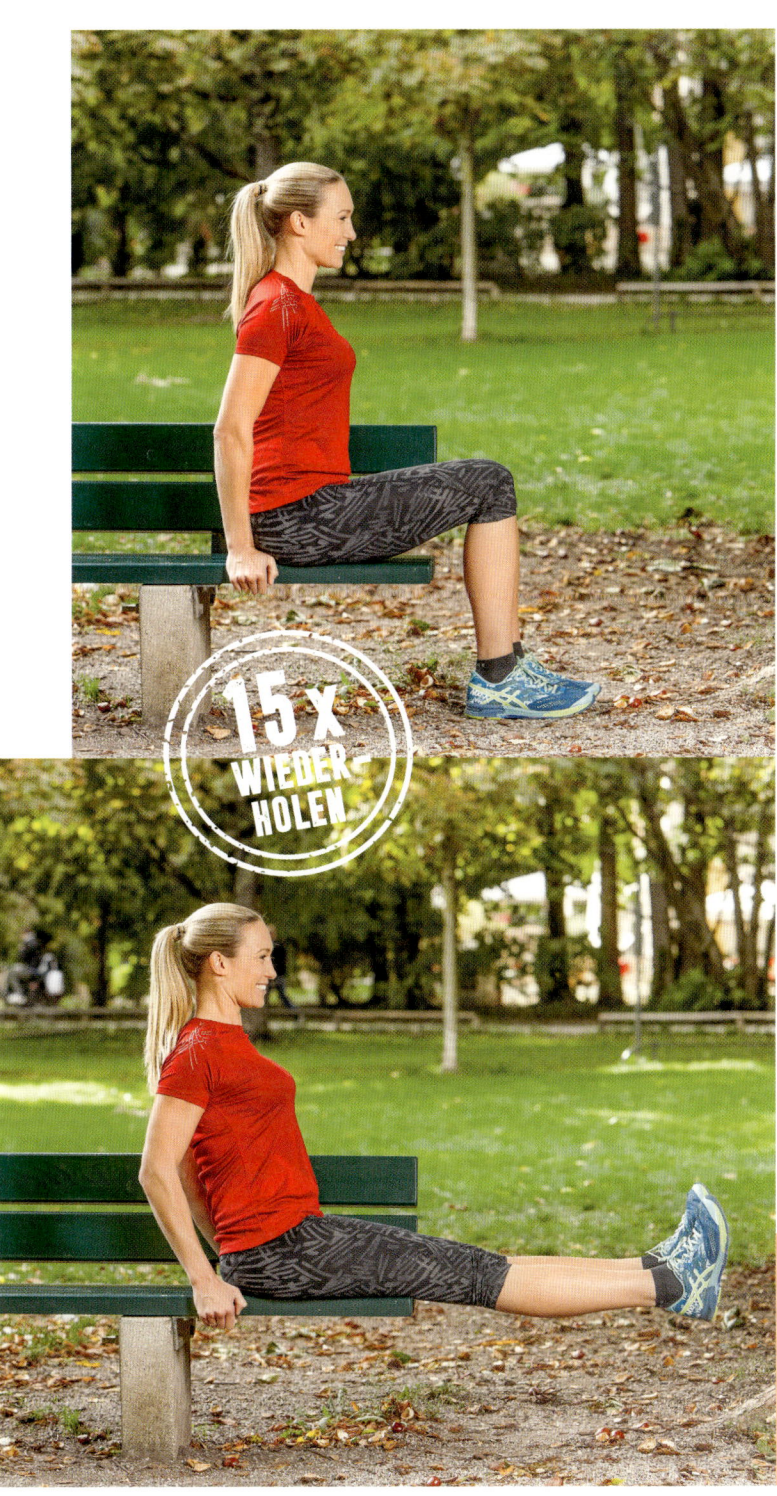

KNIESTRECKER

Kräftigt die Beinmuskulatur

1. Setzen Sie sich seitlich auf ein Ende einer Bank. Die Knie sind mit etwa 90 Grad gebeugt, die Füße stehen flach auf dem Boden. Der Oberkörper ist gerade, der Blick geht gerade nach vorn. Mit den Händen halten Sie sich neben dem Po an den Kanten der Bank fest.

2. Strecken Sie nun langsam die Beine aus, bis Ober- und Unterschenkel eine gerade Linie bilden. Der Oberkörper neigt sich dabei leicht nach hinten, die Zehen zeigen nach oben. Beugen Sie dann die Beine langsam zurück zum Boden. Führen Sie die Bewegung 10- bis 15-mal aus.

10 – 15 Wiederholungen, 3 Durchgänge mit je 30 – 60 Sekunden Pause

TIPP

Spannen Sie zur Entlastung des Rückens die Bauchmuskulatur während der Bewegung an.

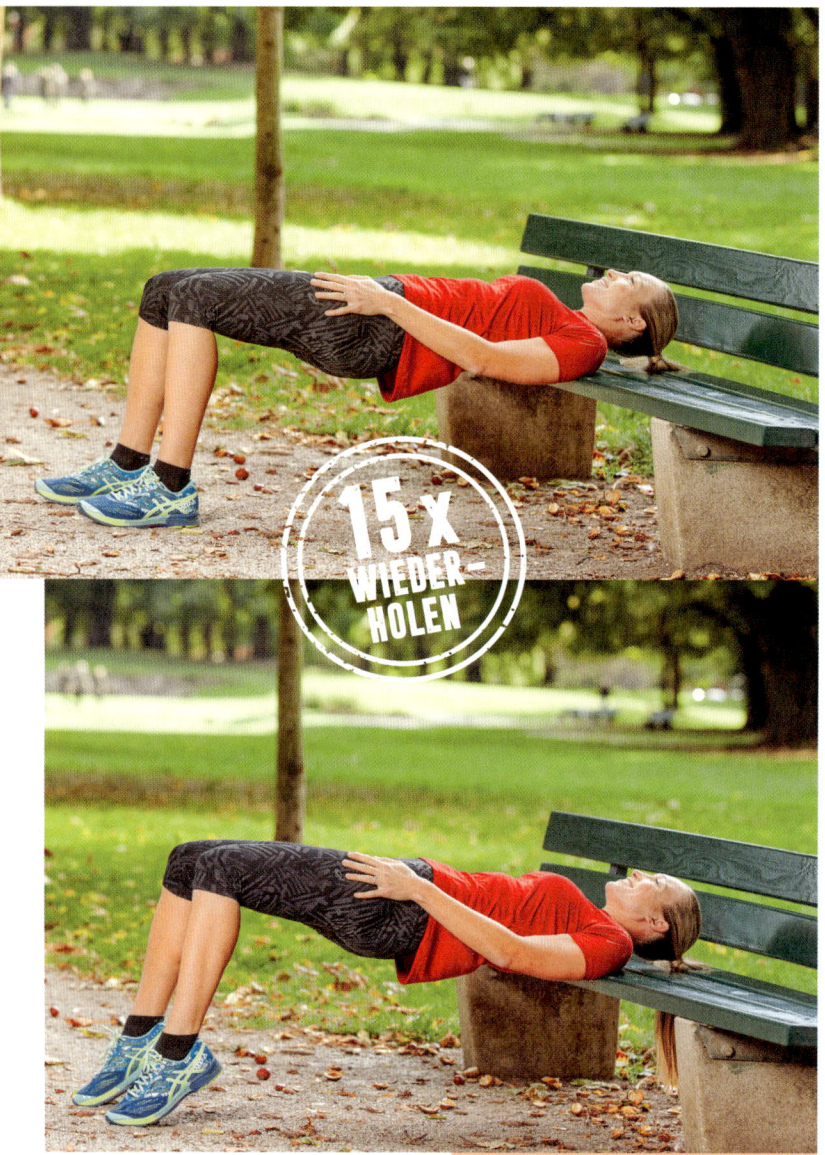

WADENHEBEN LIEGEND

Kräftigt die Waden- und Pomuskulatur

1. Legen Sie sich mit den Schulterblättern auf eine Bank, der Kopf ist leicht angehoben. Achten Sie darauf, dass die Schulterblätter fest aufliegen. Spannen Sie zur Stabilisierung die Bauch- und Pomuskeln an. Die Füße stehen flach auf dem Boden, die Knie sind mit 90 Grad gebeugt. Die Hände liegen auf den Oberschenkeln.

2. Drücken Sie sich jetzt in den Zehenstand. Halten Sie die Position kurz und lassen Sie dann die Füße wieder auf die Fußsohle absinken. Führen Sie die Bewegung 10- bis 15-mal aus.

10 – 15 Wiederholungen, 3 Durchgänge mit je 30 – 60 Sekunden Pause

TIPP

Nur die Schulterblätter liegen auf der Bank auf, der Kopf ist leicht angehoben. Das verstärkt die Grundspannung und trainiert die Halsmuskeln mit.

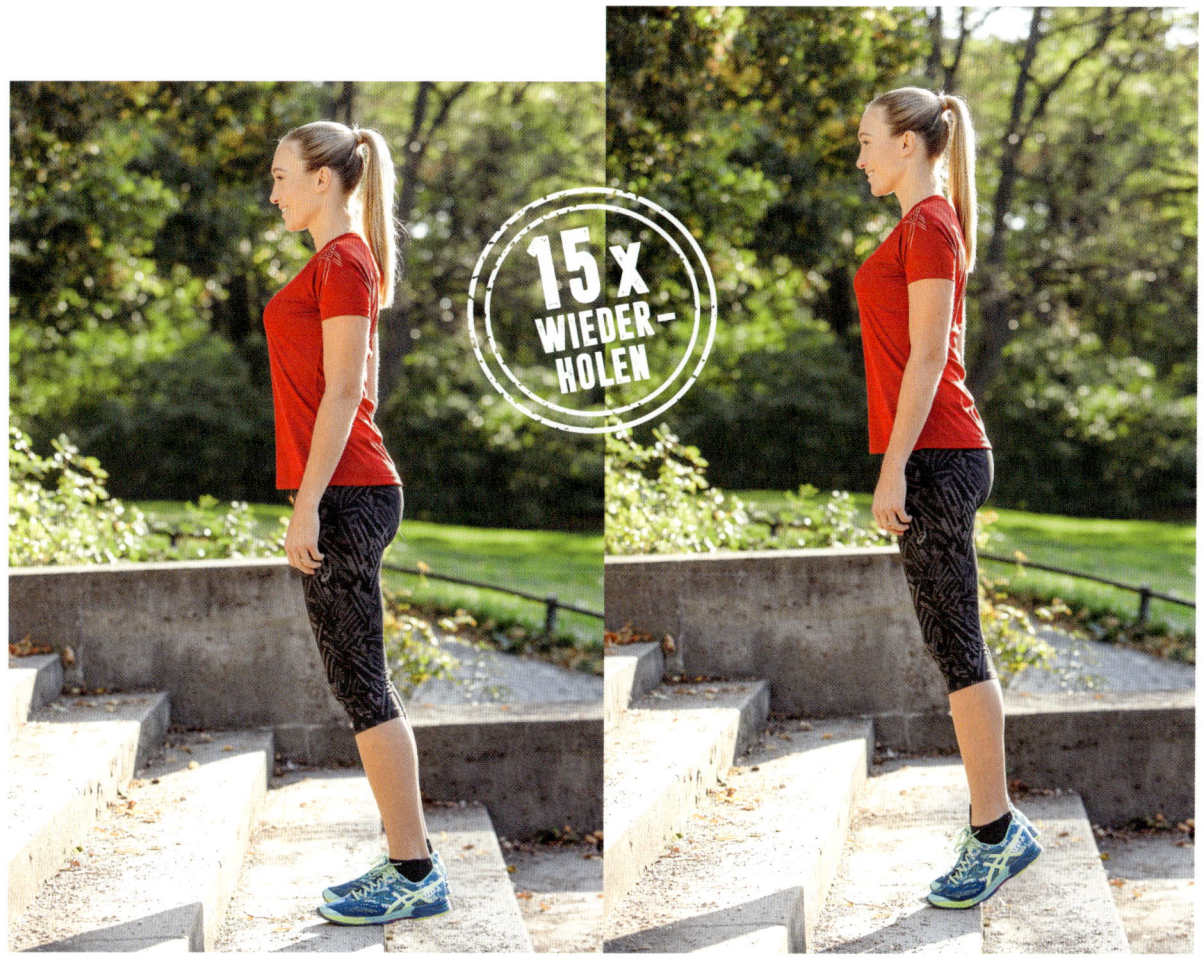

WADEN-STRECKER

Kräftigt die Wadenmuskulatur

I. Stellen Sie sich aufrecht auf eine Treppenstufe, die Füße stehen hinten zur Hälfte über. Die Fußsohlen sind parallel zur Stufe. Der Blick ist gerade nach vorn gerichtet.

2. Drücken Sie sich nun gleichzeitig mit beiden Fußballen nach oben. Falls es Ihnen möglich ist, halten Sie diese Position kurz. Sinken Sie dann langsam wieder zurück in die Ausgangsposition. Führen Sie die Bewegung 10- bis 15-mal aus.

10 – 15 Wiederholungen, 3 Durchgänge mit je 30 – 60 Sekunden Pause

TIPP

Achten Sie darauf, dass die Fersen beim Absenken des Körpers nicht zu tief kommen. Die Füße sollten am Ende wieder in der Ausgangsposition sein und mit den Fußsohlen parallel zur Stufe stehen.

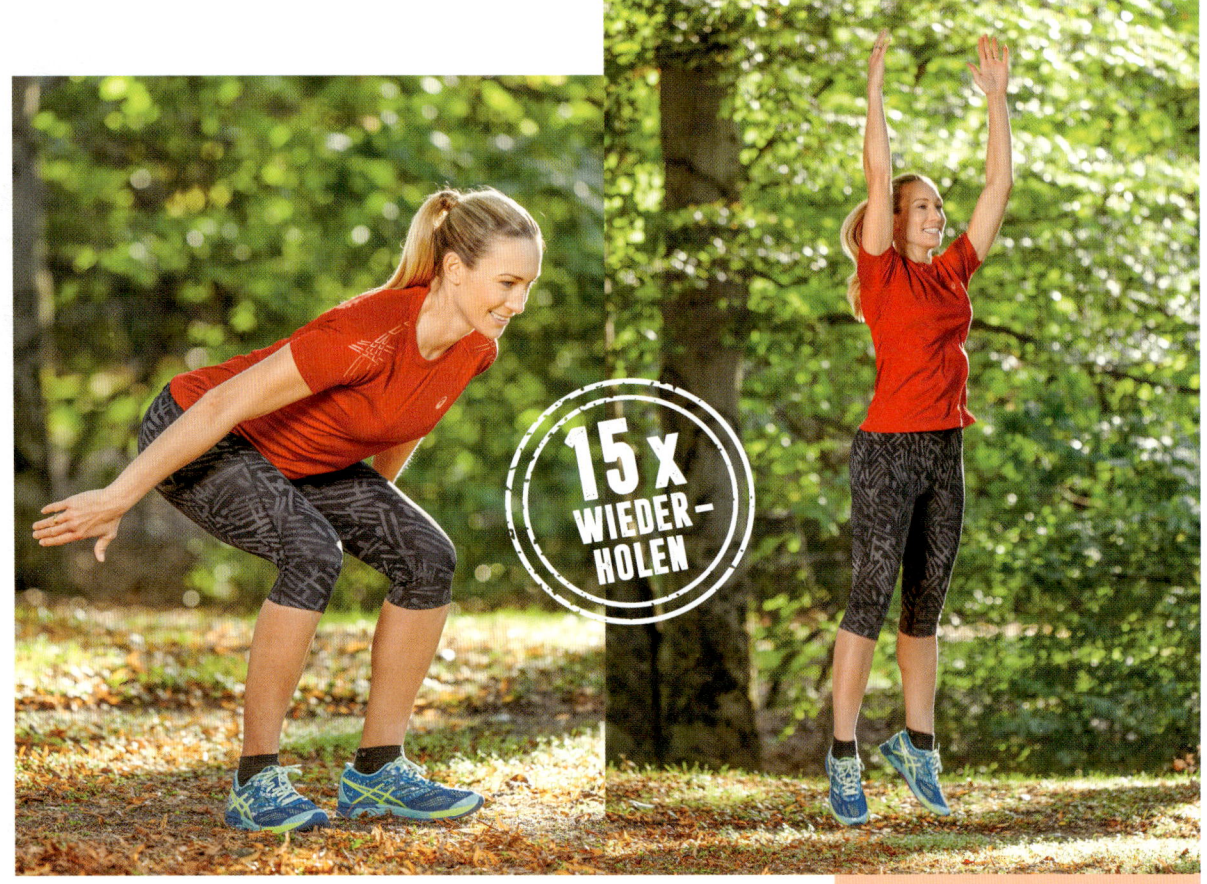

STRECK-SPRUNG

Kräftigt die Beinmuskulatur

1. Stellen Sie sich mit gebeugten Knien hin, die Füße sind hüftbreit auseinander. Der Oberkörper ist mit geradem Rücken nach vorn gebeugt. Die Arme sind nach hinten gestreckt, die Handflächen zeigen nach innen.

2. Springen Sie beidbeinig in die Luft, sodass der Körper von den Zehen- bis zu den Fingerspitzen gestreckt ist. Landen Sie in der Ausgangsposition. Springen Sie 10- bis 15-mal.

TIPP

Perfekt wäre, gebeugt zu landen. Sie können zu Trainingsbeginn aber auch stehend enden und sich erst dann wieder beugen.

10–15 Wiederholungen, 3 Durchgänge mit je 30–60 Sekunden Pause

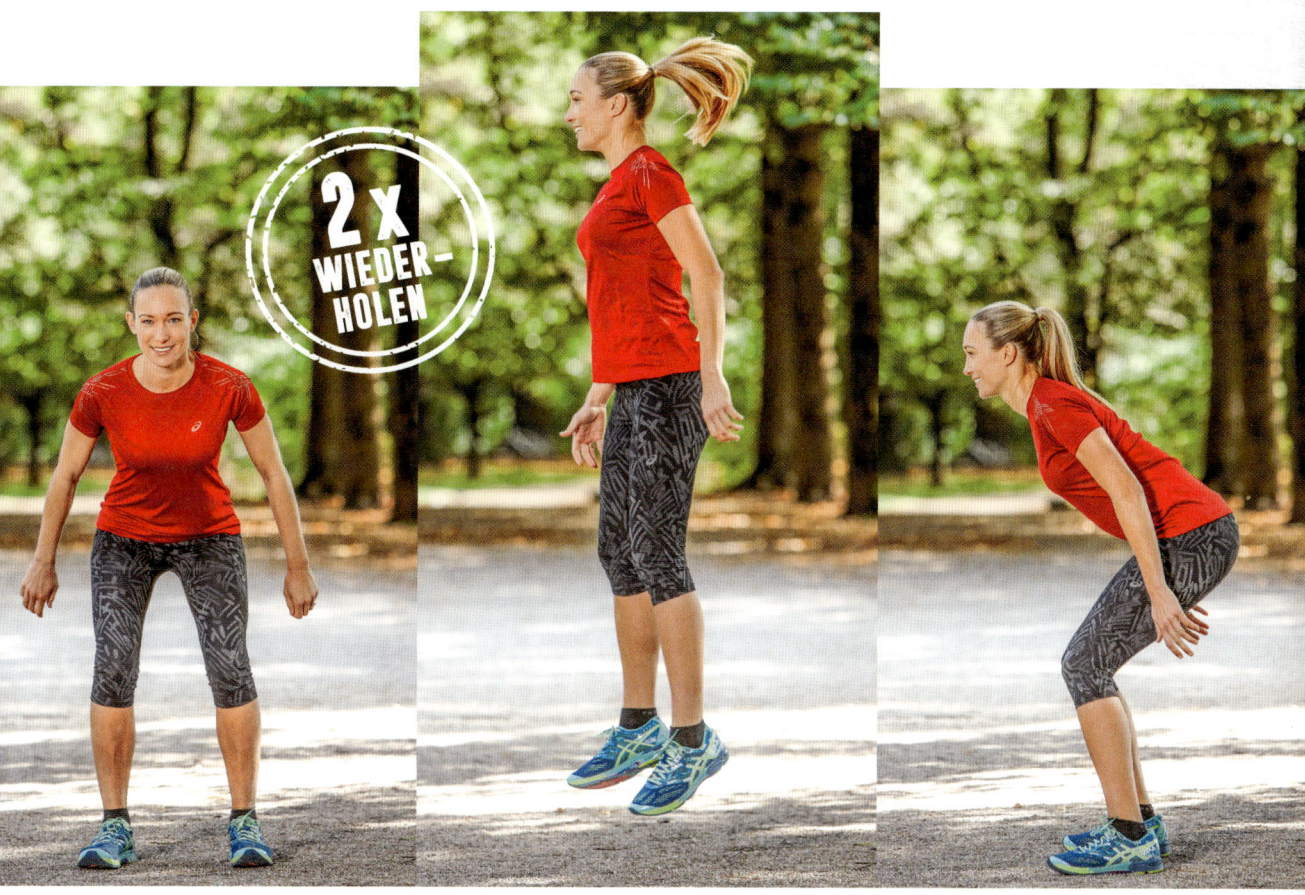

STRECK-SPRUNG UHR

Kräftigt die Beinmuskulatur

1. Stellen Sie sich eine Uhr vor, deren Mittelpunkt Sie sind. Die Füße stehen hüftbreit auseinander auf dem Boden, die Knie sind leicht gebeugt. Der Oberkörper ist nach vorn gebeugt, der Rücken gerade. Die Arme sind gestreckt, die Fingerspitzen zeigen nach hinten. Ihr Blick geht gerade nach vorn Richtung 12 Uhr.

2. Springen Sie beidbeinig mit den Armen nach unten in die Luft und drehen Sie sich dabei auf 3 Uhr. Nach dem Landen springen Sie zurück auf 12 Uhr. Springen Sie dann auf 6 Uhr und zurück auf 12 Uhr. Dann springen Sie auf 9 Uhr und zurück, zum Schluss drehen Sie sich komplett um die eigene Achse auf 12 Uhr.

3. Lockern Sie sich kurz und machen Sie die Sprünge in die andere Richtung.

2 Durchgänge mit 30 – 60 Sekunden Pause

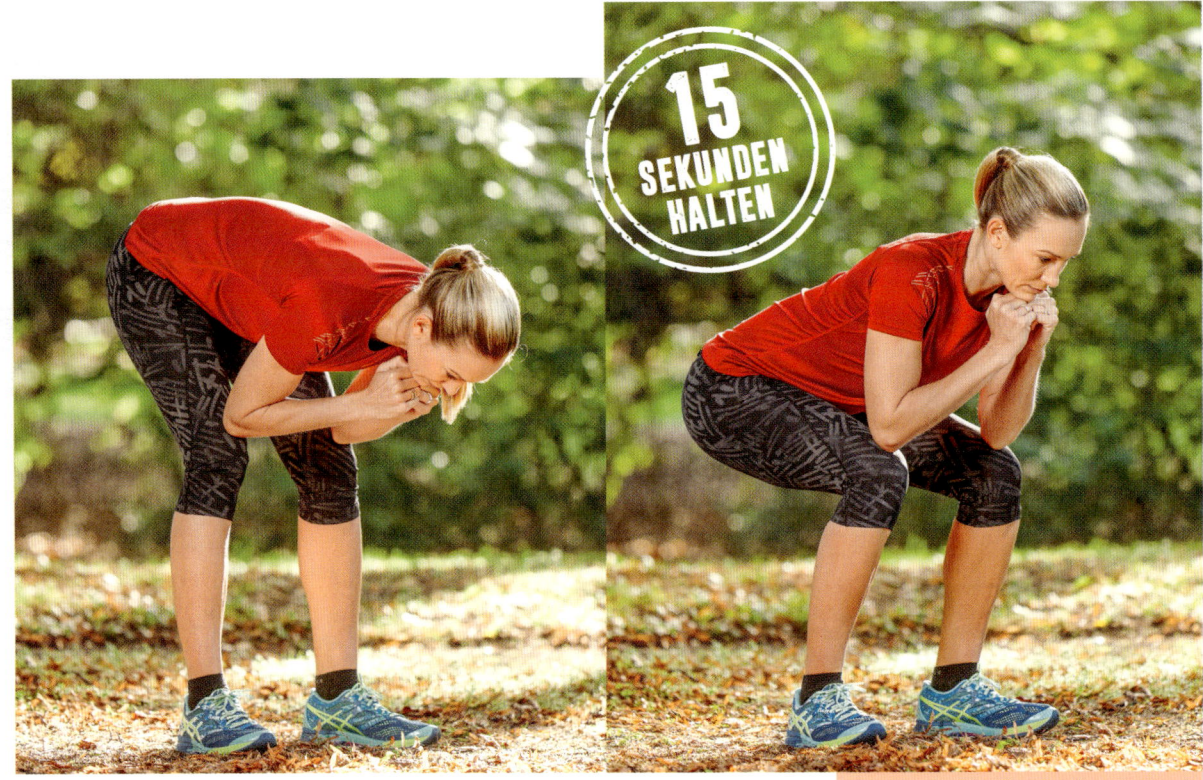

15 SEKUNDEN HALTEN

ABFAHRTS-HOCKE

Kräftigt die Beinmuskulatur

1. Die Füße stehen etwas mehr als schulterbreit auseinander auf dem Boden, die Zehen zeigen leicht nach außen. Die Hände sind vor dem Oberkörper unter dem Kinn zusammengeführt.

2. Aus dieser Position gehen Sie in die Hocke. Rücken und Kopf bilden eine gerade Linie, die Knie sind nicht mehr als 90 Grad gebeugt. Mit den Ellenbogen stützen Sie sich auf den Oberschenkeln ab. Halten Sie die Position 10 bis 15 Sekunden. Drücken Sie dann langsam die Knie durch, um sich zu erholen, der Oberkörper bleibt dabei nach vorn geneigt.

**10–15 Sekunden halten,
3 Durchgänge mit je
30–60 Sekunden Pause**

TIPP

Je tiefer Sie in die Hocke gehen, umso anspruchsvoller ist die Übung. Umgekehrt bedeutet das: Es ist leichter, wenn Sie die Knie zunächst nicht ganz so intensiv beugen, bis Sie mit der Zeit genug Kraft aufgebaut haben.

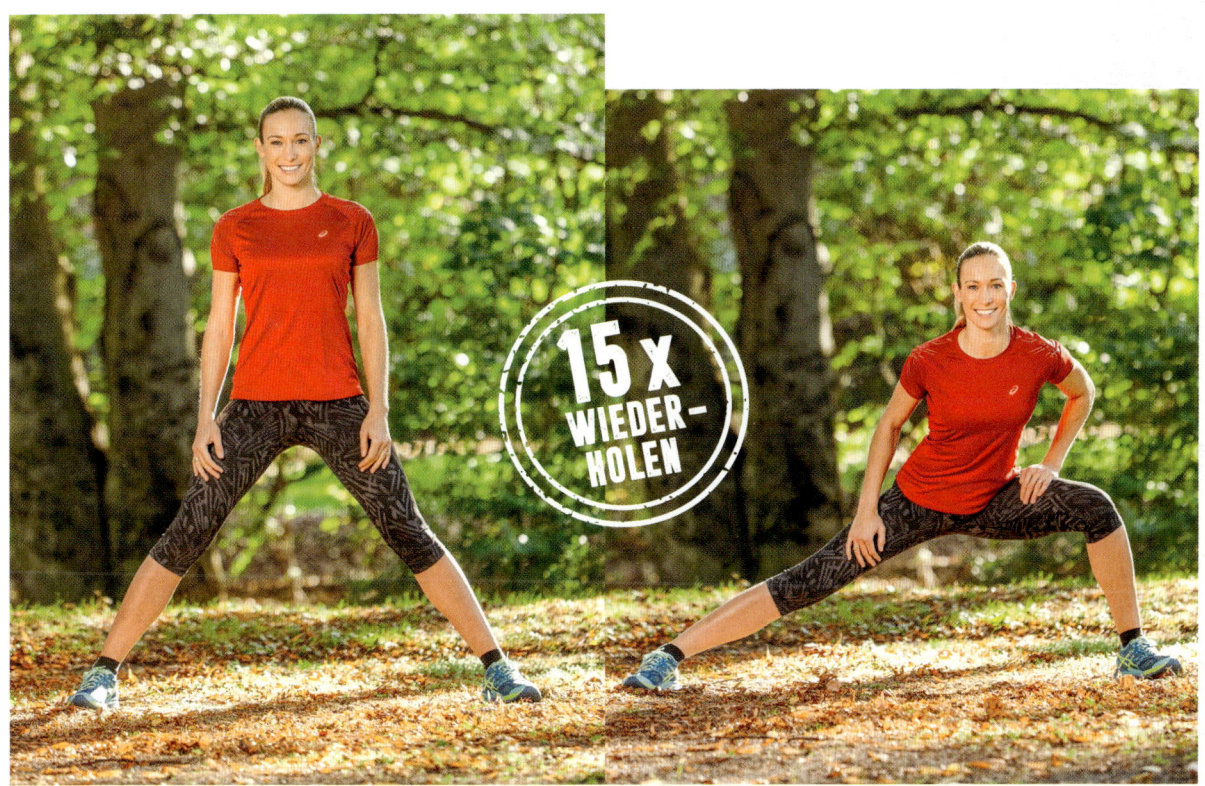

SEITLICHER AUSFALLSCHRITT

Kräftigt die seitliche Oberschenkelmuskulatur

1. Sie stehen mit gegrätschten Beinen und aufrechtem Oberkörper, die Bauchmuskeln sind angespannt. Der Blick geht nach vorn.

2. Machen Sie mit dem linken Bein einen breiten Ausfallschritt zur Seite. Das Bein wird dabei gebeugt, das Knie zeigt Richtung Fußspitze. Das Standbein bleibt gestreckt.

3. Drücken Sie sich zurück in die Ausgangsposition. Führen Sie die Bewegung 10- bis 15-mal aus. Machen Sie die Übung dann mit dem rechten Bein.

10–15 Wiederholungen pro Bein, 3 Durchgänge mit je 30–60 Sekunden Pause

TIPP

Achten Sie darauf, dass das Knie stets über dem Sprunggelenk bleibt und vor allem am Ende der Bewegung nicht über die Zehen hinaus nach vorn wandert. Ansonsten belasten Sie Ihre Kniescheibe und auch die Bänder zu stark.

ARMSTÜTZ MIT BEINHEBEN

Kräftigt die Bauch-, Arm- und Beinmuskulatur

1. Setzen Sie sich mit aufrechtem Oberkörper an den vorderen Rand einer Bank, der Blick ist gerade nach vorn gerichtet. Die Füße stehen parallel nebeneinander flach auf dem Boden, mit den Händen umfassen Sie neben dem Po die Kante der Bank.

2. Drücken Sie nun den gesamten Körper mit den Armen nach oben, ohne die sitzende Position zu verändern. Po und Füße haben dabei keinen Kontakt mehr zur Bank bzw. dem Boden. Halten Sie die Position 10 bis 15 Sekunden und gehen Sie dann zurück in die Ausgangsposition.

10 – 15 Sekunden halten, 3 Durchgänge mit je 30 – 60 Sekunden Pause

TIPP

Wenn Sie die Fußspitzen Richtung Schienbein anziehen und den Kopf möglichst in Verlängerung der Wirbelsäule halten, haben Sie die richtige Spannung.

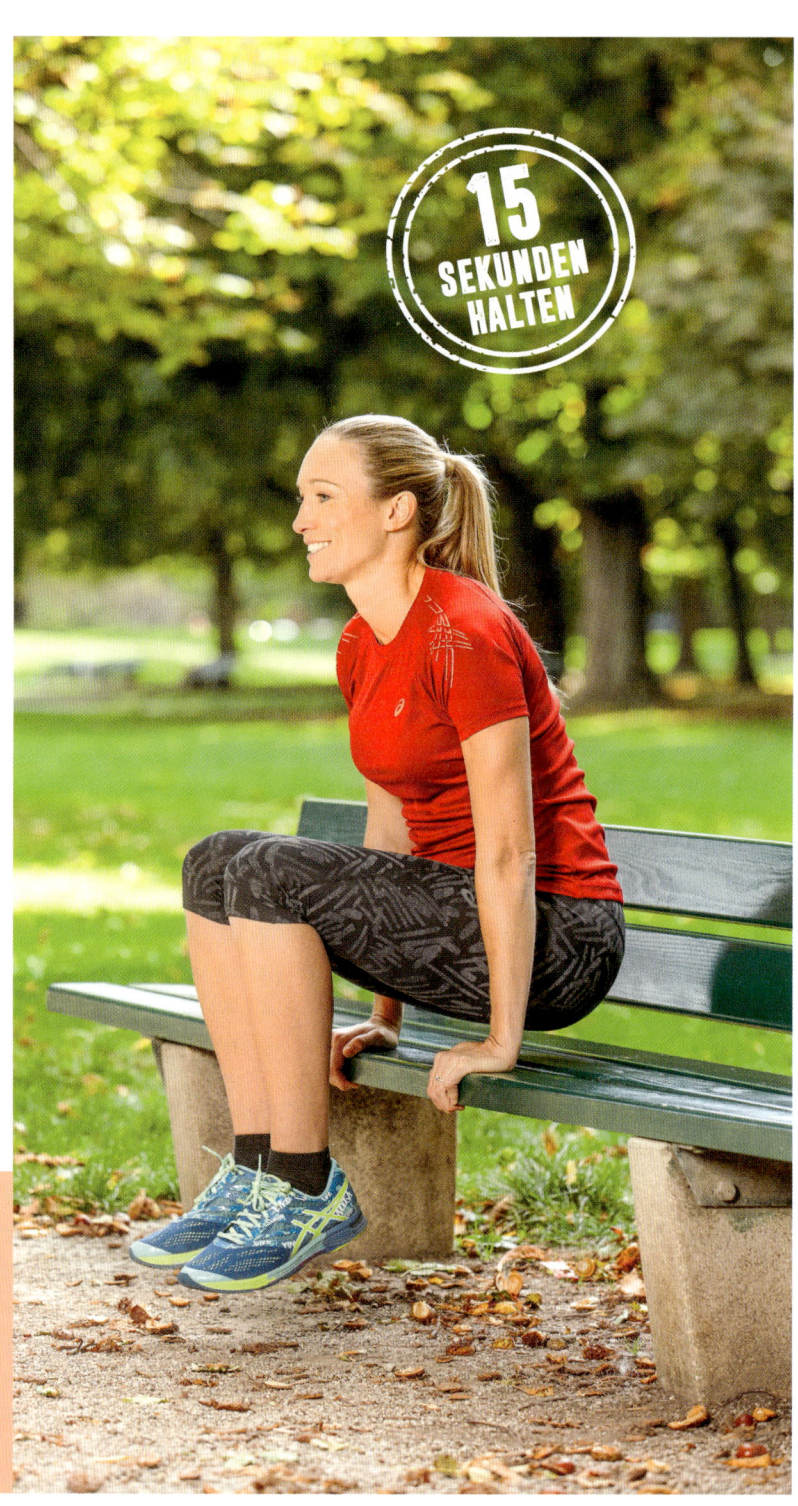

15 SEKUNDEN HALTEN

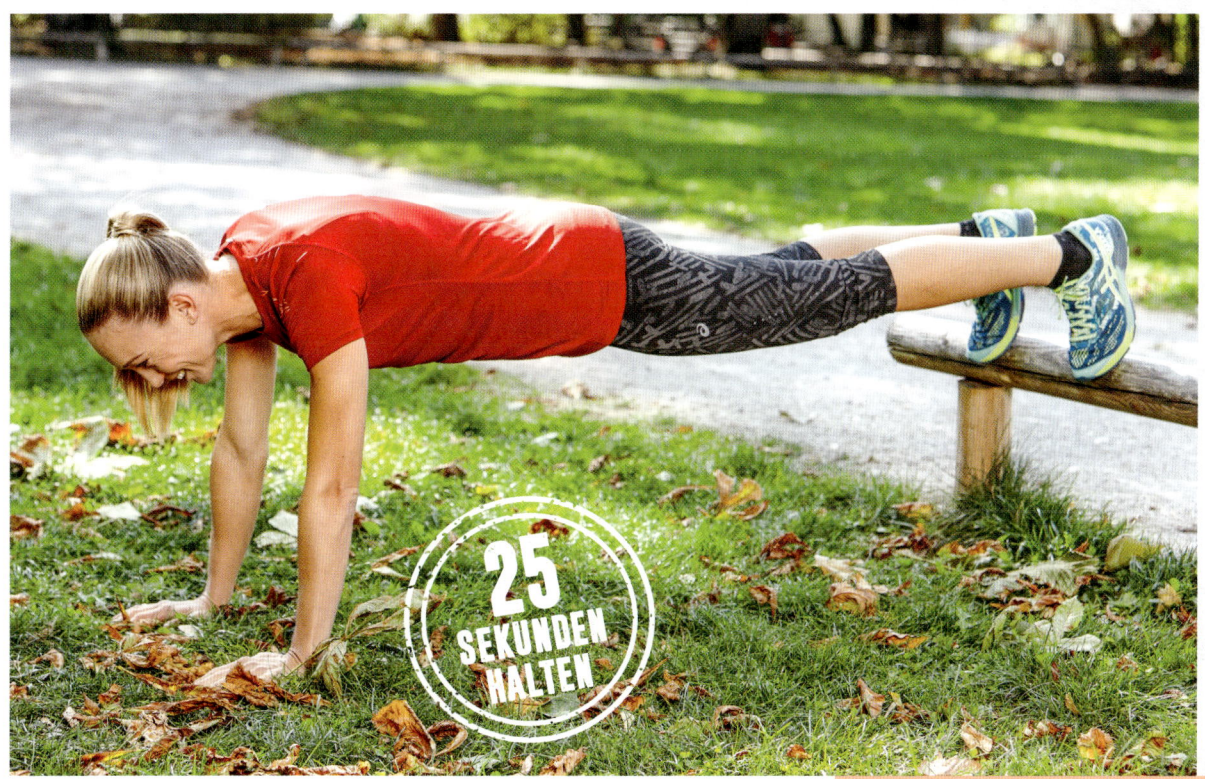

ARMSTÜTZ

**Kräftigt die gerade Bauch-,
Po- und Rückenmuskulatur**

1. Gehen Sie mit den Füßen
   auf einer Erhöhung (z. B. einer
   Rasenbegrenzung) in die Liegestützposition. Die Arme
   sind leicht gebeugt, die Hände unterhalb der Schultern
   auf dem Boden aufgesetzt.
   Beine, Oberkörper und Kopf
   bilden eine gerade Linie, der
   Blick geht nach unten.

2. Erhöhen Sie die Körperspannung und spannen Sie bewusst die Bauchmuskeln an.
   Halten Sie die Spannung
   20 bis 25 Sekunden.

TIPP

Versuchen Sie bei dieser
Halteübung bewusst, die
Schultern weg von den Oh-
ren zu ziehen. Machen Sie
den Hals schön lang und
konzentrieren Sie sich auf
Ihre Körpermitte.

**20–25 Sekunden halten,
3 Durchgänge mit je
30–60 Sekunden Pause**

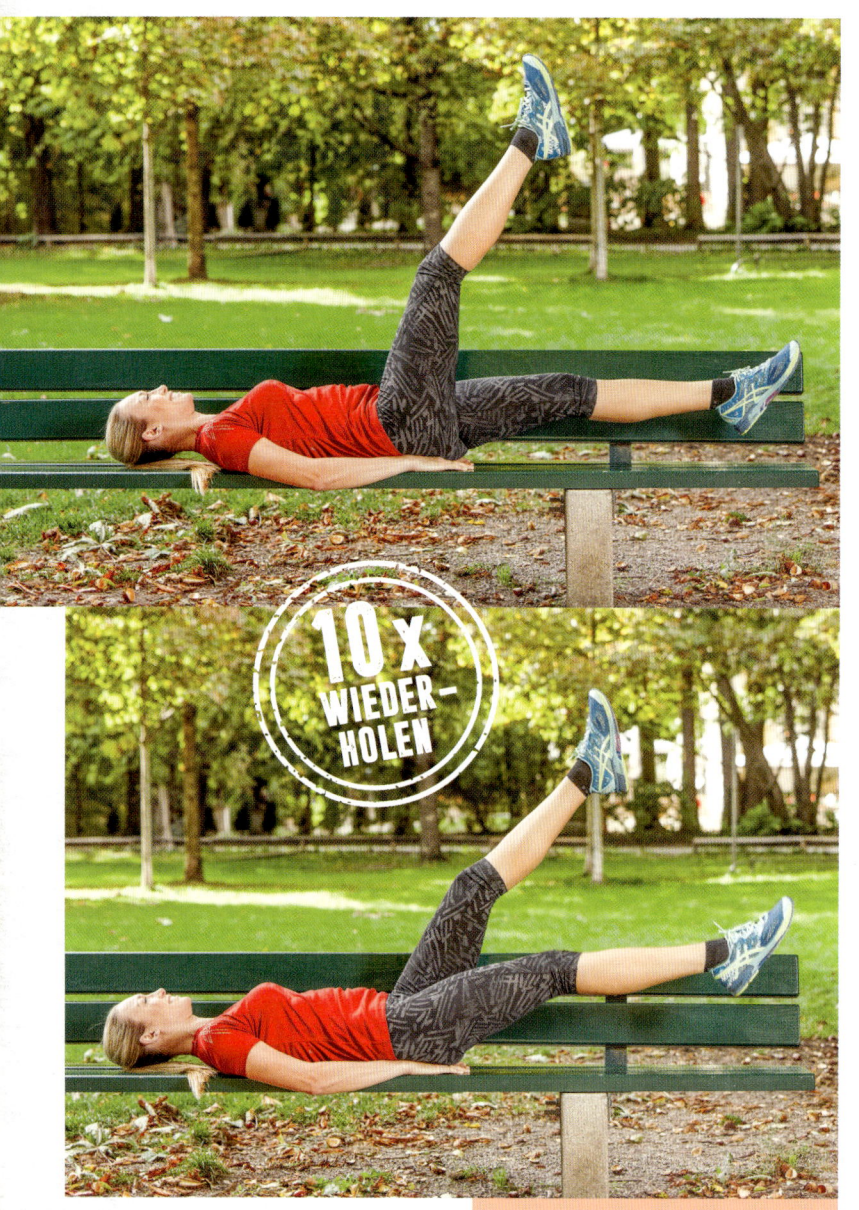

SCHEREN-SCHLAG

Kräftigt die gerade Bauchmuskulatur

1. Legen Sie sich mit gestreckten Beinen auf den Rücken, die Hände positionieren Sie flach unter dem Po. Die Lendenwirbelsäule hat Kontakt mit der Liegefläche, der Blick geht in den Himmel.

2. Nun heben Sie die Beine an und bewegen diese in der Luft abwechselnd auf und ab. Während der Übung hat die Lendenwirbelsäule immer Kontakt mit der Liegefläche und die Bauchmuskulatur ist gleichbleibend angespannt. Bewegen Sie jedes Bein 10-mal auf und ab.

10 Wiederholungen pro Bein, 3 Durchgänge mit je 30 – 60 Sekunden Pause

TIPP

Lassen Sie die Übung bei akuten Rückenbeschwerden bitte aus, da sie den Lendenwirbelbereich stark beansprucht.

BAUCHFEGER

Kräftigt die Bauch- und Pomuskulatur

1. Gehen Sie an einer leicht erhöhten Position (z. B. einer Rasenbegrenzung) mit gestreckten Armen in den Armstütz. Die Füße positionieren Sie mit so viel Abstand hinter sich, dass Beine, Rücken und Kopf eine gerade Schräge bilden. Der Blick geht nach unten zwischen die Hände.

2. Bewegen Sie nun das rechte Bein mit dem Knie Richtung Schulter und wieder zurück in die Ausgangsposition. Führen Sie das Bein dabei relativ nah am Körper. Führen Sie die Bewegung 10- bis 15-mal aus. Machen Sie die Übung dann mit dem linken Bein.

8–15 Wiederholungen pro Bein, 3 Durchgänge mit je 30–60 Sekunden Pause

TIPP

Nicht vergessen: Schulterblätter gedanklich hinten in die Hosentaschen stecken!

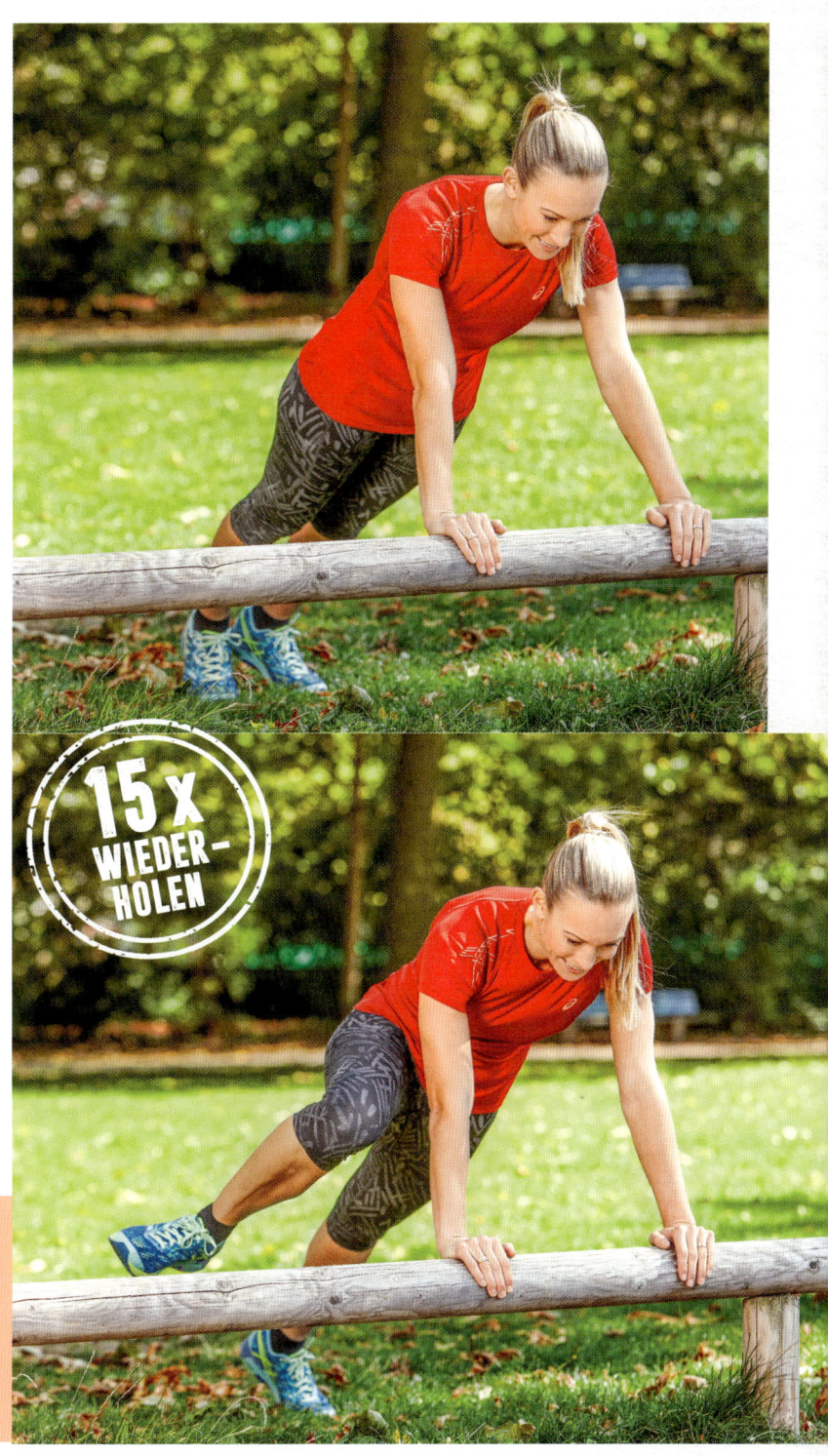

15 x WIEDER-HOLEN

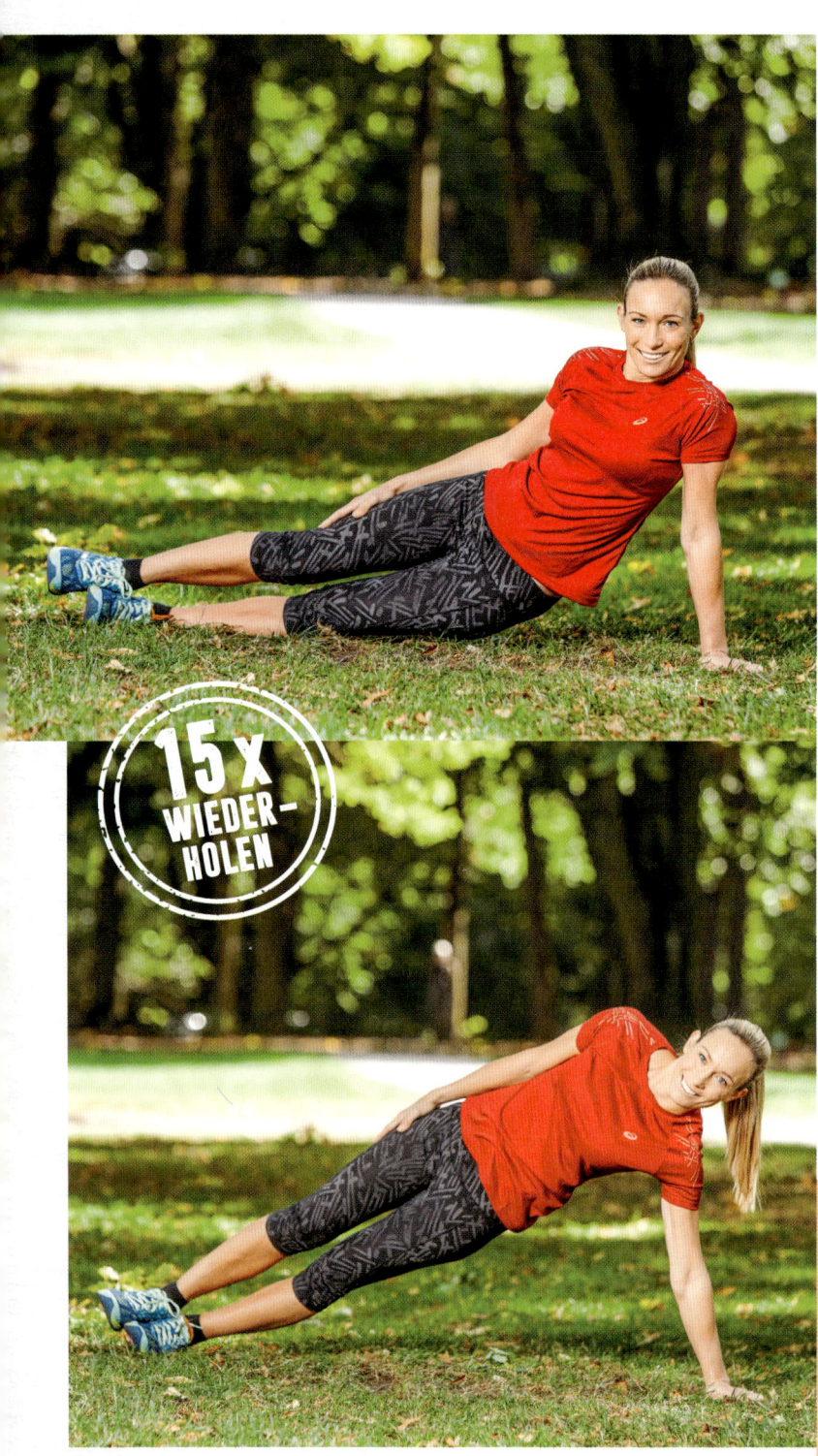

ARMSTÜTZ MIT RUMPF-SEITNEIGUNG

Kräftigt die Arm-, Schulter-, seitliche Bauch- und Pomuskulatur

1. Gehen Sie in die Seitlage. Mit dem unteren, gestreckten Arm stützen Sie sich unterhalb der Schulter auf dem Boden ab. Der obere Arm liegt auf dem Körper, Beine und Füße sind übereinander.

2. Bewegen Sie nun die Hüfte nach oben, sodass Beine, Oberkörper und Kopf eine gerade Linie bilden. Halten Sie die Position kurz. Gehen Sie zurück in die Ausgangsposition. Führen Sie die Bewegung 10- bis 15-mal aus. Drehen Sie sich auf die andere Seite, machen Sie die Übung mit dem anderen Arm als Stützarm.

10 – 15 Wiederholungen pro Seite, 3 Durchgänge mit je 30 – 60 Sekunden Pause

TIPP

Die Übung ist etwas einfacher, wenn Sie sich statt auf der Hand auf dem Unterarm abstützen – wie auf der nächsten Seite gezeigt.

RUMPF-ROTATION IM SEITSTÜTZ

Kräftigt die geraden und seitlichen Bauchmuskeln

1. Gehen Sie mit abgestütztem Unterarm in die Seitlage, der Ellenbogen befindet sich dabei unterhalb der Schulter. Der obere Arm ist in der Schulter nach vorn, im Ellenbogen nach unten angewinkelt, mit der Hand machen Sie eine Faust. Der Blick geht Richtung Boden. Das Becken ist angehoben, Beine und Oberkörper bilden eine gerade Linie. Die Beine und Füße liegen übereinander.

2. Rotieren Sie nun den oberen Arm nach oben-hinten, sodass sich die Schulter nach hinten dreht. Der Blick folgt dabei der Bewegung und der Oberkörper dreht mit. Halten Sie die Position kurz. Gehen Sie zurück in die Ausgangsposition. Führen Sie die Bewegung 10- bis 15-mal aus. Machen Sie die Übung dann auf der anderen Seite liegend.

10 – 15 Wiederholungen pro Seite, 3 Durchgänge mit je 30 – 60 Sekunden Pause

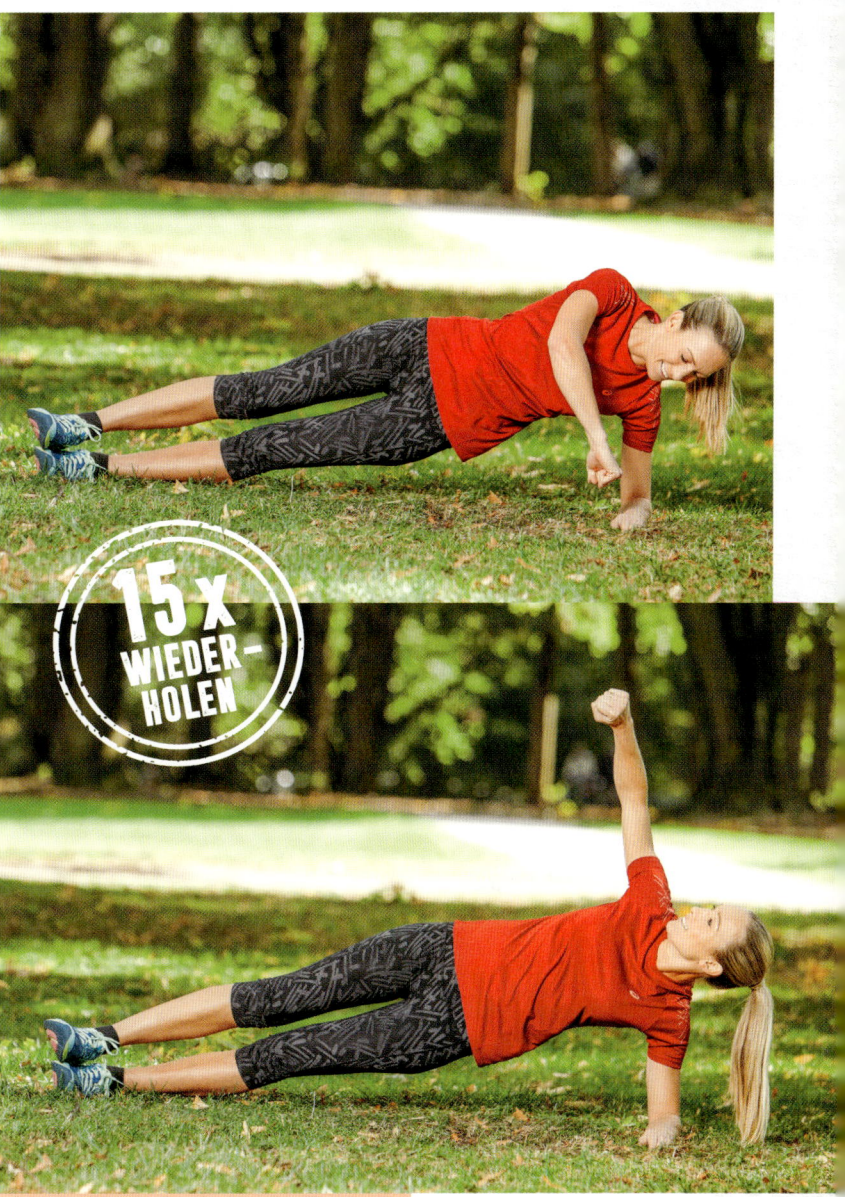

TIPP

Durch das Mitdrehen des Oberkörpers wird die seitliche Bauchmuskulatur trainiert und zudem die Koordination geschult.

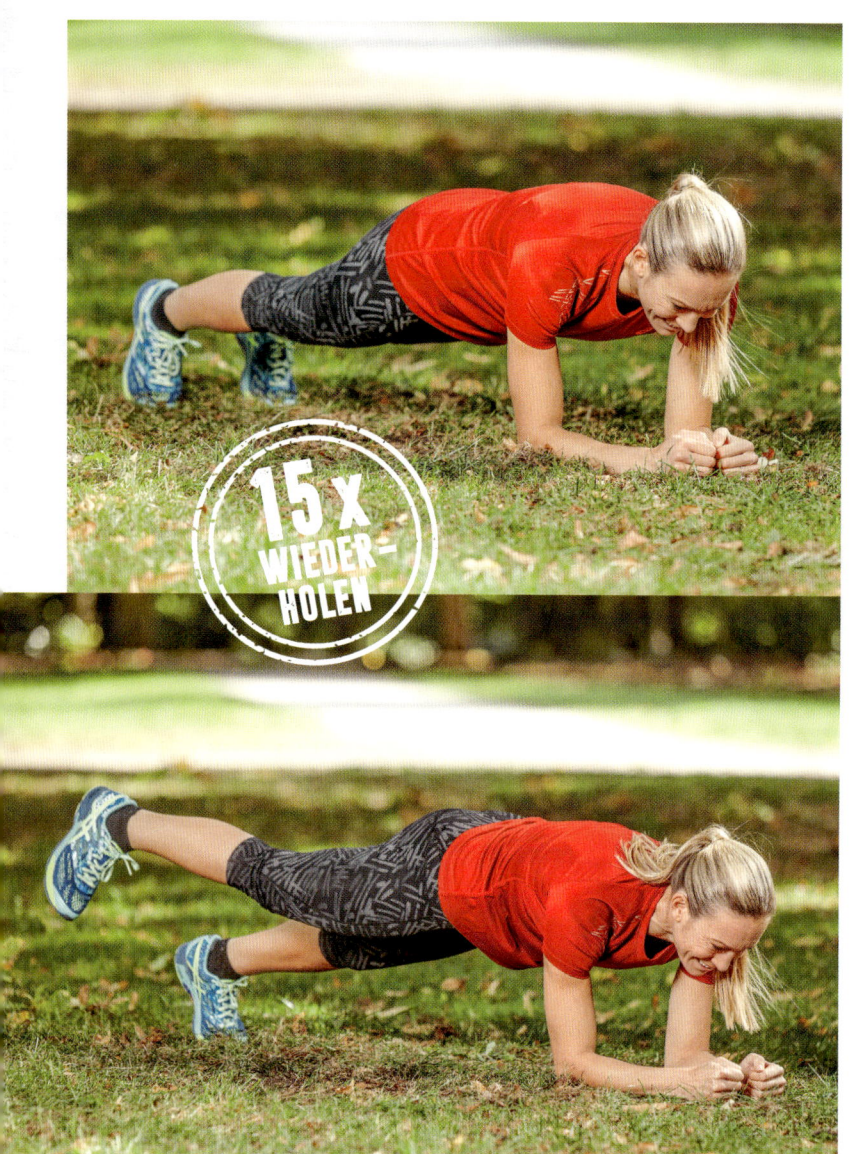

15 x WIEDERHOLEN

UNTERARMSTÜTZ MIT BEINHEBEN

Kräftigt die Bauch-, Rücken- und Pomuskulatur

1. Legen Sie sich auf den Bauch und stützen Sie sich auf die Unterarme. Die Ellenbogen befinden sich unterhalb der Schultern, die Unterarme sind nahezu parallel zueinander. Die Füße stehen auf den Zehen. Das Becken ist angehoben und der Körper gespannt, sodass Beine, Oberkörper und Kopf eine gerade Linie bilden. Der Blick geht zwischen die Unterarme.

2. Heben Sie ein Bein an und halten Sie es einige Sekunden oben, die Zehenspitzen zeigen dabei senkrecht zum Boden. Gehen Sie zurück in die Ausgangsposition und machen Sie die Bewegung mit dem anderen Bein. Führen Sie die Bewegung mit jedem Bein 10- bis 15-mal aus.

10 – 15 Wiederholungen pro Bein, 3 Durchgänge mit je 30 – 60 Sekunden Pause

TIPP

Ziehen Sie Ihr Schambein gedanklich in Richtung Bauchnabel. Dadurch vermeiden Sie ein Hohlkreuz und haben die korrekte Spannung im Rumpf.

WAAGE HALTEN

Kräftigt die Bauchmuskulatur

1. Setzen Sie sich mit aufrechtem Oberkörper auf eine Bank, ohne sich anzulehnen. Der Blick geht gerade nach vorn. Die Füße stehen parallel nebeneinander auf dem Boden. Die Hände liegen locker neben dem Po auf der Kante der Bank.

2. Neigen Sie Ihren Oberkörper nach hinten und heben Sie gleichzeitig die angewinkelten Beine an, die Unterschenkel sind in der Endposition fast auf Kniehöhe. Halten Sie die Position 10 bis 15 Sekunden. Gehen Sie dann zurück in die Ausgangsposition.

10 – 15 Sekunden halten, 3 Durchgänge mit je 30 – 60 Sekunden Pause

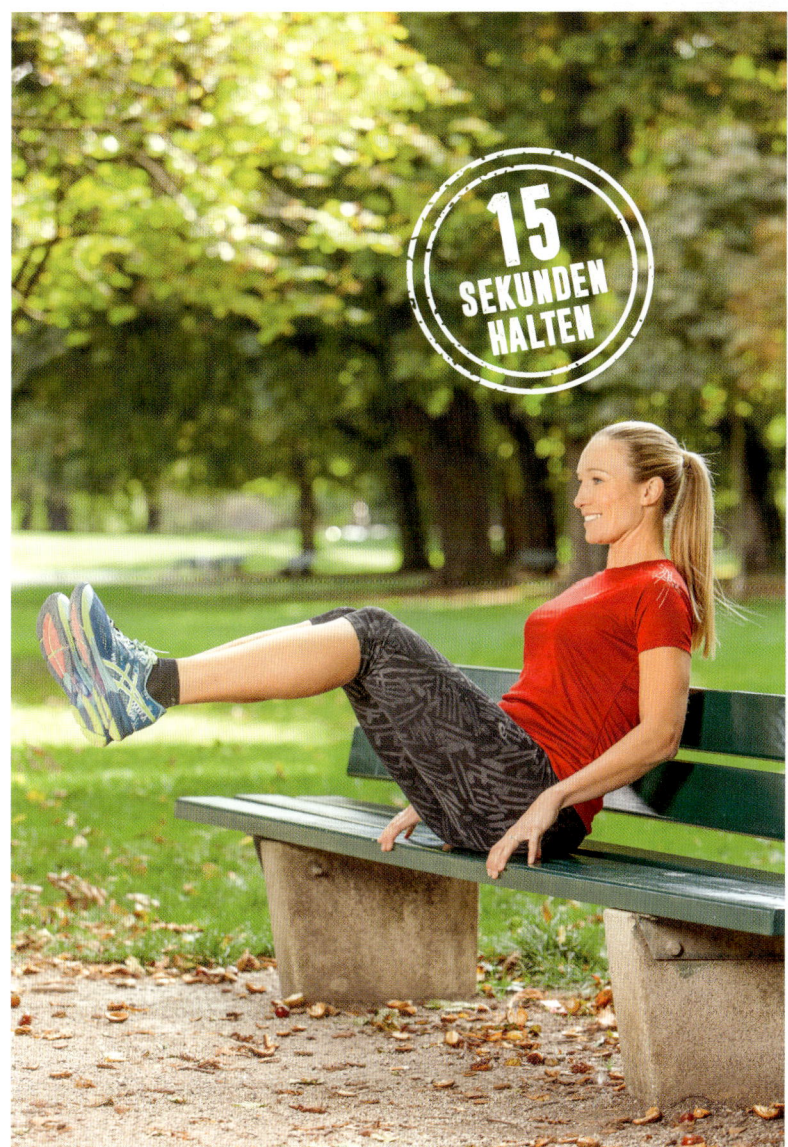

TIPP

Spannen Sie während der Übung bewusst die Bauchmuskeln an. Ansonsten fallen Sie ins Hohlkreuz und belasten Ihren unteren Rücken.

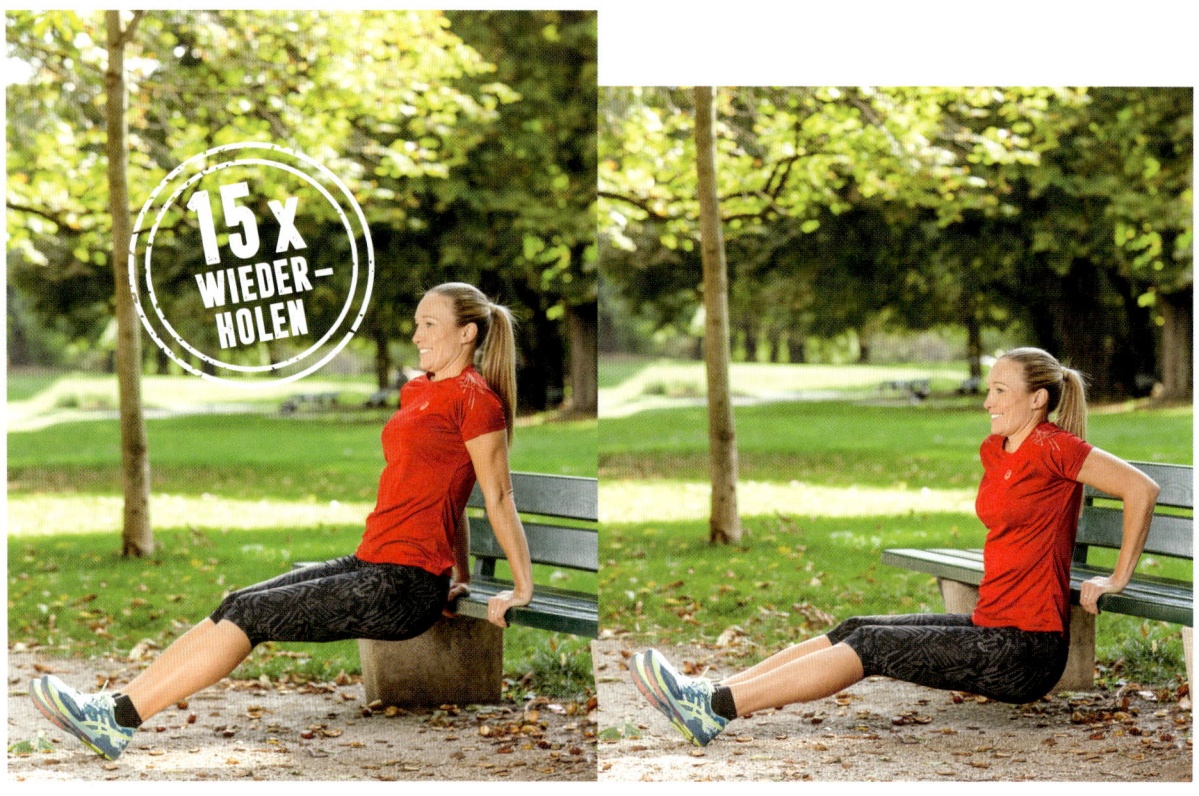

DIPS

Kräftigt die Oberarm-, Armstrecker- und Schultermuskulatur

1. Stützen Sie sich mit den Händen hinter dem Körper am Rand der Sitzfläche einer Bank ab. Der Oberkörper ist gerade, der Blick geht gerade nach vorn. Die Arme sind gestreckt und nahe am Körper. Die Füße sind dicht nebeneinander mit den Fersen aufgestellt, die Knie leicht gebeugt.

2. Lassen Sie den Körper langsam nach unten sinken und drücken Sie sich aus dieser Position wieder nach oben, Rücken und Po bleiben nahe an der Bank. Führen Sie die Bewegung 8- bis 15-mal aus.

8 – 15 Wiederholungen, 3 Durchgänge mit je 30 – 60 Sekunden Pause

TIPP

Diese Übung trainiert sehr effektiv die Arm- und Schultermuskulatur, ohne dabei die Wirbelsäule zu belasten.

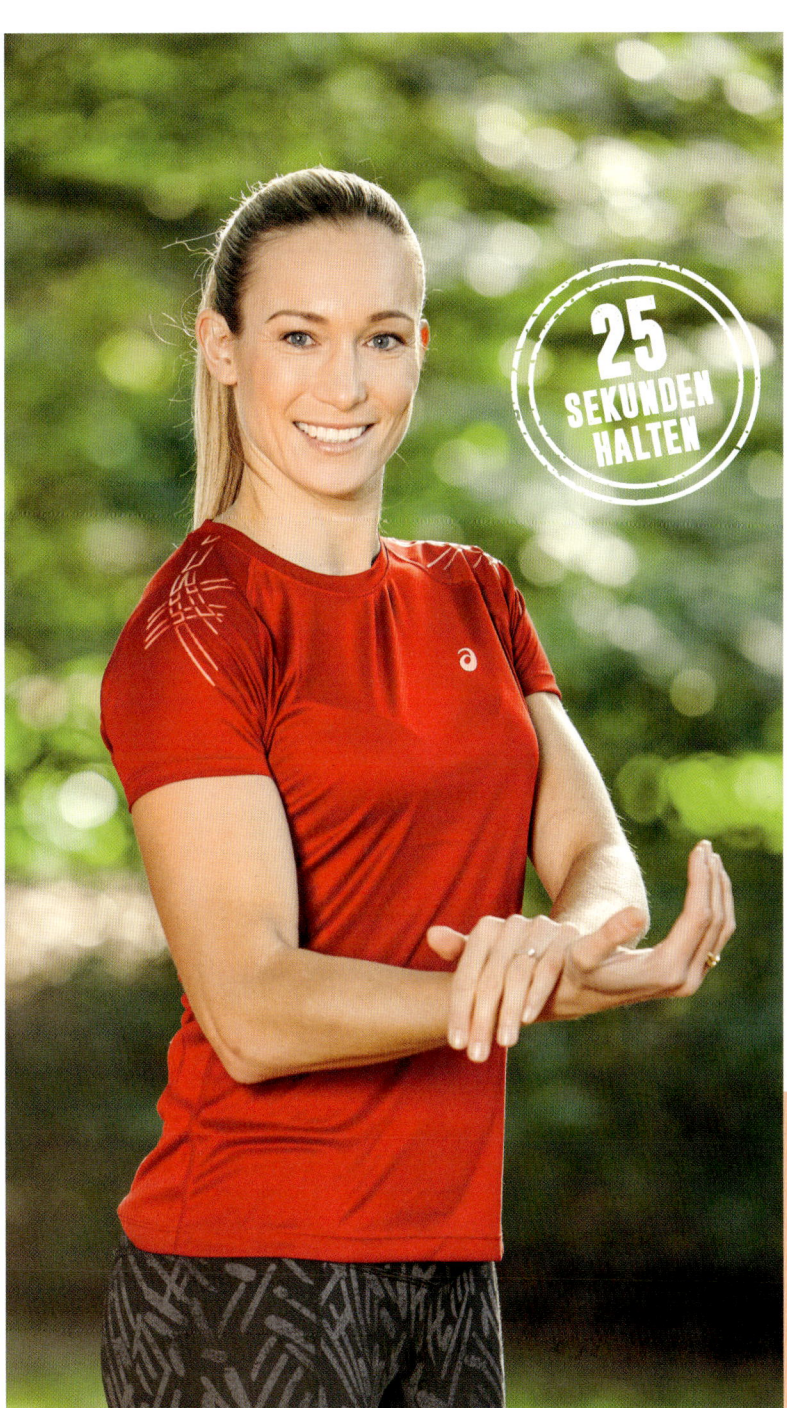

STATISCHES ARMBEUGEN

Kräftigt die Oberarm-muskulatur, primär den Armbeuger

1. Sie stehen aufrecht mit nach vorn gerichtetem Blick. Der rechte Arm ist im Ellenbogen angewinkelt, die Handfläche zeigt nach oben. Die Hand des linken Arms liegt auf dem rechten Unterarm.

2. Üben Sie mit dem linken Arm einen sanften, aber stetigen Druck gegen den Widerstand des rechten Arms aus. Halten Sie die Spannung 20 bis 25 Sekunden und lösen Sie sie dann wieder. Führen Sie die Übung mit dem linken Arm unten und dem rechten Arm oben aus.

20 – 25 Sekunden halten pro Arm, 3 Durchgänge mit je 30 – 60 Sekunden Pause

TIPP

Vermeiden Sie ein Hohlkreuz oder einen Rundrücken. Bei geradem Rücken sind die Bauchmuskeln mehr involviert und Sie können tiefer ein- und ausatmen.

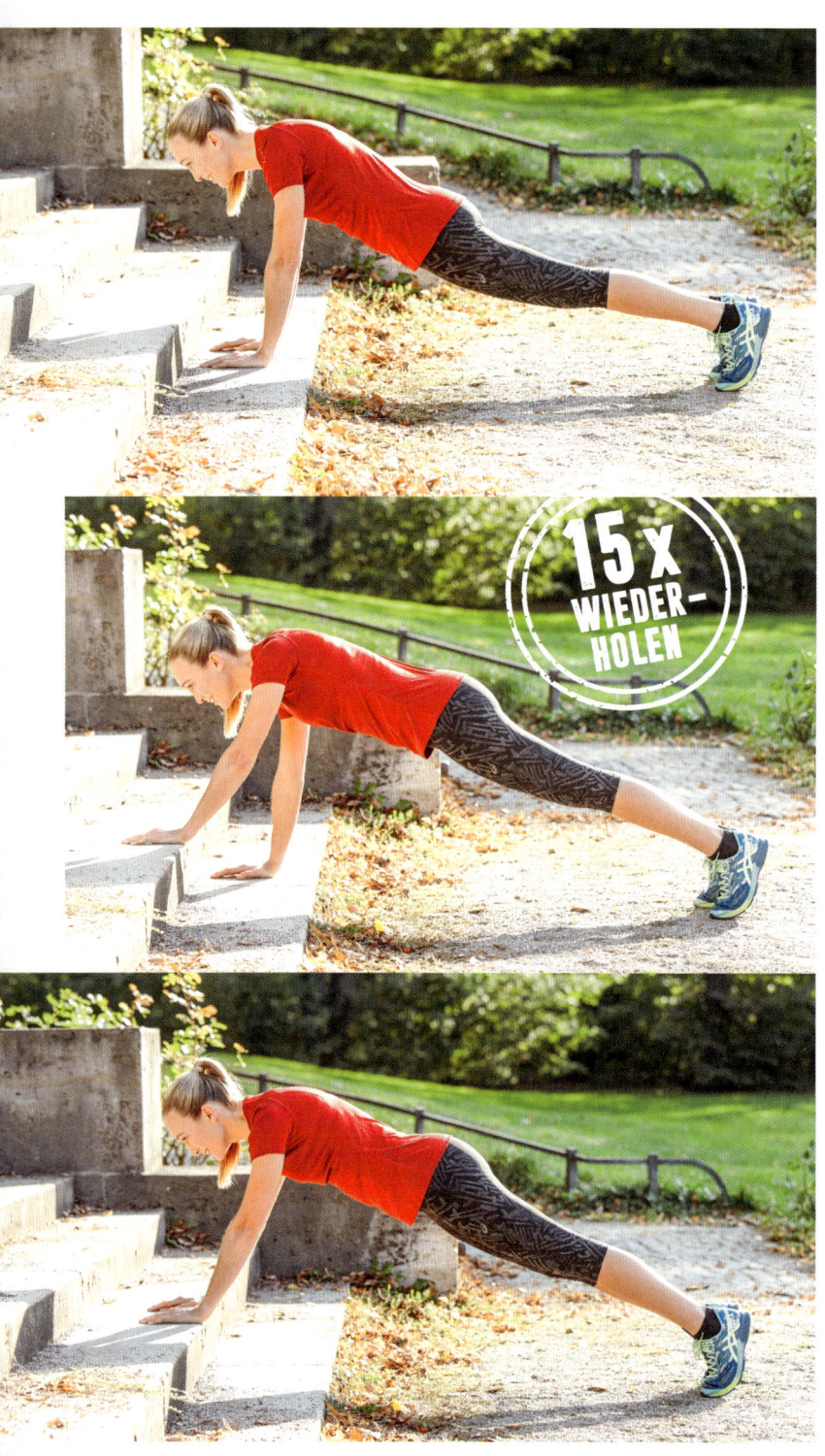

15 x WIEDER-HOLEN

STEP CLIMBER

Kräftigt die Brust-, Schulter- und Armmuskulatur

1. Gehen Sie am unteren Ende einer Treppe in den Liege-stütz, mit den Händen auf der unteren Stufe. Achten Sie dabei darauf, dass die Hand-gelenke unterhalb der Schul-tern positioniert sind. Die Füße sind mit den Zehenspit-zen aufgestellt. Beine, Ober-körper und Kopf bilden eine gerade Linie, der Blick geht nach unten auf die Treppe.

2. Setzen Sie nun eine Hand auf die darüberliegende Stufe, dann die zweite Hand. Gehen Sie im gleichen Rhythmus wieder zurück auf die untere Stufe. Führen Sie die Bewe-gung 10- bis 15-mal aus.

10 – 15 Wiederholungen pro Arm, 3 Durchgänge mit je 30 – 60 Sekunden Pause

HANDSTAND AN DER WAND

Kräftigt die Schulter- und Armmuskulatur, steigert die Rumpfstabilisation

1. Nehmen Sie vor einer Wand eine umgedrehte V-Position ein: Sie stehen auf Zehenspitzen mit dem Rücken zur Wand, die Fußsohlen gegen die Wand gedrückt. Der Oberkörper ist mit gestreckten Beinen nach vorn gebeugt, die Hände sind bei gestreckten Armen etwa in Kopfhöhe auf dem Boden flach aufgesetzt. Der Blick geht zwischen die Hände.

2. Gehen Sie nun schrittweise mit den Füßen die Wand nach oben, bis Füße und Po auf gleicher Höhe sind. Die Hände bleiben dabei in der Ausgangsposition. Halten Sie die Position 20 bis 25 Sekunden. Gehen Sie dann zurück in die Ausgangsposition.

20 – 25 Sekunden halten, 3 Durchgänge mit je 30 – 60 Sekunden Pause

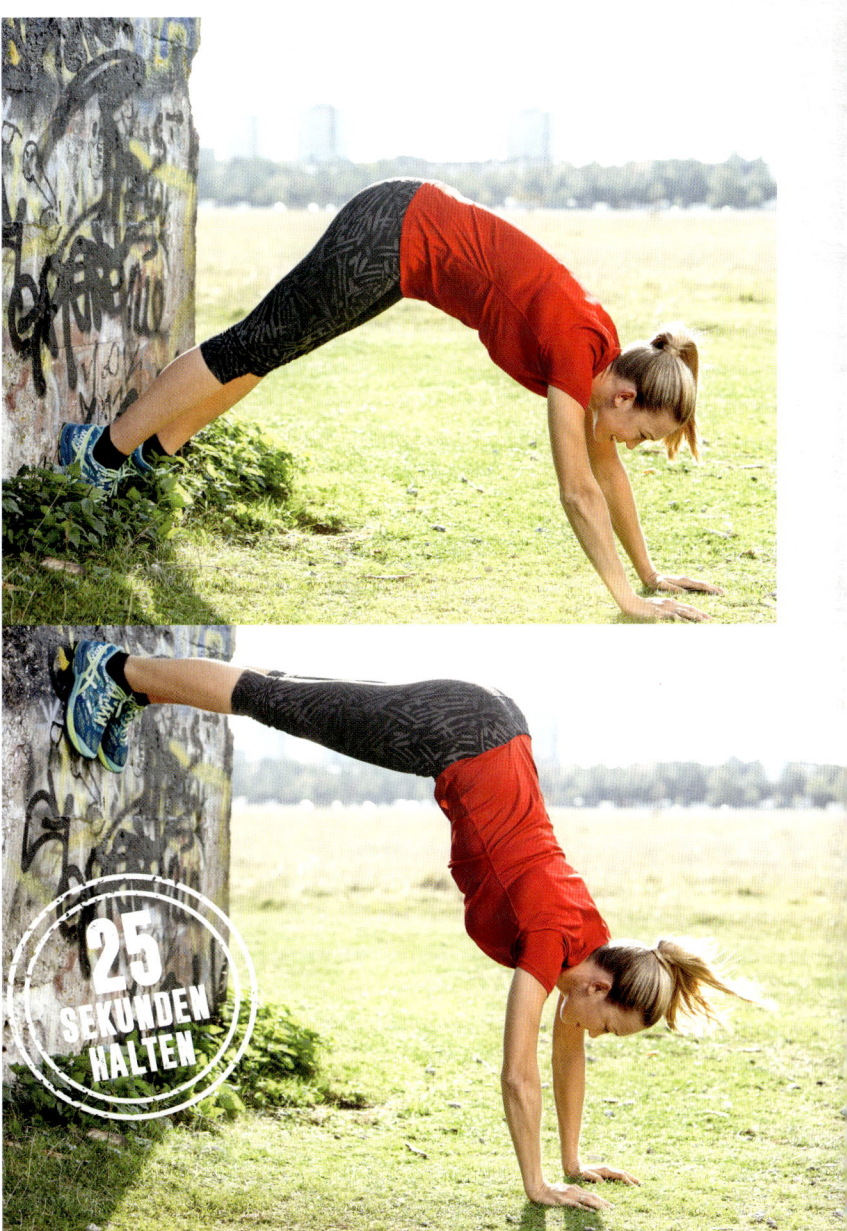

25 SEKUNDEN HALTEN

TIPP

Diese Übung ist die Vorstufe zum Handstand – sobald Sie sich unwohl fühlen, laufen Sie die Wand wieder hinunter!

OBERSCHENKELDRÜCKEN IM SITZEN

Kräftigt die Arm-, Beininnenseiten- und Brustmuskulatur

1. Setzen Sie sich mit aufrechtem Oberkörper und nach vorn gerichtetem Blick auf eine Bank, ohne sich anzulehnen. Die Füße stehen hüftbreit parallel nebeneinander auf dem Boden. Legen Sie die Handflächen mit nach vorn ausgestreckten Fingern an die Außenseiten der Knie.

2. Drücken Sie nun die Beine gegen den Widerstand der Hände nach außen und halten Sie die Spannung 10 bis 15 Sekunden. Lösen Sie die Spannung dann wieder.

10 – 15 Sekunden halten, 3 Durchgänge mit je 30 – 60 Sekunden Pause

TIPP

Die Hände sollen mit gleicher Kraft Widerstand leisten, wie die Beine nach außen drücken. Eine Bewegung ist deshalb äußerlich nicht sichtbar.

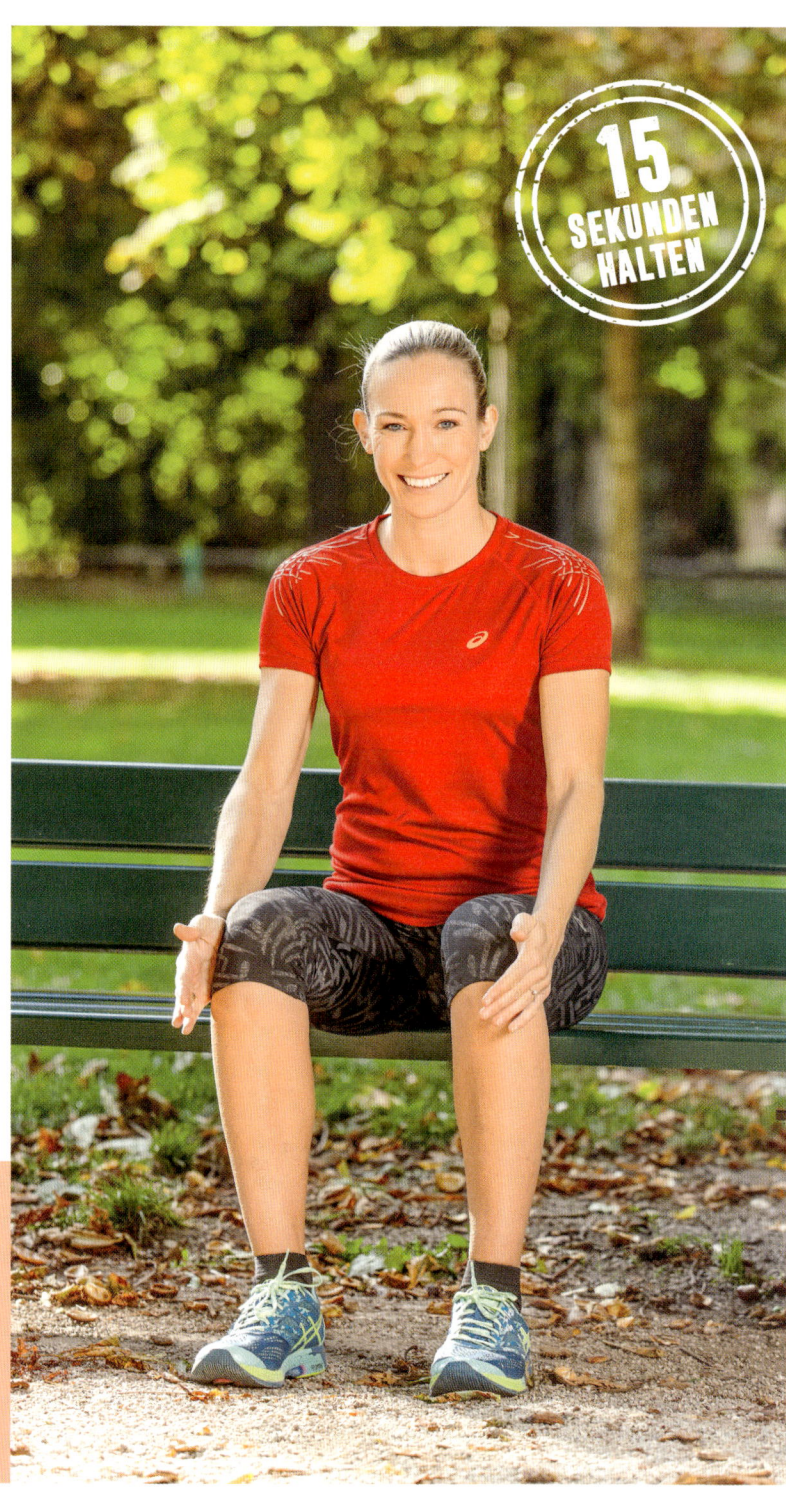

15 SEKUNDEN HALTEN

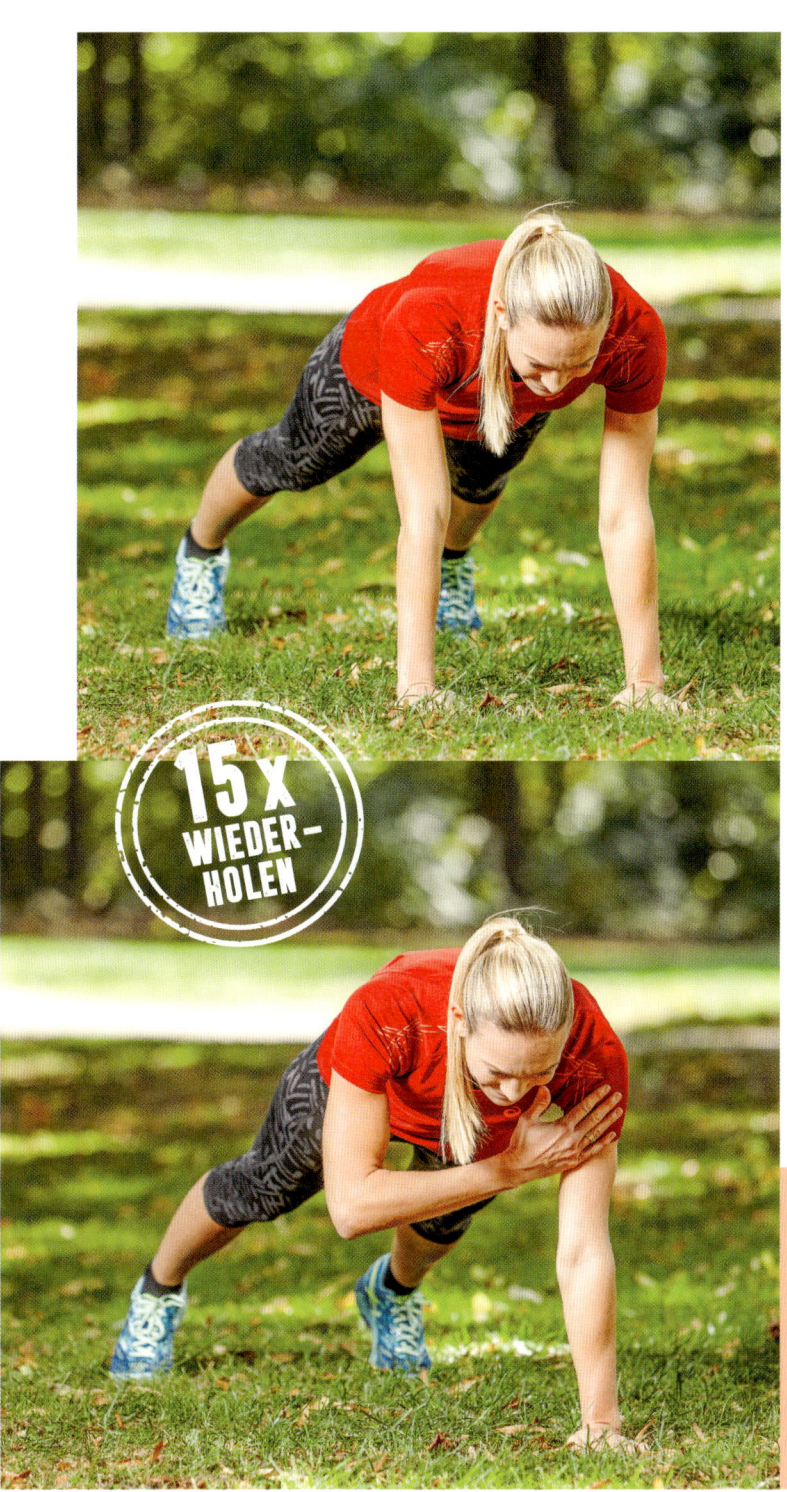

15 x WIEDER-HOLEN

SCHULTER-TIPPEN IM LIEGESTÜTZ

Kräftigt die Brust-, Arm-, Schulter- und Rumpfmuskulatur

1. Gehen Sie in den Liegestütz, die Füße schulterbreit auseinander, die Hände unterhalb der Schultern auf dem Boden aufgesetzt. Beine, Oberkörper und Kopf bilden eine gerade Linie, die Bauchmuskeln sind leicht angespannt. Der Blick geht auf Fingerspitzenhöhe zwischen die Hände.

2. Tippen Sie nun im Wechsel mit einer Hand die entgegengesetzte Schulter an und gehen Sie danach wieder in die Ausgangsposition. Führen Sie die Bewegung mit jeder Hand 10- bis 15-mal aus.

10–15 Wiederholungen pro Seite, 3 Durchgänge mit je 30–60 Sekunden Pause

TIPP

Knicken Sie nicht mit der Hüfte ein, wenn die eine Hand den Boden verlässt. Achten Sie auf Ihre Rumpfspannung und bleiben Sie im Becken stabil.

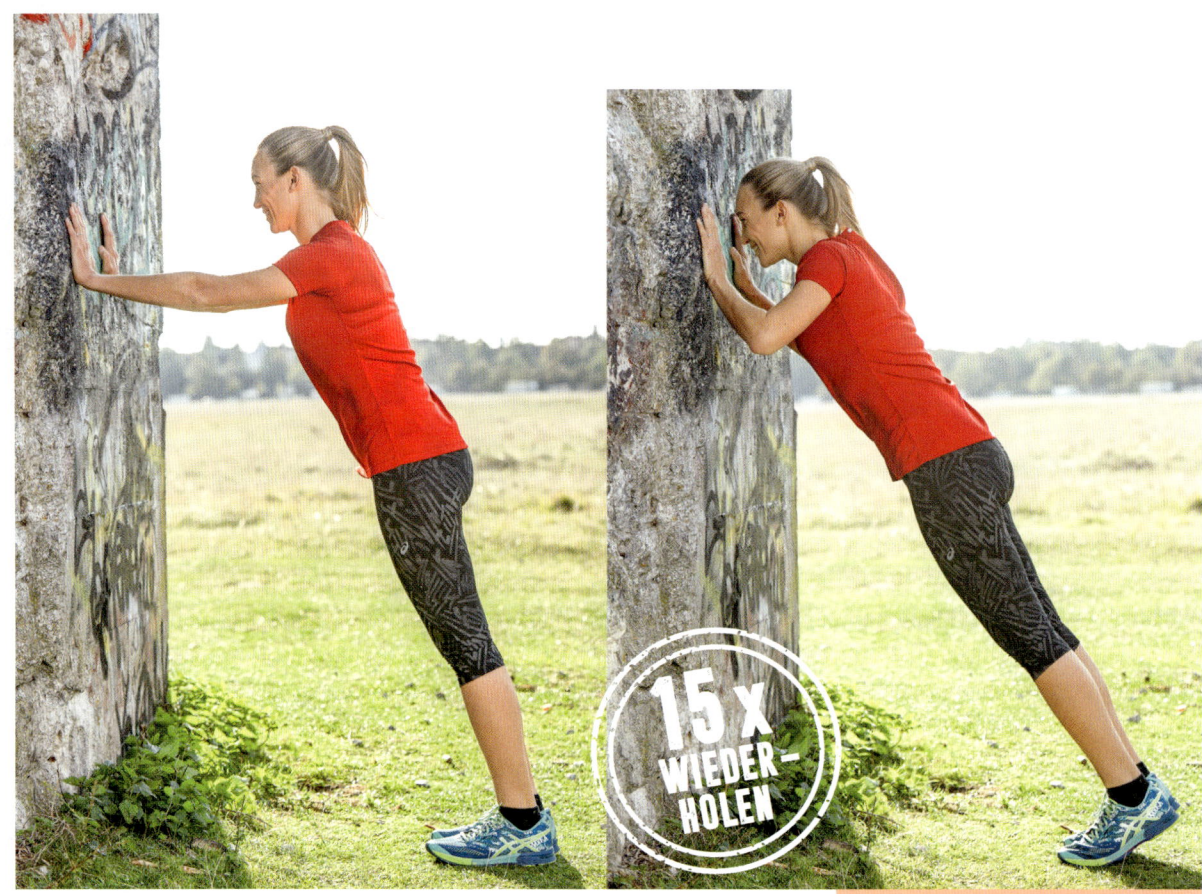

15 x WIEDER-HOLEN

LIEGESTÜTZ AN DER WAND

Kräftigt die Arm- und Brustmuskulatur

1. Stellen Sie sich etwa einen Meter entfernt vor eine Wand und stützen Sie sich mit den Händen daran ab. Die Hände sind schulterbreit auseinander, die Handgelenke auf Schulterhöhe, die Arme gestreckt. Die Füße sind nach hinten versetzt, sodass der Körper nach vorn geneigt ist.

2. Beugen Sie die Arme, sodass der Körper Richtung Wand geht, dabei heben die Fersen vom Boden ab. Dann drücken Sie den Körper mit den Armen wieder in die Ausgangsposition zurück. Führen Sie die Bewegung 8- bis 15-mal aus.

8–15 Wiederholungen, 3 Durchgänge mit je 30–60 Sekunden Pause

TIPP

Führen Sie die Ellenbogen möglichst nah am Körper vorbei, um die Brustmuskulatur bestmöglich zu beanspruchen. Je weiter Sie von der Wand weg stehen, desto höher wird der Schwierigkeitsgrad der Übung.

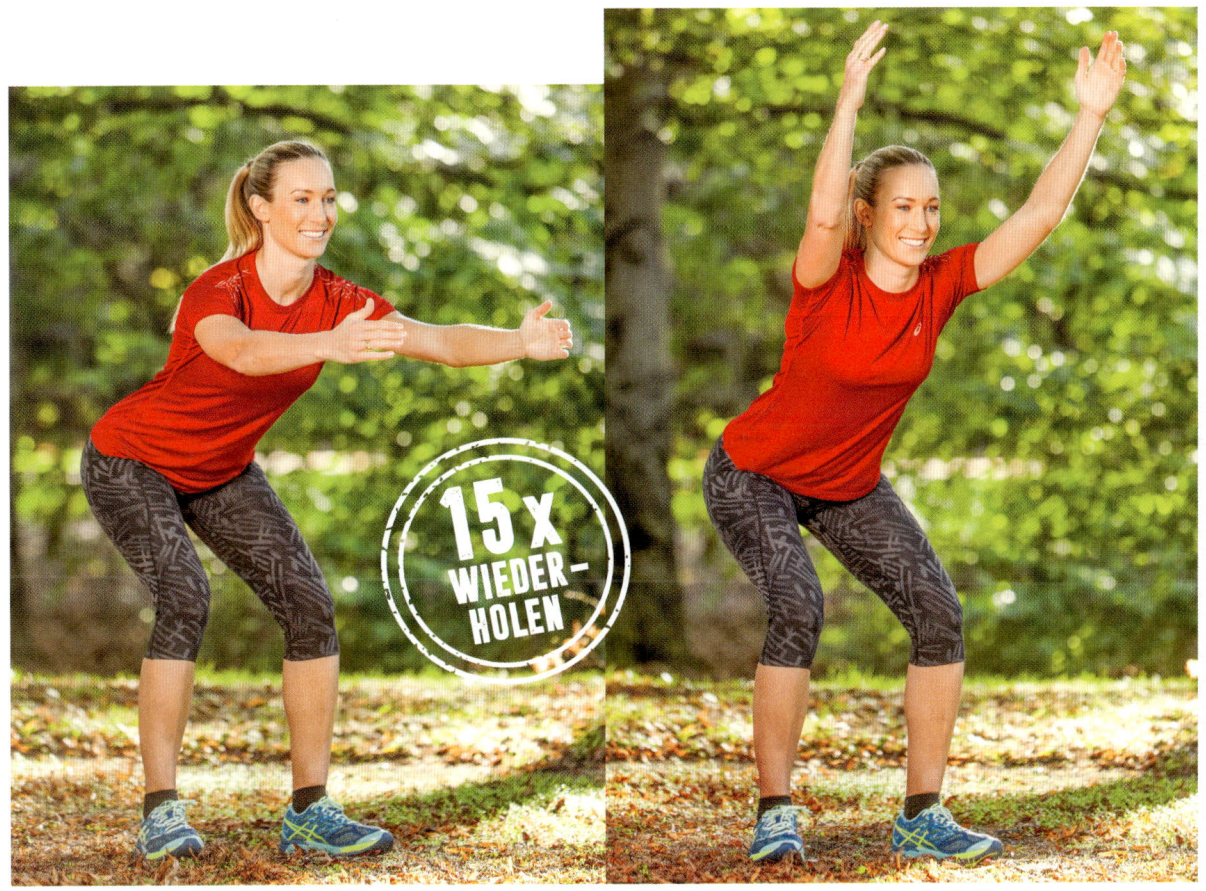

FRONTHEBEN

Kräftigt die Rücken- und Schultermuskulatur

1. Gehen Sie in eine leichte Kniebeuge, die Füße hüftbreit auseinander. Der Oberkörper ist mit geradem Rücken leicht vorgeneigt, die Arme sind in Schulterhöhe nach vorn gestreckt. Die Handflächen zeigen nach innen, der Blick geht gerade nach vorn.

2. Spannen Sie Ihre Bauchmuskeln an und heben Sie beide Arme seitlich neben dem Kopf nach oben, ohne dabei die Körperposition zu verändern.

3. Bewegen Sie dann die Arme langsam zurück in die Ausgangsposition. Führen Sie die Bewegung 10- bis 15-mal aus.

10–15 Wiederholungen, 3–5 Durchgänge mit je 60 Sekunden Pause

TIPP

Der Winkel zwischen Bauchdecke und Oberschenkelvorderseite sollte während der ganzen Übung konstant bleiben. Je tiefer Sie in die Hocke gehen, desto anstrengender wird die Übung.

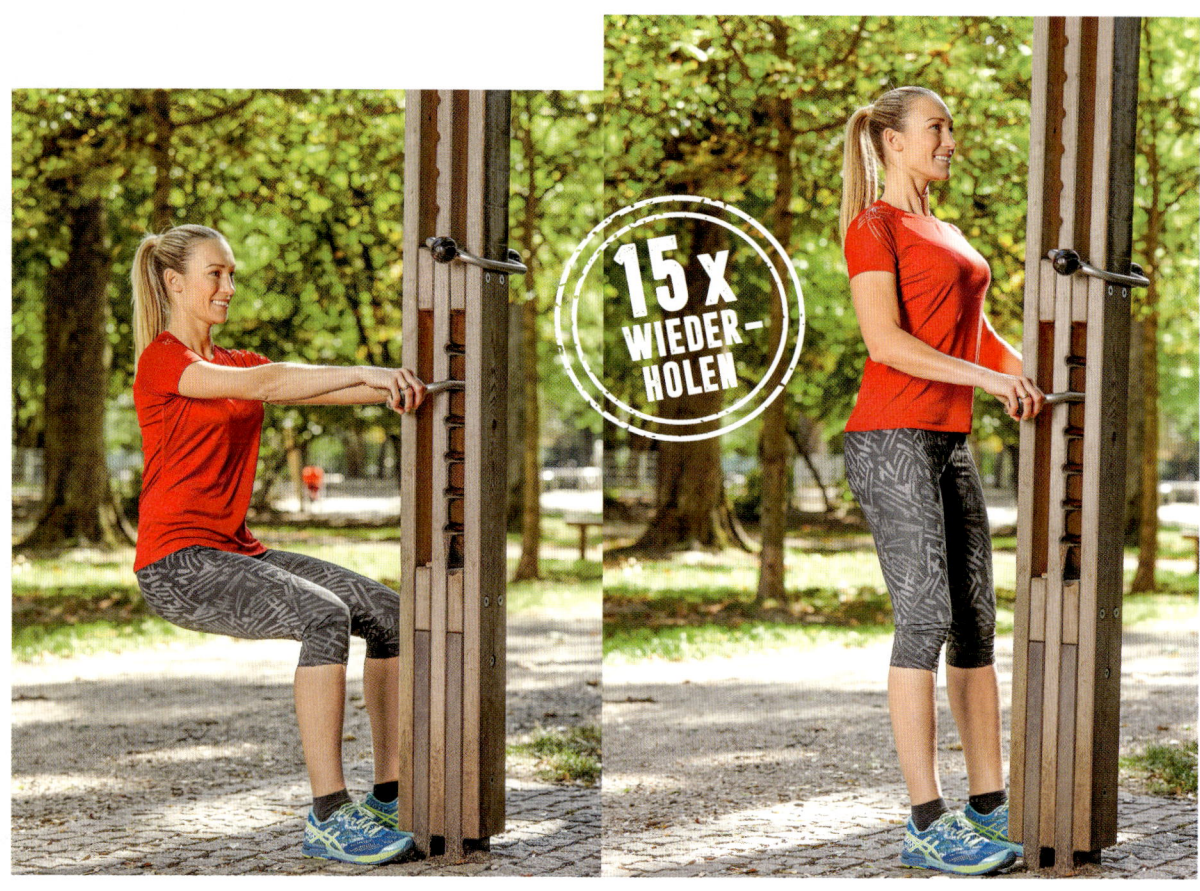

TÜRRUDERN

Kräftigt die Rückenmuskulatur

1. Stellen Sie sich vor etwas, was Sie gut greifen können, ähnlich einem Türgriff. Fassen Sie den Griff mit beiden Händen. Platzieren Sie die Füße nah nebeneinander unterhalb der Hände. Gehen Sie mit aufrechtem Oberkörper in die Sitzhaltung, bis die Arme gestreckt sind.

2. Ziehen Sie sich nun durch Beugen der Arme kontrolliert an die „Tür" heran, bis der Oberkörper diese fast berührt. Der Oberkörper bleibt dabei in aufrechter Position. Gehen Sie zurück in die Ausgangsposition und führen Sie die Bewegung 10- bis 15-mal aus.

10 – 15 Wiederholungen, 3 Durchgänge mit je 30 – 60 Sekunden Pause

TIPP

Weit und breit keine Tür zu sehen? Zum Festhalten eignet sich auch ein Schild oder Ampelmast, den Sie mit beiden Händen umfassen können.

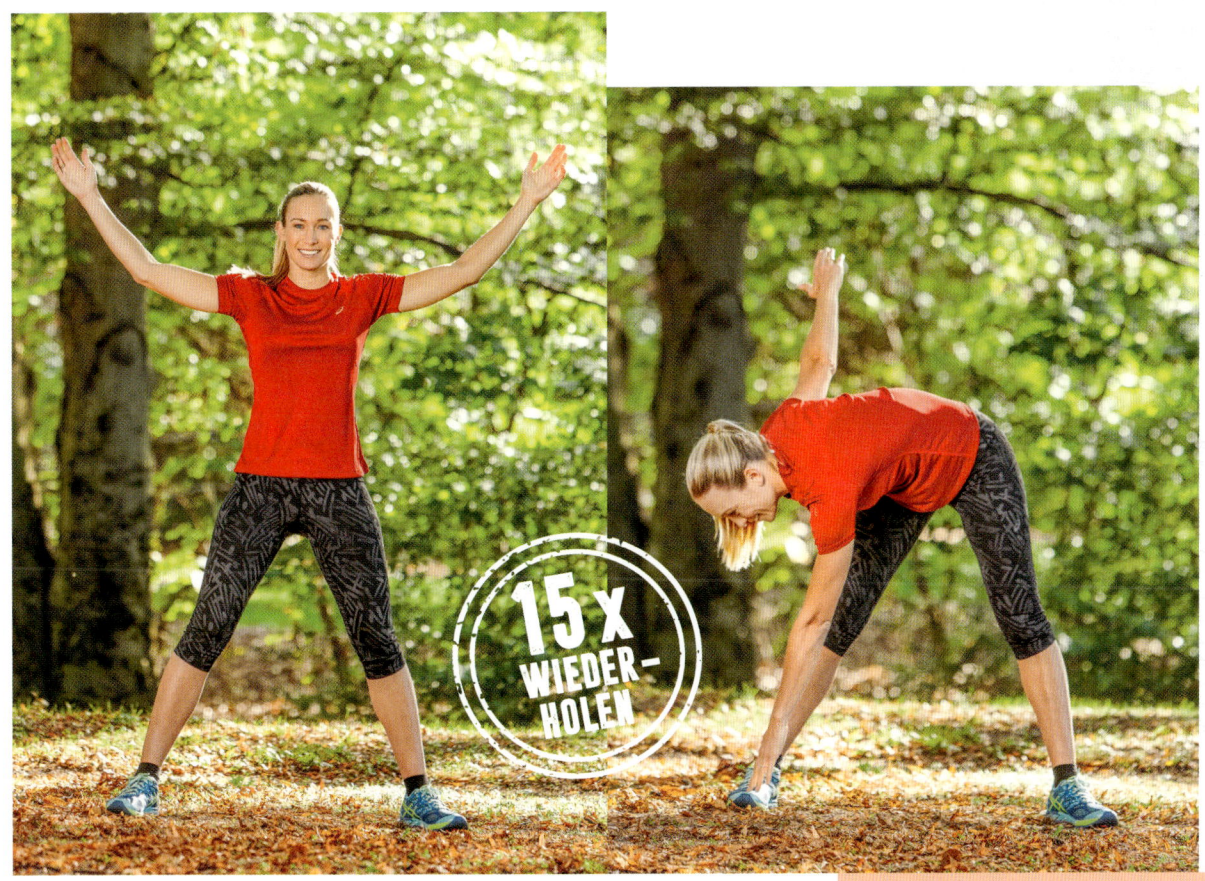

15 x WIEDER-HOLEN

WECHSEL-SEITIGE RUMPFBEUGE

Kräftigt die Rückenmuskulatur

I. Sie stehen aufrecht mit ge-grätschten Beinen. Die Arme sind leicht gebeugt nach oben gerichtet, die Hand-flächen zeigen nach vorn.

2. Beugen Sie sich nun seitlich nach rechts unten, dabei dreht der Oberkörper leicht ein, die rechte Hand geht zum linken Fuß. Gehen Sie zurück in die Ausgangsposi-tion. Beugen Sie sich dann zur linken Seite. Führen Sie die Bewegung zu jeder Seite 8- bis 15-mal aus.

8–15 Wiederholungen pro Seite, 3 Durchgänge mit je 30–60 Sekunden Pause

TIPP

Atmen Sie aus, wenn die Hand den Fuß berührt, und atmen Sie tief ein, wenn Sie sich wieder aufrichten. Beim Ausatmen können Sie den Bauchnabel nach innen zie-hen, beim Einatmen lassen Sie Bauch und Brust groß und weit werden.

THORAX-ROTATOR

Kräftigt die Rücken- und Bauchmuskulatur

1. Gehen Sie in den Kniestand, die Füße sind mit den Zehen aufgestellt. Die linke Hand ist unterhalb der Schulter auf dem Boden aufgesetzt, die rechte seitlich am Kopf unterhalb der Ohren platziert. Oberkörper und Kopf bilden eine gerade Linie, der Blick geht gerade zum Boden.

2. Drehen Sie nun den Oberkörper langsam und gleichmäßig nach rechts oben, der Kopf dreht dabei mit. Der angewinkelte Ellenbogen zeigt jetzt Richtung Himmel. Gehen Sie zurück in die Ausgangsposition. Führen Sie die Bewegung 10- bis 15-mal aus. Wechseln Sie dann Stützarm und angewinkelten Arm und machen Sie die Bewegung nach links oben.

10 – 15 Wiederholungen pro Seite, 3 Durchgänge mit je 30 – 60 Sekunden Pause

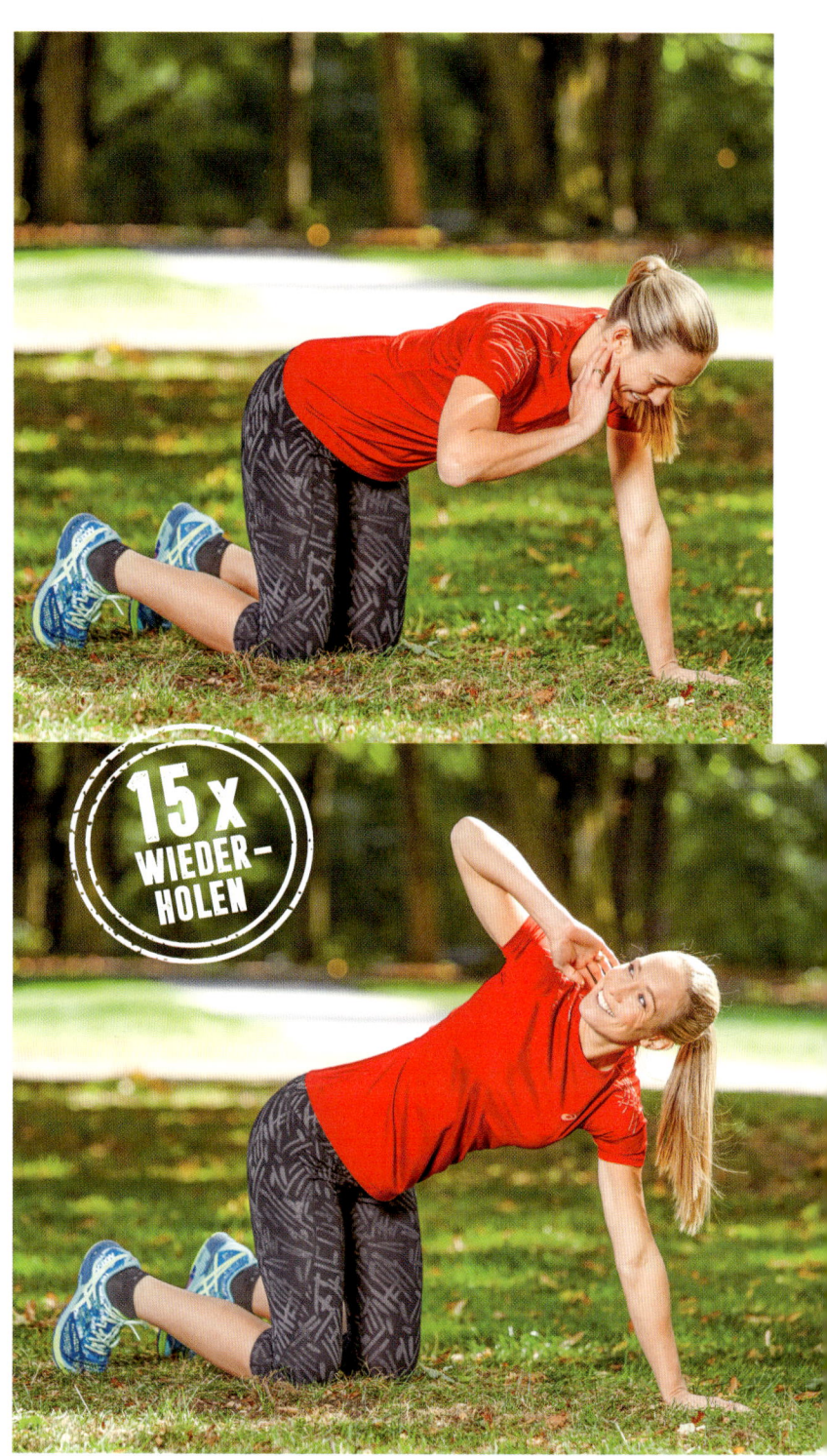

15 x WIEDER-HOLEN

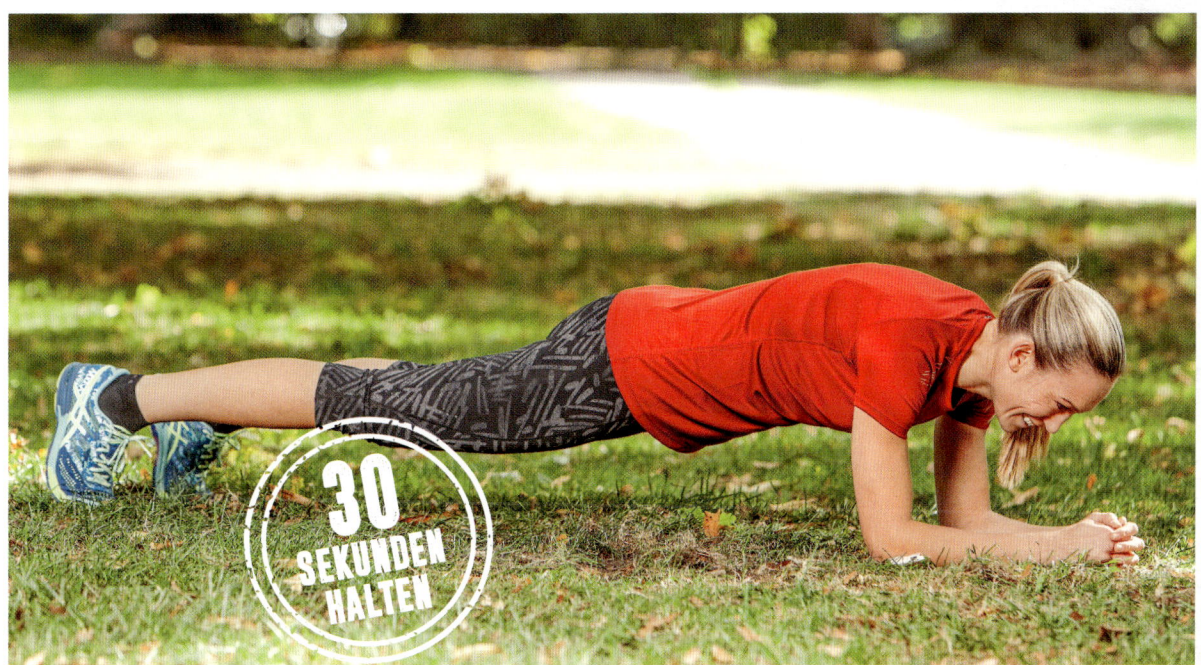

30 SEKUNDEN HALTEN

UNTERARM-STÜTZ

Kräftigt die Rücken- und Bauchmuskulatur

1. Legen Sie sich auf den Bauch und stützen Sie sich auf die Unterarme. Die Ellenbogen sind unterhalb der Schultern, die Unterarme parallel zueinander. Die Füße stehen auf den Zehen, das Becken ist angehoben. Der Blick geht zwischen die Unterarme.

2. Spannen Sie nun den Körper an, Beine, Rumpf und Kopf bilden eine Linie. Halten Sie die Spannung 20 bis 30 Sekunden, bevor Sie sie lösen.

**20 – 30 Sekunden halten,
3 Durchgänge mit je
30 – 60 Sekunden Pause**

TIPP

Achten Sie bei dieser Übung gut darauf, dass Beine, Becken-Hüft-Bereich und Oberkörper in einer geraden Linie sind.

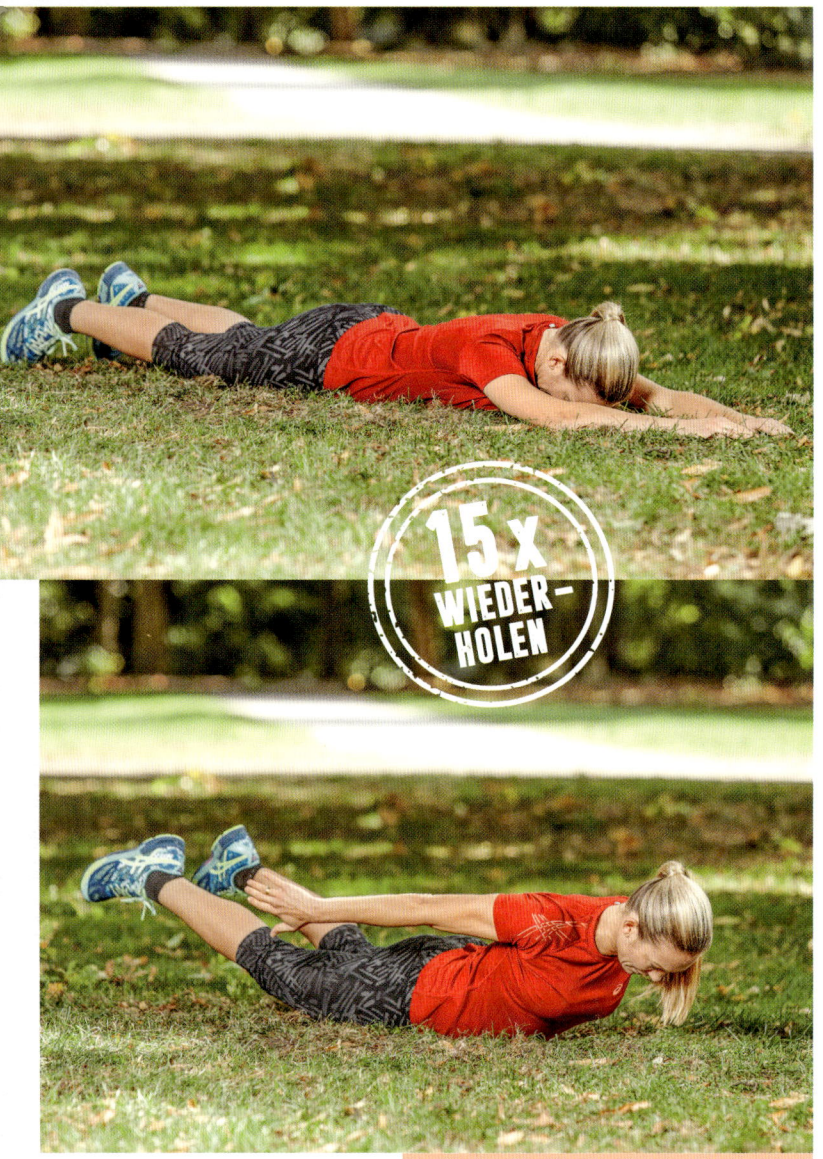

UMGEDREHTER SCHNEEENGEL

Kräftigt die Rücken-, Bauch- und Beinmuskulatur

1. Legen Sie sich mit nach vorn ausgestreckten Armen auf den Bauch. Die Handflächen und das Gesicht zeigen zum Boden. Die Fußspitzen sind lang ausgestreckt.

2. Heben Sie nun Brust, Arme und Beine an. Bewegen Sie dann die Arme in einem Bogen nach hinten, die Handflächen zeigen in der Endposition zueinander. Kehren Sie dann in die Ausgangsposition zurück. Führen Sie die Bewegung 10- bis 15-mal aus.

10–15 Wiederholungen, 3 Durchgänge mit je 30–60 Sekunden Pause

TIPP

Gehen Sie immer nur ganz kurz in die Ausgangsposition am Boden zurück. Halten Sie merklich länger die Endposition, in der Sie Ihren ganzen Körper anspannen.

SEITLICHES BEINPENDELN

Kräftigt die Rücken- und Pomuskulatur

1. Gehen Sie mit gestreckten Armen in den Armstütz, die Hände sind unterhalb der Schultern auf dem Boden aufgesetzt. Die Füße stehen auf den Zehen, die Knie sind leicht gebeugt. Der Blick geht auf Fingerspitzenhöhe zwischen die Hände.

2. Heben Sie das rechte Bein seitlich an. Die Bauchmuskeln sind angespannt, Rücken und Kopf gerade (siehe Tipp). Gehen Sie zurück in die Ausgangsposition und machen Sie die Bewegung mit dem linken Bein. Führen Sie die Übung zu beiden Seiten je 10- bis 15-mal aus.

10 – 15 Wiederholungen pro Seite, 3 Durchgänge mit je 30 – 60 Sekunden Pause

TIPP

Kontrollieren Sie anfangs mit einem Blick die Höhe des Beins. Sobald Sie ein Gespür für die richtige Höhe haben, schauen Sie während der Übung nach unten.

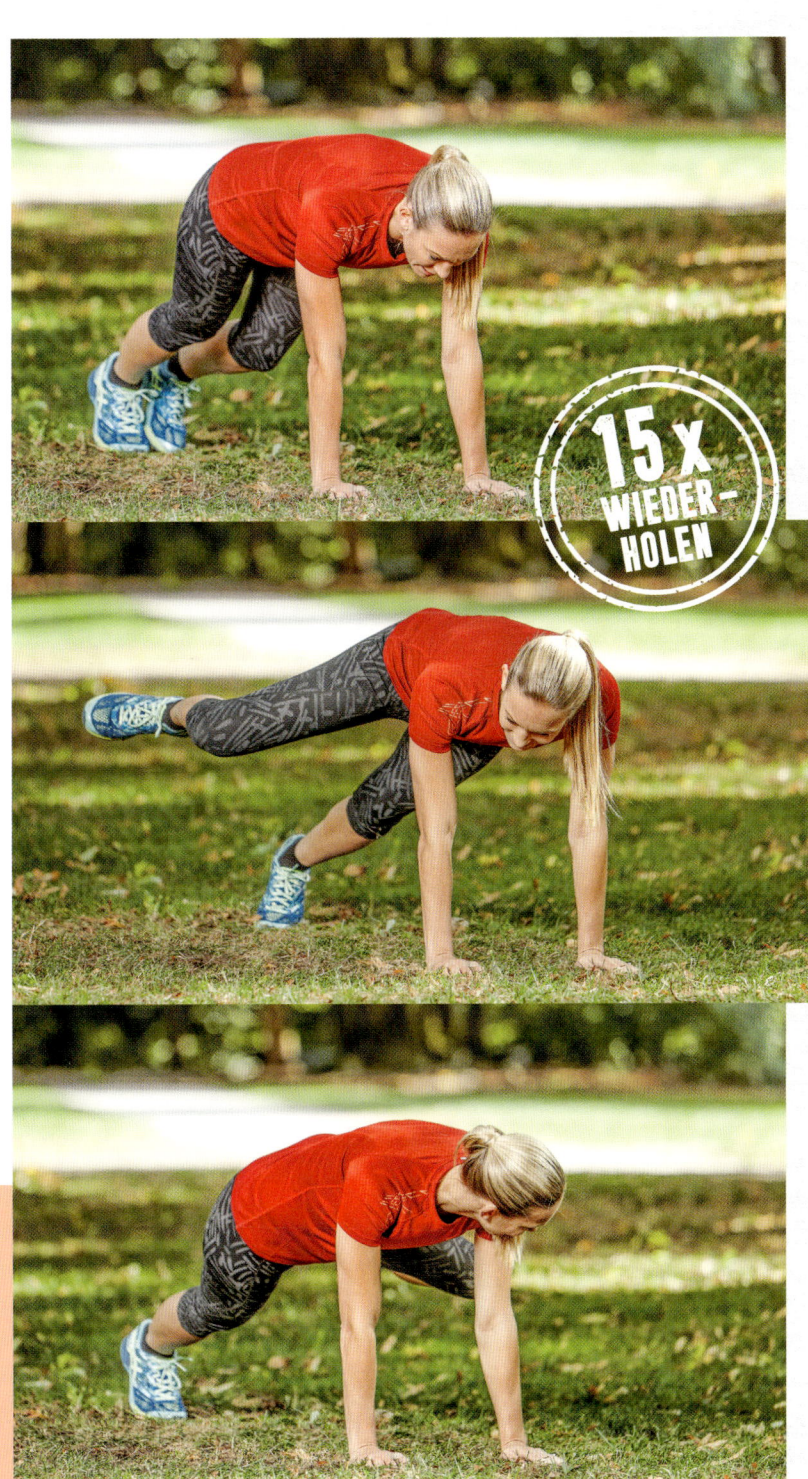

15 x WIEDERHOLEN

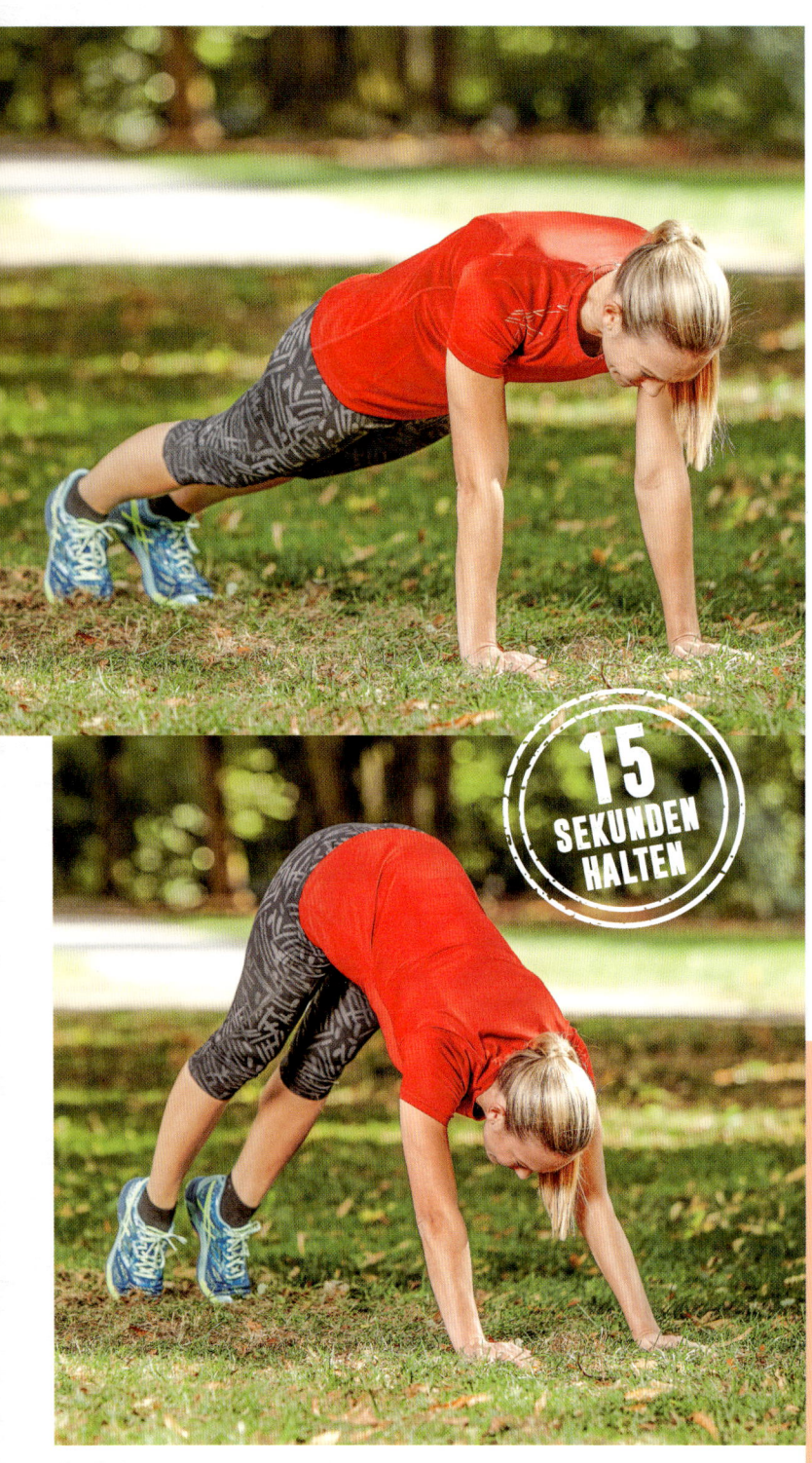

DELFIN

Kräftigt die Rückenmuskulatur

1. Gehen Sie in die Liegestützposition. Die Handgelenke sind unterhalb der Schultern positioniert. Der Blick geht auf Fingerspitzenhöhe zwischen die Hände.

2. Bewegen Sie nun Ihr Becken nach oben, bis der Körper ein umgedrehtes V darstellt. Die Hände und Fußspitzen bleiben dabei in ihrer ursprünglichen Position auf dem Boden. Halten Sie die Bauchmuskeln angespannt. Halten Sie die Position 10 bis 15 Sekunden. Gehen Sie dann zurück in die Ausgangsposition.

10 – 15 Sekunden halten, 3 Durchgänge mit je 30 – 60 Sekunden Pause

TIPP

Führen Sie die Bewegung langsam und gleichmäßig aus. Dadurch werden die Bauchmuskeln stärker beansprucht und Sie können die Bewegung besser mit Ihrer Atmung synchronisieren. Atmen Sie beim Heben des Beckens ein, beim Senken aus.

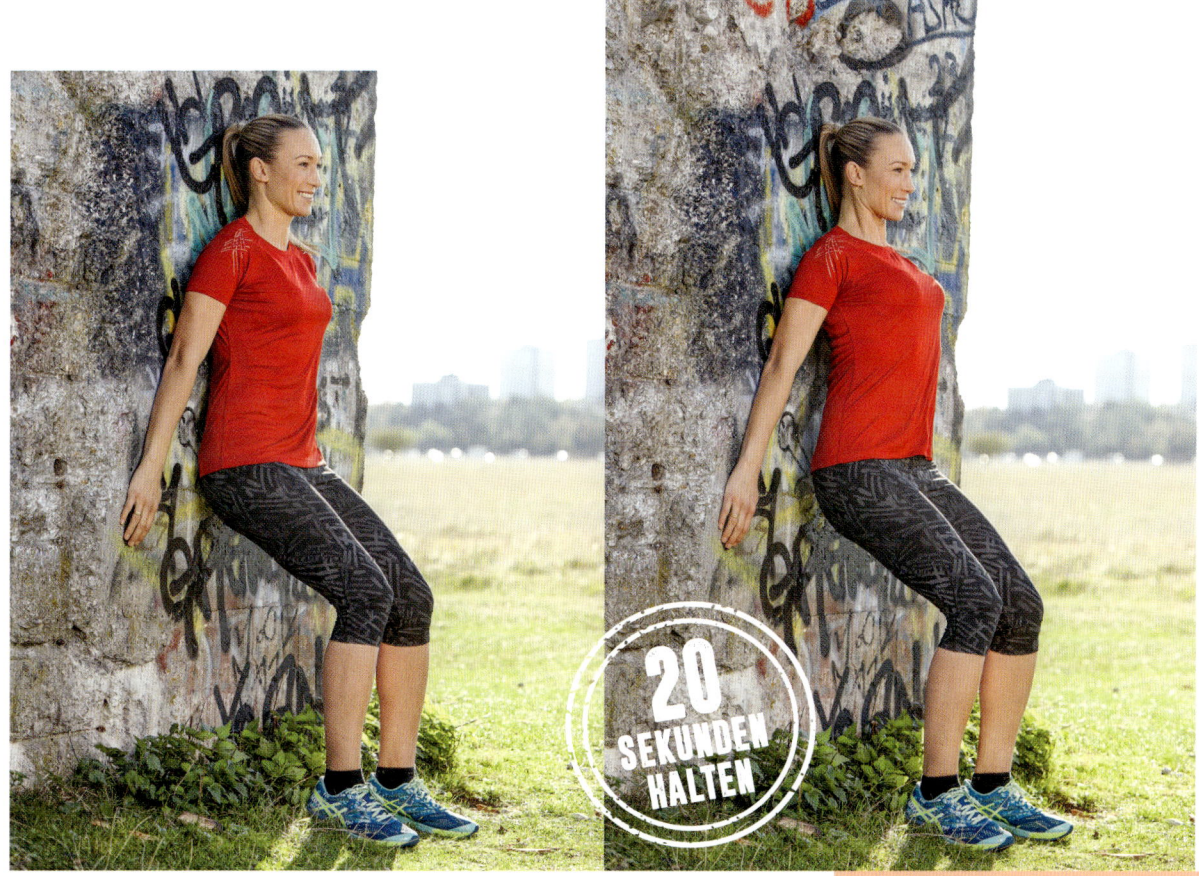

LAT-DRÜCKEN AN DER WAND

Kräftigt die Rückenmuskulatur

1. Stellen Sie sich mit dem Rücken an eine Wand, die Arme abgespreizt mit den Handinnenflächen zur Wand. Ziehen Sie die Schulterblätter nach hinten-unten. Die Füße sind etwas vor dem Körper aufgestellt, die Knie leicht gebeugt.

2. Drücken Sie nun aus den Armen heraus den Rumpf von der Wand weg und halten Sie die Spannung 20 Sekunden. Gehen Sie dann zurück in die Ausgangsposition. Halten Sie Bauch- und Pomuskulatur während der gesamten Übung angespannt.

**20 Sekunden halten,
3 Durchgänge mit je
30 – 60 Sekunden Pause**

TIPP

Je weiter Ihre Finger gespreizt sind, desto besser werden Ihre Arme bis hin zu den Schultern belastet und trainiert. Denken Sie bewusst an jeden einzelnen Finger – vom Daumen bis zum kleinen Finger!

MUSKELTRAINING AN DER BANK

Bänke laden mich beim Laufen geradezu ein – allerdings nicht zum Hinsetzen und Ausruhen, sondern als willkommene Gelegenheit für die eine oder andere Trainingseinheit für Bauch, Beine, Arme und Po. Aber Achtung: Die Bank muss fest auf dem Boden stehen, darf keine losen oder morschen Bretter haben und sollte auch nicht rutschig sein.

I. BOX JUMP

Eine Übung, die die Po- und Oberschenkelmuskulatur auf Trab bringt. Die Bank muss dafür allerdings wirklich stabil sein und Ihre Sprünge aushalten können – eine wackelige, altersschwache Holzbank sollten Sie daher besser links liegen lassen. Übungsanleitung siehe Seite 35.

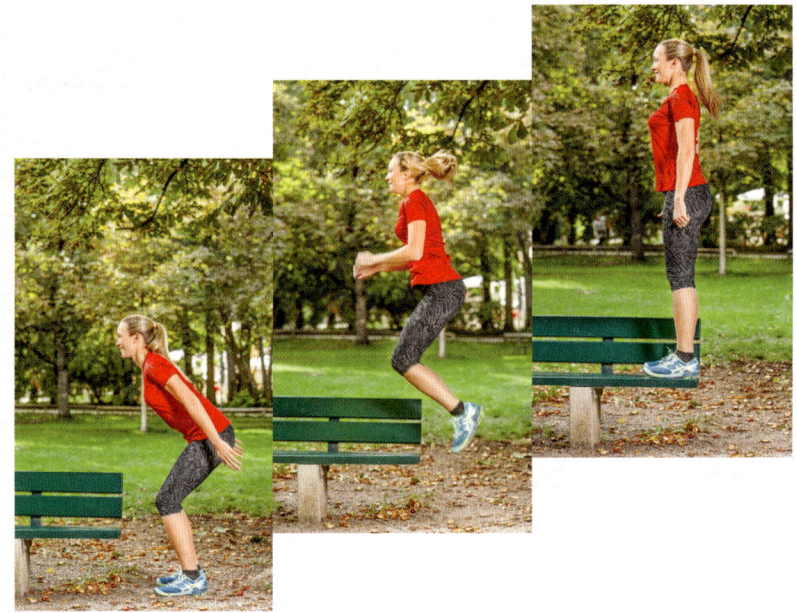

2. WADEN-HEBEN LIEGEND

Hier übernehmen Waden- und Pomuskulatur den Hauptteil der Arbeit. Bevor Sie mit dem Wadenheben loslegen, bitte nochmals überprüfen, ob Ihre Schultern wirklich sicher und stabil aufliegen. Sonst könnten Sie leicht nach vorn wegrutschen. Übungsanleitung siehe Seite 44.

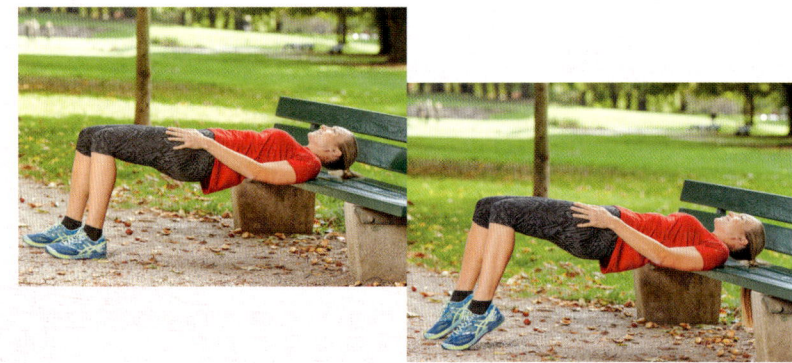

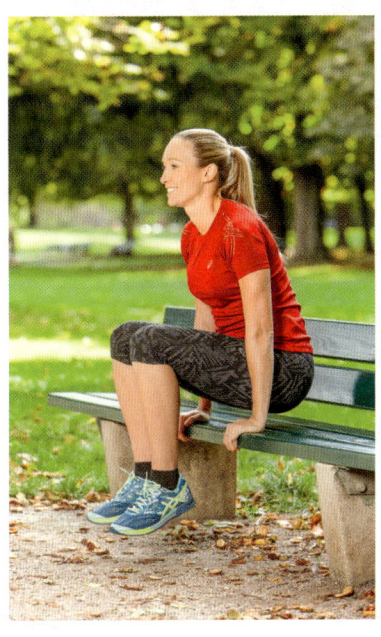

3. ARMSTÜTZ MIT BEINHEBEN

Was zunächst nach Rast auf einer Bank aussieht, ist am Ende richtig Arbeit für die Bauch-, Arm- und Beinmuskeln. Denn aus dem Sitzen stemmen Sie den ganzen Körper nach oben. Übungsanleitung siehe Seite 50.

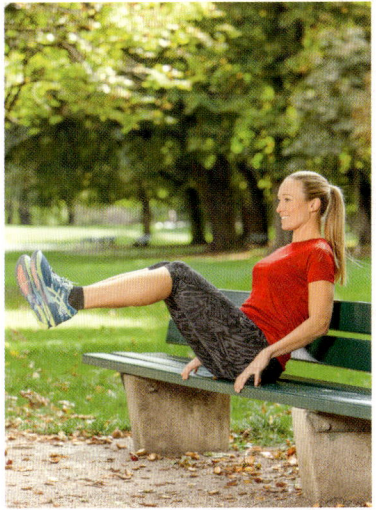

4. WAAGE HALTEN

Perfekt nach der Übung „Armstütz mit Beinheben" (siehe oben): einfach sitzen bleiben und ein Extra-Training für die Bauchmuskeln einlegen. Übungsanleitung siehe Seite 57.

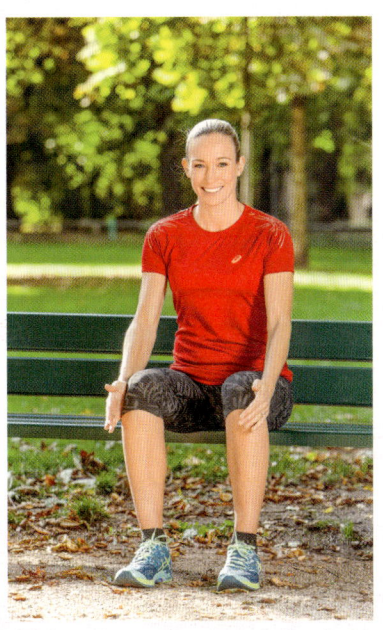

5. OBERSCHENKEL-DRÜCKEN IM SITZEN

Anders als bei den beiden Übungen oben müssen Sie hier nicht mit dem Körper abheben, die Beine bleiben auf dem Boden. Arme, Beininnenseiten und die Brustmuskulatur werden hier nur gegen den Widerstand der Hände gefordert und gekräftigt. Übungsanleitung siehe Seite 62.

JEDERZEIT UND ÜBERALL: AUF DEM WEG

**Übungen, für die Sie während des Laufens nur einen kurzen Stopp direkt
auf dem Weg einlegen, sind besonders unkompliziert. Sie lassen sich überall
und bei jedem Wetter ausführen, denn Sie müssen sich weder setzen oder
hinknien noch auf den Händen abstützen. Hier sind vor allem gefragt:
die Muskeln von Beinen, Rücken, Schultern und Armen.**

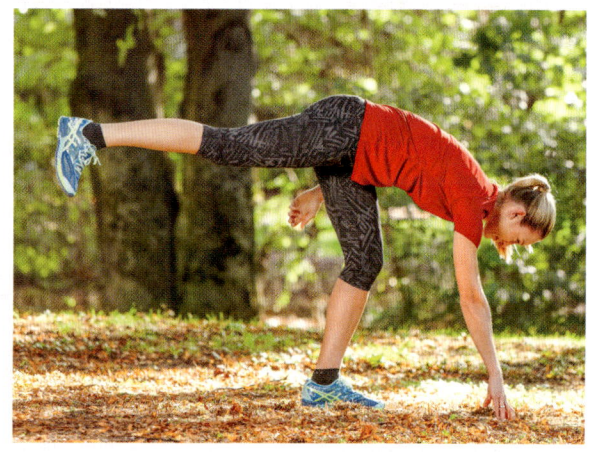

1. BALANCE-WAAGE

Wer ein gutes Gleichgewicht hat, ist weniger sturz-
gefährdet und kann sich in wackeligen Situatio-
nen schneller und besser wieder in die Balance
bringen. Regelmäßig ausgeführt, verbessert diese
Übung Ihr Körpergefühl und die Balance. Übungsanleitung siehe Seite 37.

2. STRECK-
SPRUNG UHR

Eine Übung, die spielerisch
die Beinmuskeln trainiert und
nebenbei den Kreislauf kräftig
anregt. Da hüpfen auch Kinder
schon gern mit! Übungsanleitung siehe Seite 47.

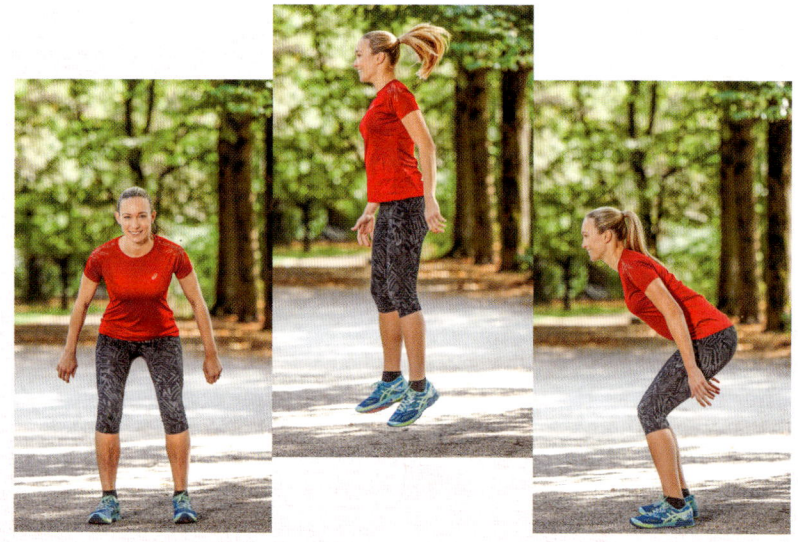

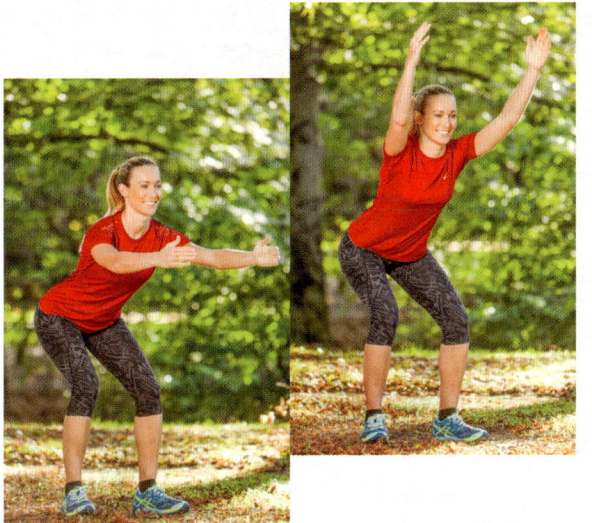

3. FRONTHEBEN

Was fast so aussieht, als wollten Sie pantomimisch einen schweren Stein über den Kopf heben, ist pures Training für Rücken und Schultern. Übungsanleitung siehe Seite 65.

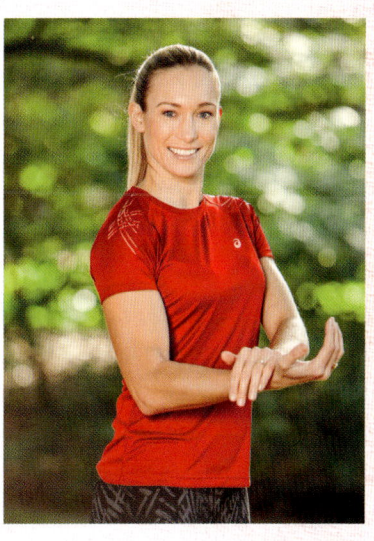

4. STATISCHES ARMBEUGEN

Die Oberarmmuskulatur lässt sich unauffällig trainieren, denn das passiert hier nur mit dem Druck der eigenen Hände. Lassen Sie also öfter mal die Muskeln spielen, z. B. wenn Sie darauf warten, eine Straße überqueren zu können. Übungsanleitung siehe Seite 59.

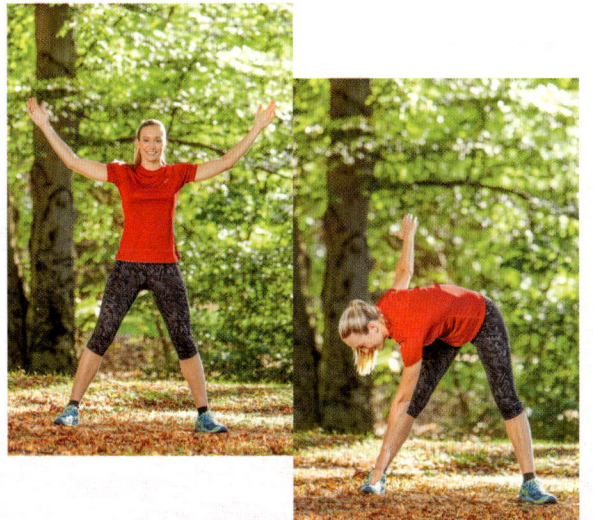

5. WECHSELSEITIGE RUMPFBEUGE

Der Klassiker stärkt sehr effizient die Rückenmuskeln und hält den Körper beweglich. Sollten Sie am Anfang die Hand noch nicht ganz bis zum Fuß bringen, werden Sie nach regelmäßigem Üben schon bald eine Verbesserung bemerken. Übungsanleitung siehe Seite 67.

DIE WIESE ALS TRAININGSPLATZ

Übungen, bei denen Sie Hände, Knie oder die Unterarme aufsetzen müssen, machen Sie am besten auf einem Rasen oder einer gemähten Wiese. Der Untergrund ist fest genug, um sich abzustützen, und gleichzeitig so angenehm weich wie eine Gymnastikmatte. Suchen Sie sich Ihre Lieblingsstellen, an denen Sie regelmäßig zum Rundum-Muskeltraining Halt machen.

I. KAMEL

Eine einfache, aber äußerst effiziente Übung, mit der Sie vier Fliegen mit einer Klappe schlagen: Denn die Muskulatur von Po, Oberschenkeln, Bauch und Rücken wird gleichermaßen beansprucht. Übungsanleitung siehe Seite 40.

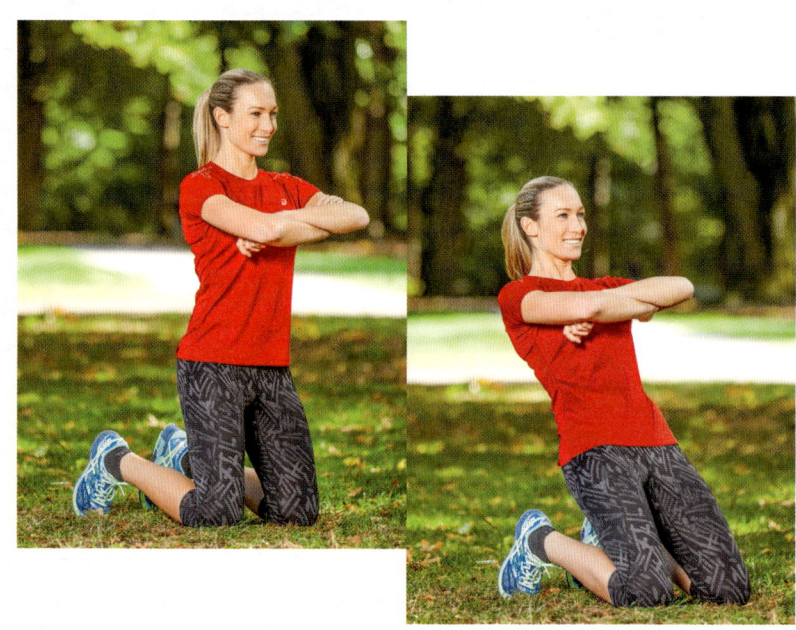

2. SEITLICHES BEINPENDELN

Die Kräftigung von Rücken- und Pomuskulatur steht hier im Vordergrund. Das Beinpendeln ist auch dann gut geeignet, wenn Sie aufgrund von Knieproblemen Übungen im Kniestand nur auf weichen Matten ausführen können. Übungsanleitung siehe Seite 7l.

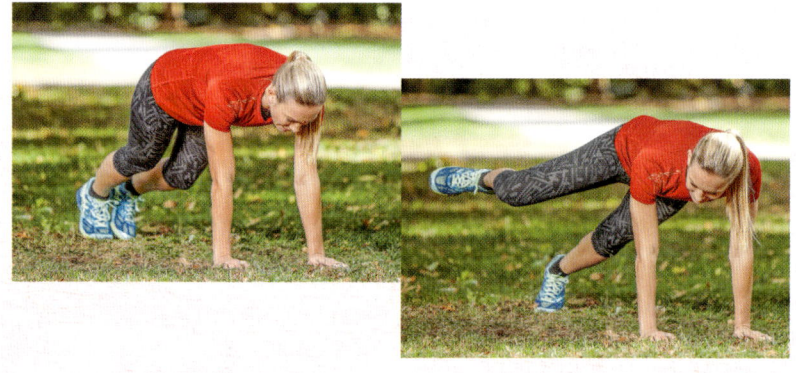

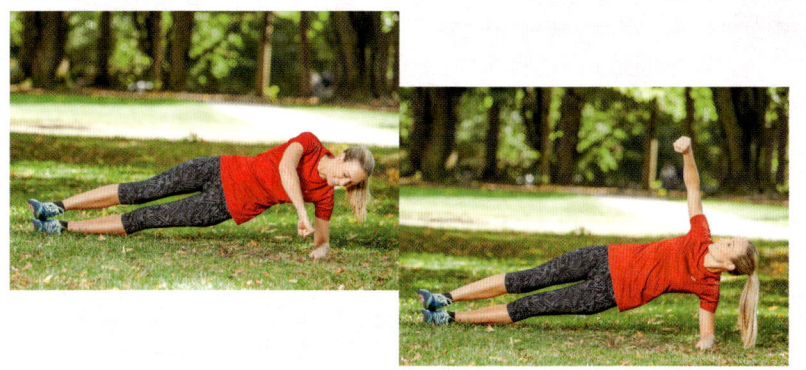

RUMPF-ROTATION IM SEITSTÜTZ

Die Übung hat es allein schon in sich, weil sie im seitlichen Armstütz ausgeführt wird. Darüber hinaus ist sie besonders effektiv als Training der geraden und seitlichen Bauchmuskulatur. Übungsanleitung siehe Seite 55.

4. SCHULTER-TIPPEN IM LIEGESTÜTZ

Wer ein besonderes Augenmerk auf die Brust-, Schulter- und Armmuskulatur legt, für den ist diese Übung in der Liegestützposition genau richtig. Übungsanleitung siehe Seite 63.

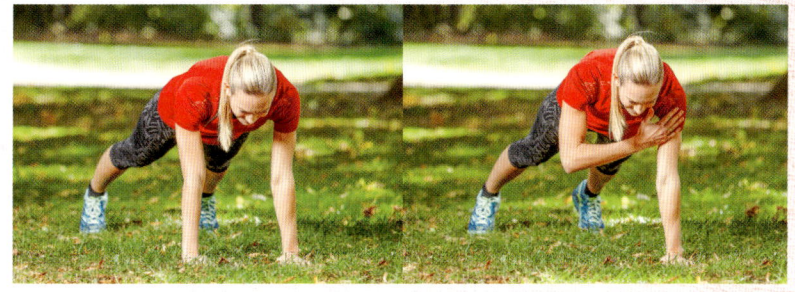

5. THORAX-ROTATOR

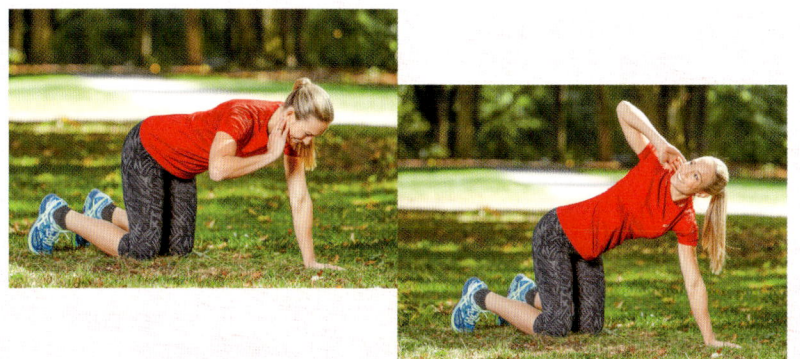

Eine super Übung, um den Rücken nach einem langen Arbeitstag auf dem Bürostuhl zu entlasten und die Rückenmuskulatur zu kräftigen. Ganz nebenbei profitiert davon auch die Bauchmuskulatur. Übungsanleitung siehe Seite 68.

RUNDUM FIT AN GELÄNDER & CO.

Wenn ich an einem Geländer oder an niedrigen Abgrenzungen von Rasenflächen und Beeten vorbeilaufe, nutze ich diese Möglichkeit zum Festhalten oder Abstützen gern für eine Extra-Trainingseinheit. So werden ganz nebenbei immer wieder auch die Muskeln von Bauch, Beinen, Po oder Armen gezielt beansprucht und gekräftigt.

1. PO-KICKBACK

An einem Geländer können Sie sich mit den Händen festhalten und Ihre Po- und Beinmuskulatur ganz lässig im Stehen auf Vordermann bringen – geht auch, wenn Übungen im Liegen wegen Nässe ausfallen müssen! Übungsanleitung siehe Seite 36.

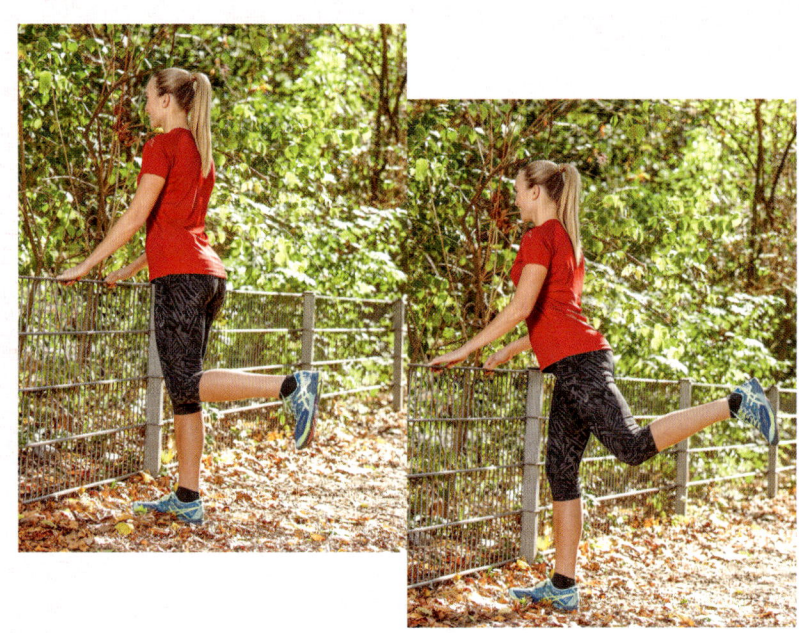

2. ERHÖHTER BECKENLIFT

Rücken und Po danken Ihnen einen Zwischenstopp an einer niedrigen Rasenbegrenzung. Liegend mit leicht hochgestellten Füßen kräftigen Sie dort die Muskulatur. Übungsanleitung siehe Seite 39.

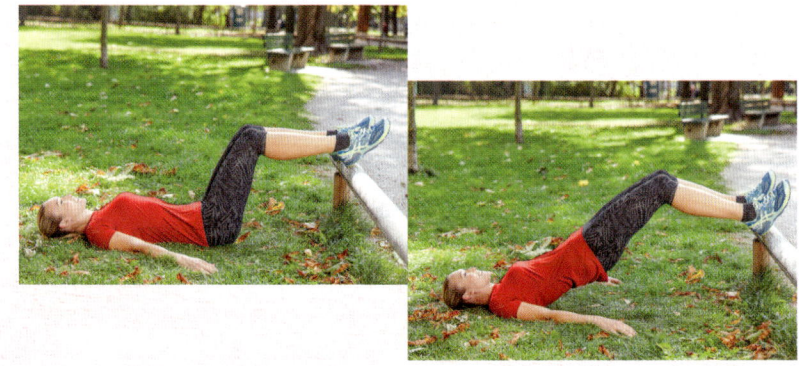

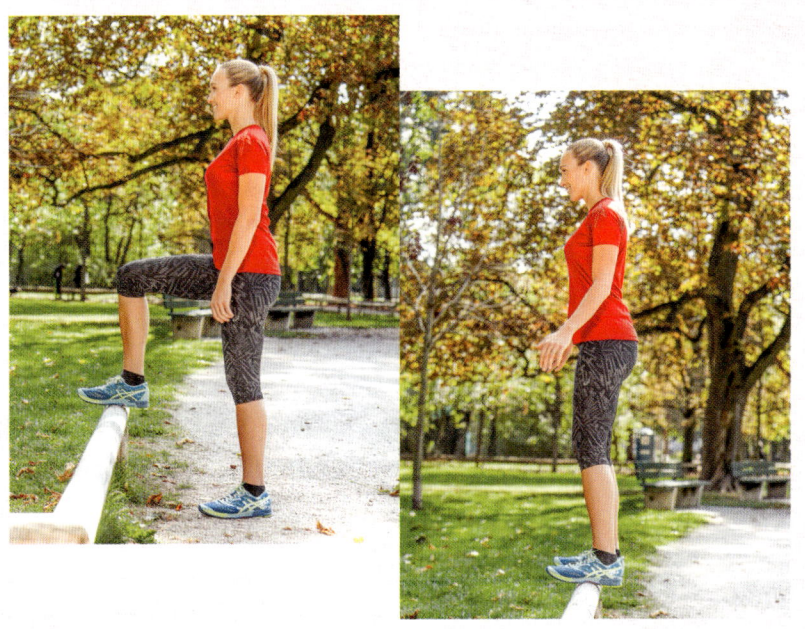

3. AUFSTEIGER

Zur Kräftigung der Beine und Steigerung der Balance im Stehen ist eine niedrige Rasenbegrenzung ebenfalls super geeignet. Vorsicht: Wenn's feucht ist, besteht Rutschgefahr! Übungsanleitung siehe Seite 42.

4. ARMSTÜTZ

In der Liegestützposition mit hochgestellten Beinen trainieren Sie gleich ein ganzes Paket an Muskeln: den unteren Rücken sowie Po- und gerade Bauchmuskulatur. Übungsanleitung siehe Seite 5I.

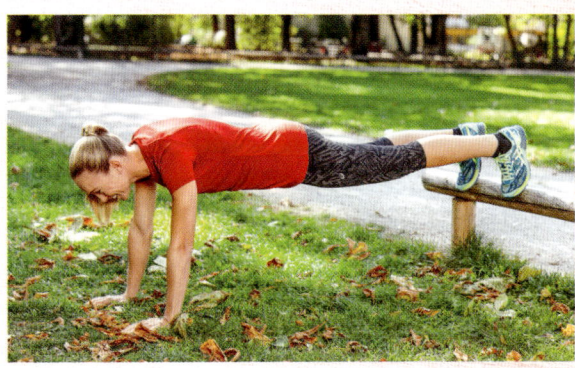

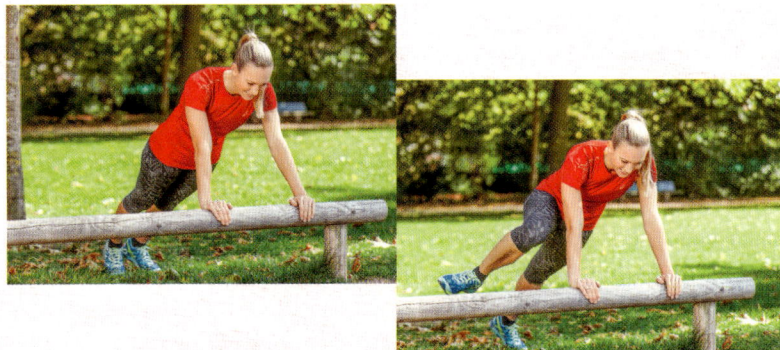

5. BAUCHFEGER

Bauch und Po lassen sich bequem kräftigen, wenn Sie die Hände in leicht erhöhter Position auf einer Rasenbegrenzung abstellen. Übungsanleitung siehe Seite 53.

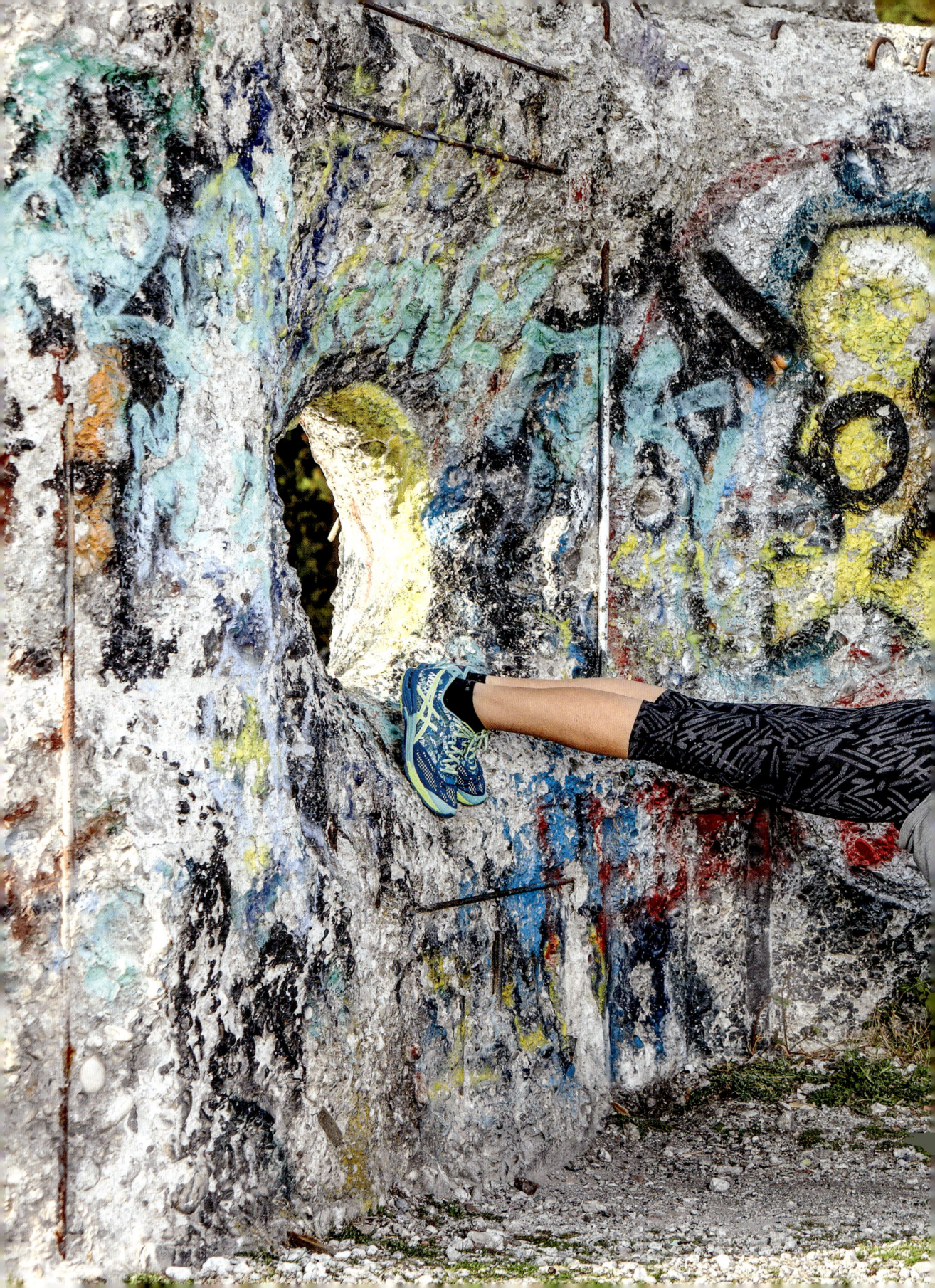

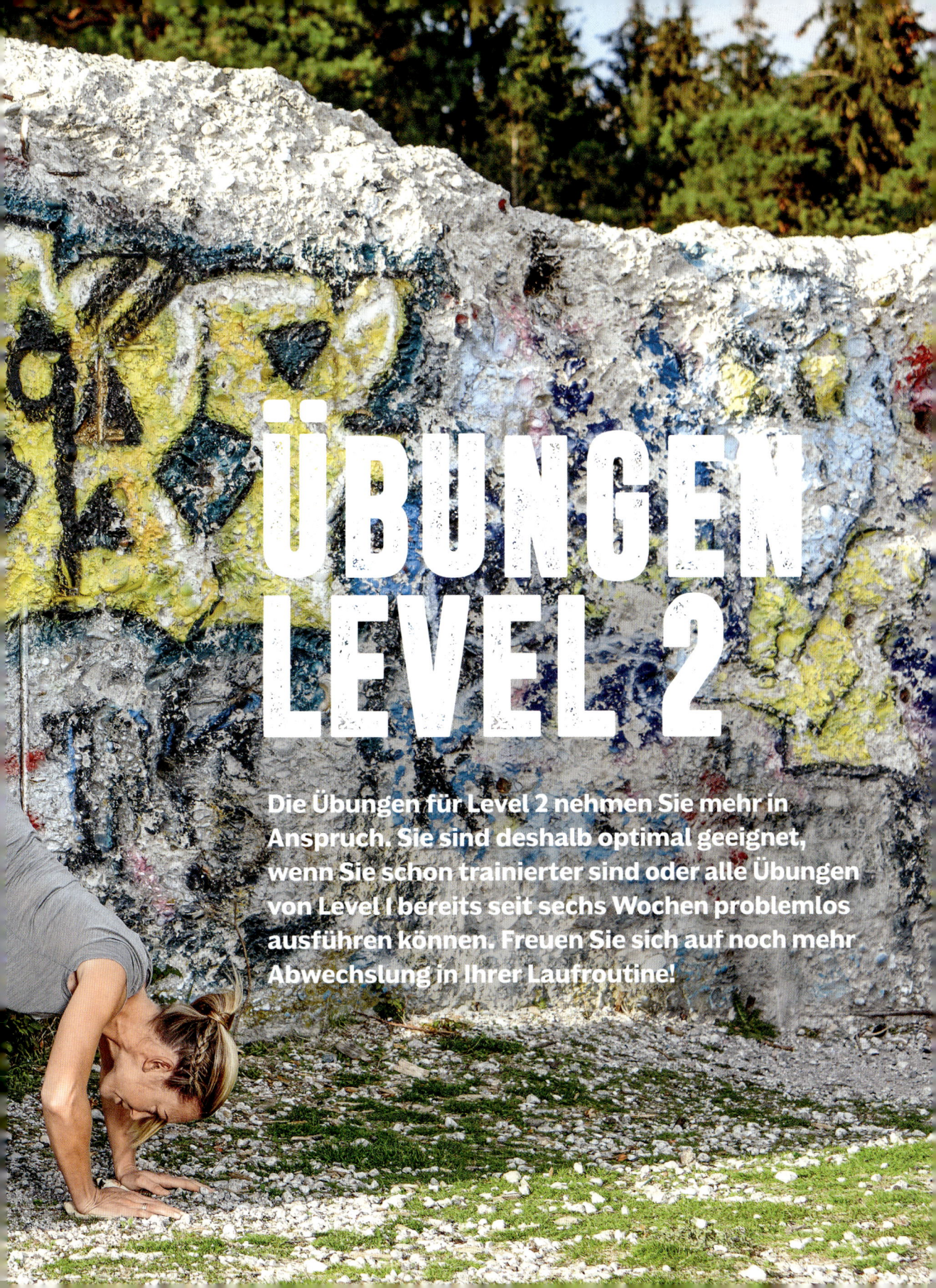

ÜBUNGEN LEVEL 2

Die Übungen für Level 2 nehmen Sie mehr in Anspruch. Sie sind deshalb optimal geeignet, wenn Sie schon trainierter sind oder alle Übungen von Level I bereits seit sechs Wochen problemlos ausführen können. Freuen Sie sich auf noch mehr Abwechslung in Ihrer Laufroutine!

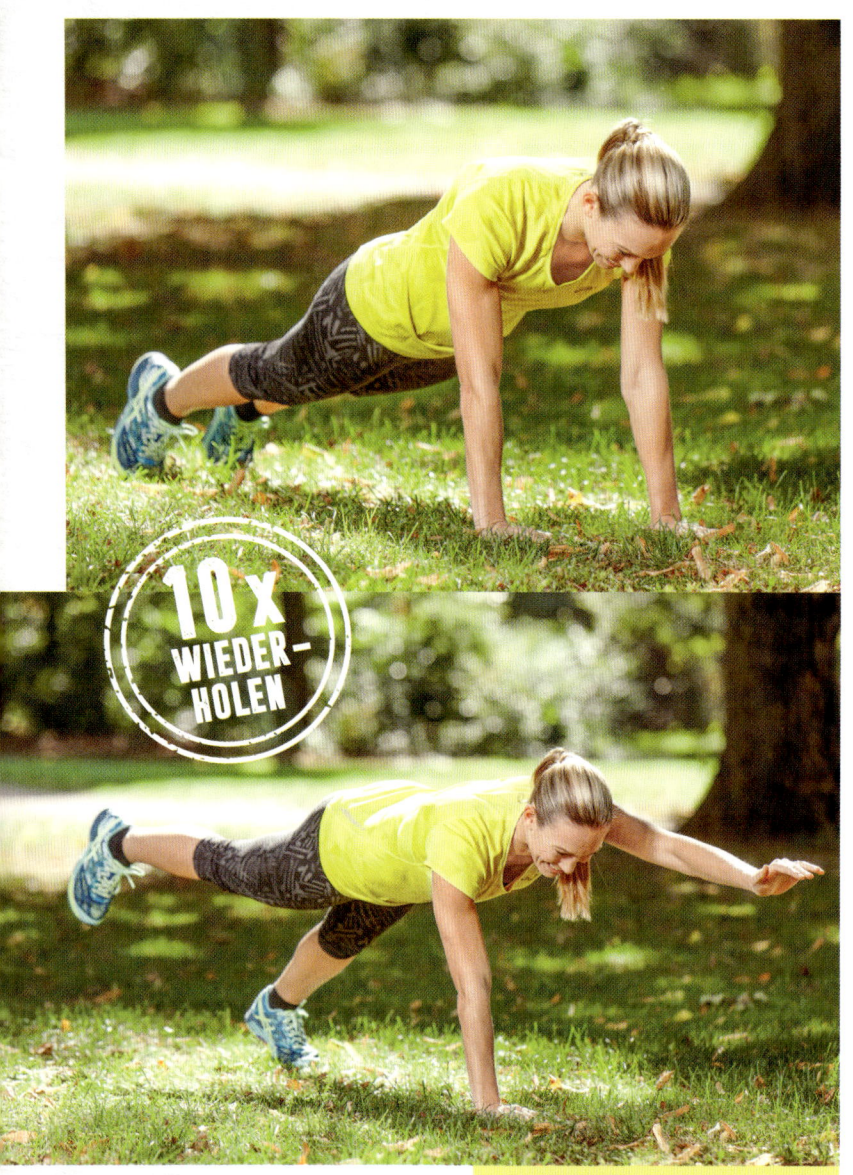

10 x WIEDER-HOLEN

ARM- UND BEINHEBER AUS DEM LIEGESTÜTZ

Kräftigt die Rücken- und Bauchmuskulatur

1. Gehen Sie mit gestreckten Armen in die Liegestützposition, die Hände sind unterhalb der Schultern auf dem Boden aufgesetzt. Beine, Oberkörper und Kopf bilden eine gerade Linie. Der Blick geht zwischen die Hände.

2. Heben Sie nun das rechte Bein und den linken Arm etwa auf Kopfhöhe an und halten Sie diese Position kurz. Der Blick geht weiterhin zwischen die Hände. Gehen Sie zurück in die Ausgangsposition und heben Sie dann das linke Bein und den rechten Arm. Führen Sie die Bewegung 10-mal pro Seite aus.

10 Wiederholungen pro Seite, 3–5 Durchgänge mit je 60 Sekunden Pause

TIPP

Atmen Sie aus und spannen Sie den Bauch an, wenn Sie Arm und Bein strecken. Beim Zurückgehen dann einatmen und den Bauch etwas lockern.

BERGSTEIGER SCHWER

Kräftigt die Brust-, Bein- und Bauchmuskulatur

1. Gehen Sie mit gestreckten Armen in die Liegestützposition, die Hände sind unterhalb der Schultern auf dem Boden aufgesetzt. Oberkörper und Kopf bilden eine gerade Linie. Der Blick geht auf Fingerspitzenhöhe zwischen die Hände.

2. Ziehen Sie nun das linke Knie nach vorn Richtung Brust und berühren Sie es dabei mit der rechten Hand. Führen Sie dann das Bein und die Hand wieder zurück in die Ausgangsposition. Ziehen Sie dann das rechte Knie nach vorn und berühren es mit der linken Hand. Führen Sie die Bewegung mit beiden Beinen im Wechsel 10- bis 15-mal pro Seite aus.

10 – 15 Wiederholungen pro Seite, 3 – 5 Durchgänge mit je 60 Sekunden Pause

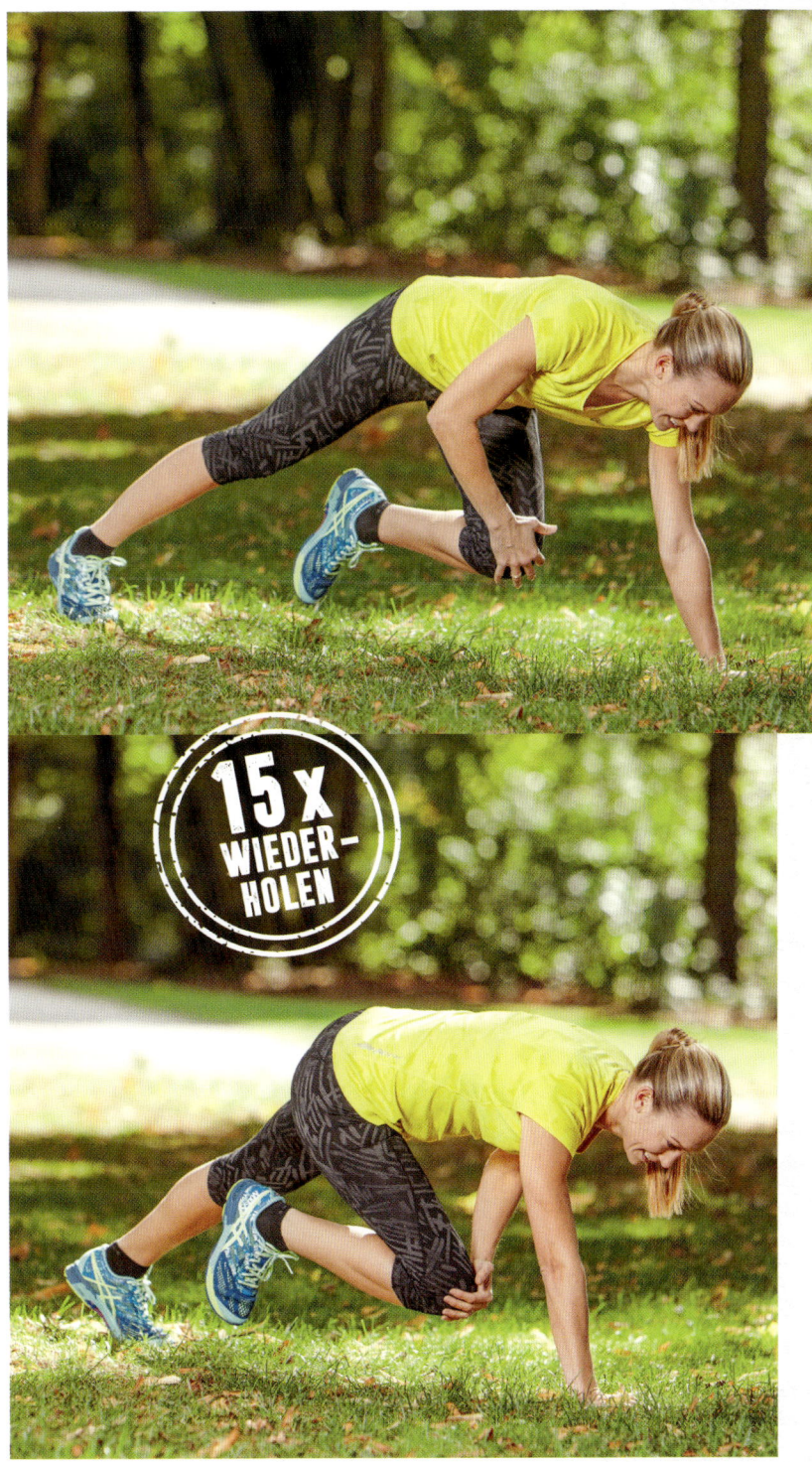

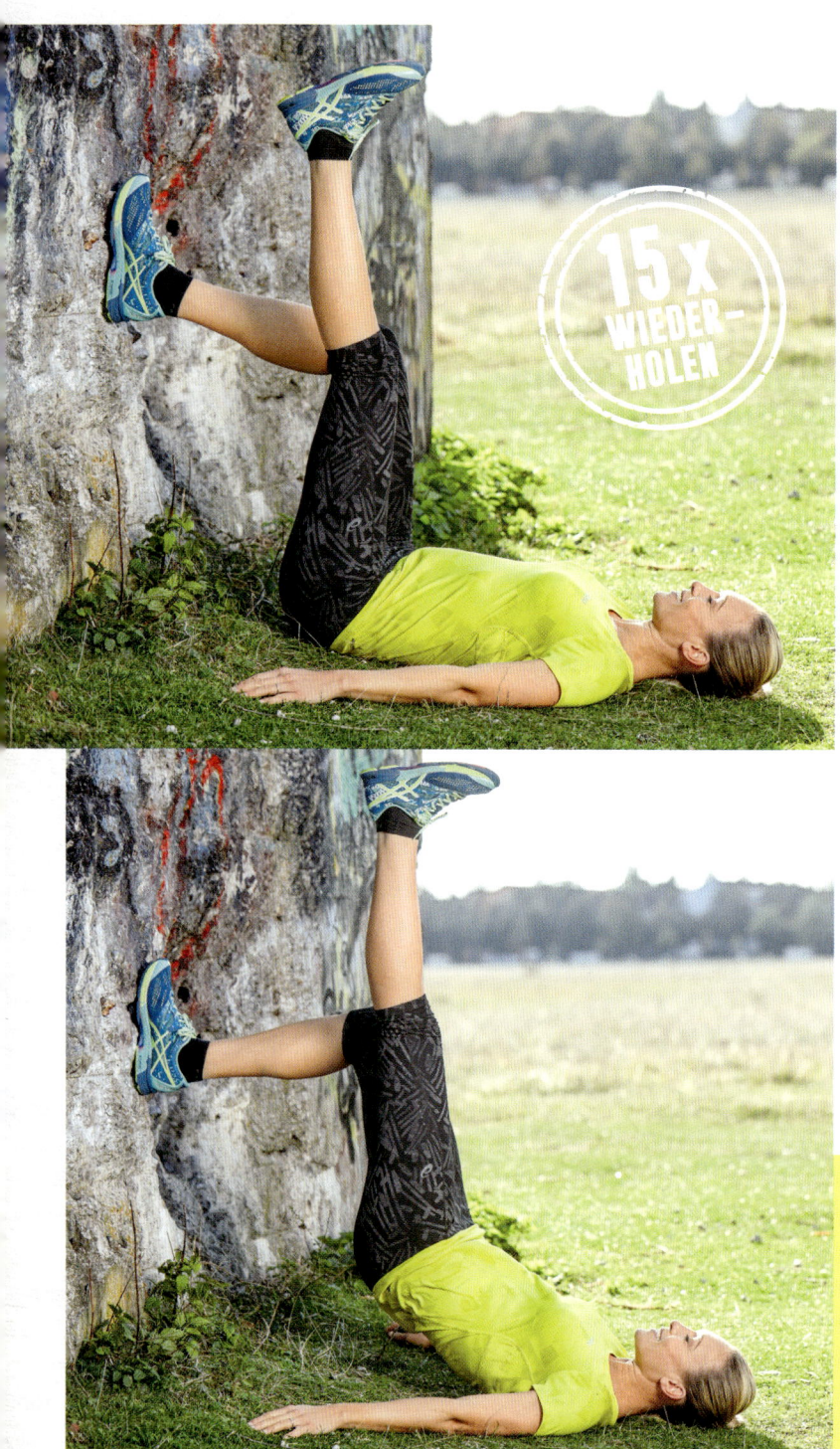

15 x WIEDER- HOLEN

BECKENLIFT AN DER WAND

Kräftigt die Po- und Beinmuskulatur

1. Legen Sie sich vor eine Wand auf den Rücken, die Arme sind gestreckt. Stellen Sie den rechten Fuß an die Wand, das Knie ist mit 90 Grad gebeugt. Das linke Bein strecken Sie senkrecht zum Oberkörper nach oben.

2. Heben Sie nun Becken und Po an. Halten Sie kurz die Position und lassen Sie dann das Becken wieder absinken. Führen Sie die Bewegung 10- bis 15-mal aus. Machen Sie dann die Übung mit dem linken Fuß an der Wand, das rechte Bein wird gestreckt.

10 – 15 Wiederholungen pro Seite, 3 – 5 Durchgänge mit je 60 Sekunden Pause

TIPP

Idealerweise bilden Hüfte und Knie des gestreckten Beins in der Endposition eine gerade Linie. Die Schultern verändern ihre Position nicht.

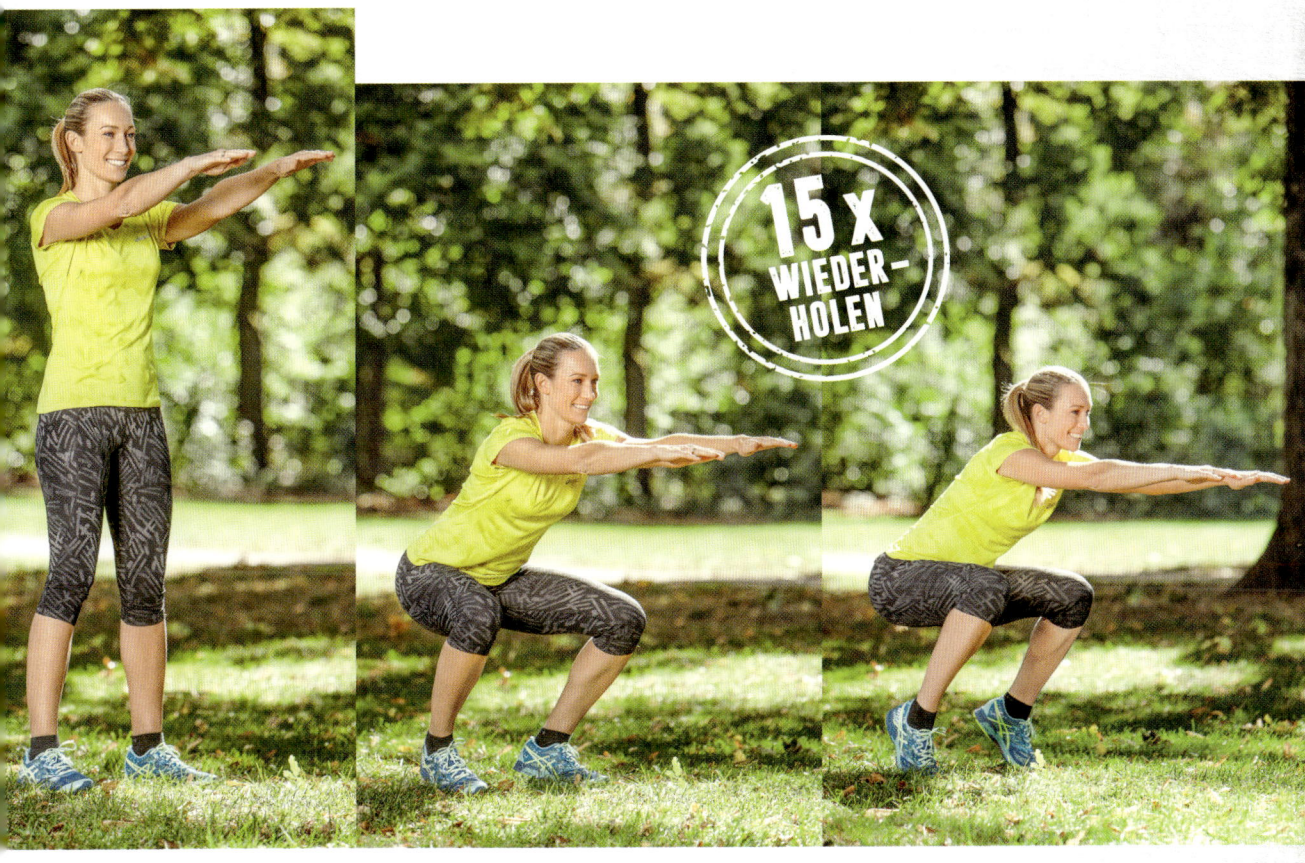

KNIEBEUGE AUF ZEHEN-SPITZEN

Kräftigt die Beinmuskulatur

1. Stellen Sie sich mit Blick nach vorn aufrecht hin. Die Füße sind hüftbreit auseinander, die Arme auf Schulterhöhe nach vorn ausgestreckt.

2. Machen Sie mit geradem Rücken eine Kniebeuge, in der die Knie bis maximal 90 Grad gebeugt sind. In der Kniebeuge gehen Sie auf die Zehenspitzen. Halten Sie die Position kurz. Gehen Sie zurück in die Ausgangsposition. Führen Sie die Bewegung 10- bis 15-mal aus.

10 – 15 Wiederholungen, 3 – 5 Durchgänge mit je 60 Sekunden Pause

TIPP

Das Ausstrecken der Arme nach vorn hilft Ihnen dabei, die Balance besser halten zu können, während Sie auf den Zehenspitzen stehen.

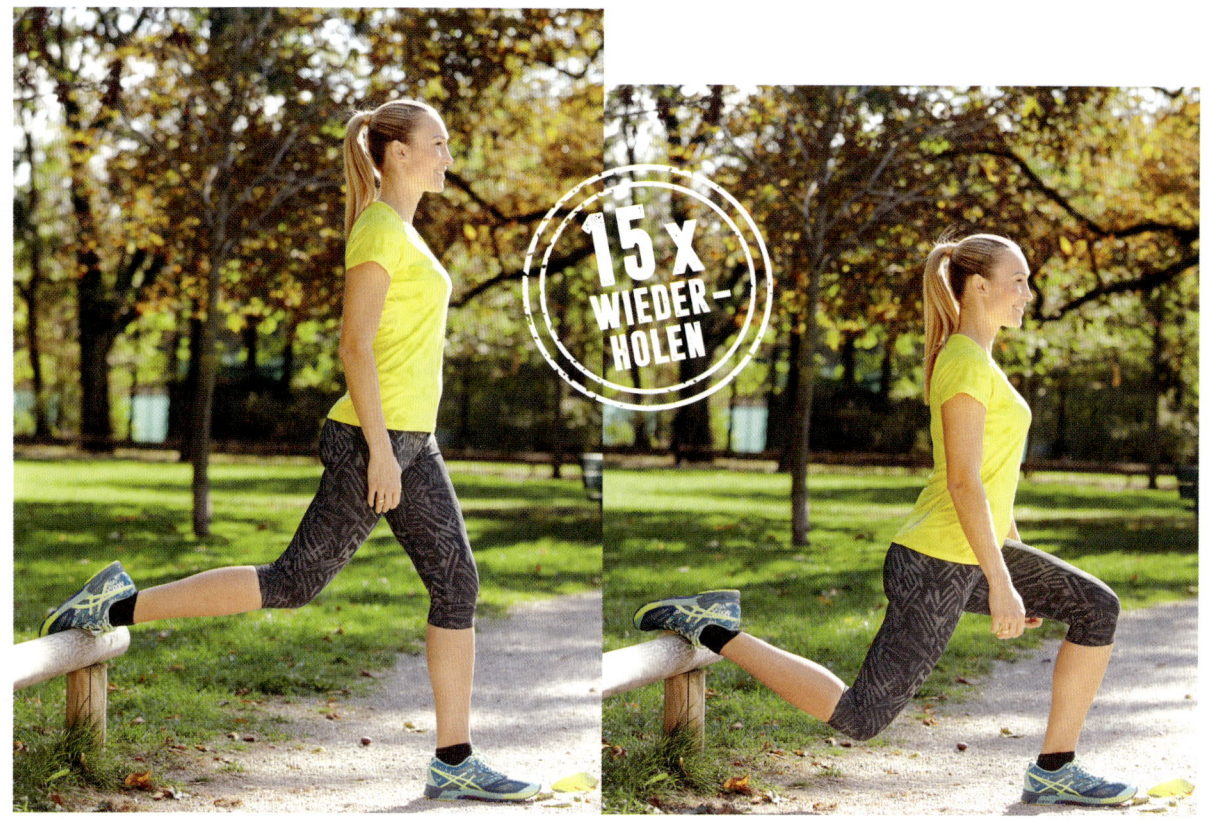

AUSFALL-SCHRITT MIT ERHÖHTEM BEIN

Kräftigt die Po- und Beinmuskulatur

1. Stellen Sie sich rücklings mit etwas Abstand vor eine niedrige Erhöhung, z. B. eine Rasenbegrenzung. Legen Sie den rechten Fuß mit dem Span auf die Erhöhung. Achten Sie darauf, dass das Bein nicht zu hoch angestellt ist, optimal ist eine Höhe wie auf dem Bild. Die Knie sind jeweils leicht gebeugt, der Oberkörper ist aufrecht und der Blick gerade nach vorn gerichtet.

2. Senken Sie den Körper Richtung Boden. Der Oberkörper bleibt aufrecht, die Knie werden bis etwa 90 Grad gebeugt. Achten Sie darauf, dass das vordere Knie nicht über die Fußspitzen schiebt.

3. Halten Sie die Position kurz und drücken Sie sich dann wieder nach oben. Führen Sie die Bewegung 10- bis 15-mal aus. Machen Sie die Übung dann mit dem linken Fuß hochgestellt.

10–15 Wiederholungen pro Seite, 3–5 Durchgänge mit je 60 Sekunden Pause

WECHSEL-SPRINGEN

Kräftigt die Brust-, Bein- und Bauchmuskulatur

1. Gehen Sie mit gestreckten Armen in die Liegestützposition, die Hände sind unterhalb der Schultern auf dem Boden aufgesetzt. Oberkörper und Kopf bilden eine gerade Linie. Der Blick geht zwischen die Hände.

2. Machen Sie nun eine Sprungbewegung: Ziehen Sie ein Bein mit dem Knie nach vorn Richtung Brust und setzen Sie dessen Fuß auf dem Boden auf, gleichzeitig wird das andere Bein nach hinten ausgestreckt. Nach der Landung wird gewechselt. Die Arme stützen dabei aktiv den Oberkörper. Führen Sie den gesamten Bewegungsablauf 10- bis 15-mal aus.

10–15 Wiederholungen, 3–5 Durchgänge mit je 60 Sekunden Pause

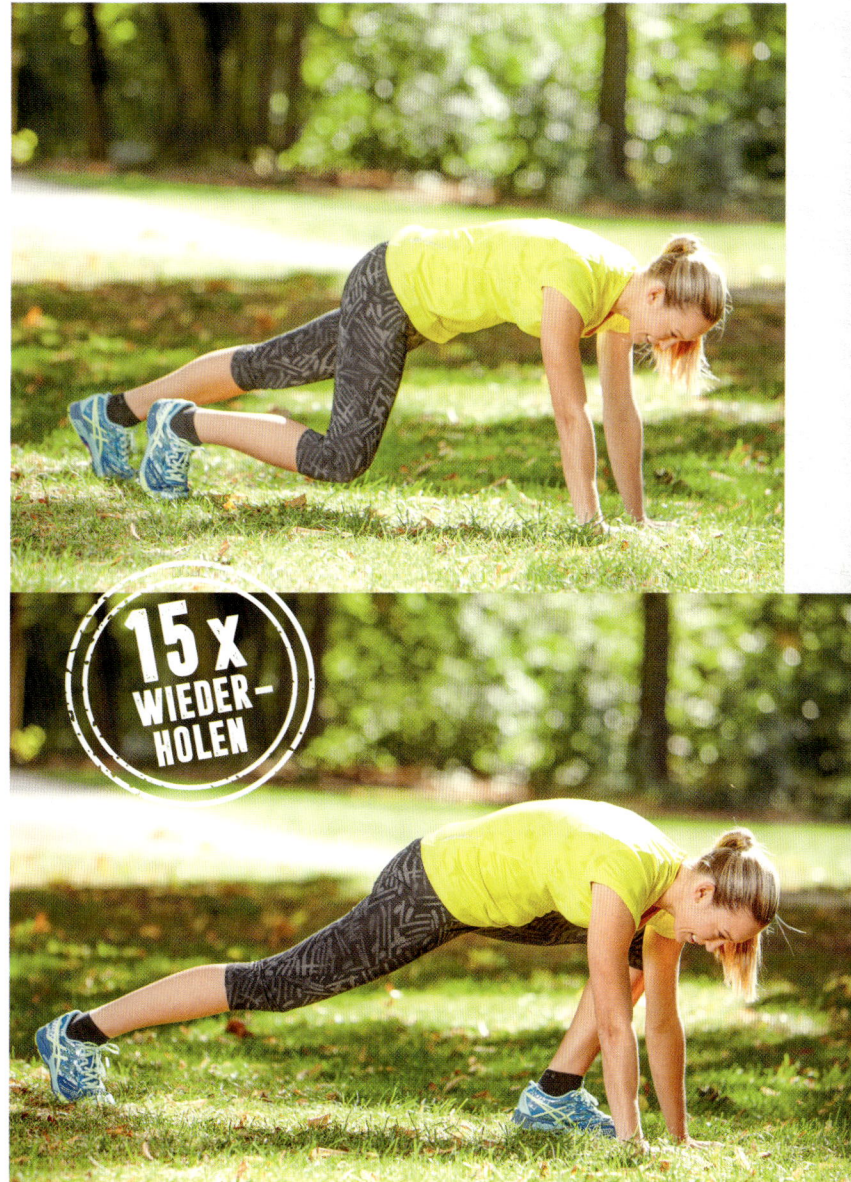

15 x WIEDER-HOLEN

TIPP

Die Arme stützen während der Bewegung aktiv den Oberkörper, in dessen Bereich dadurch der Körperschwerpunkt liegt.

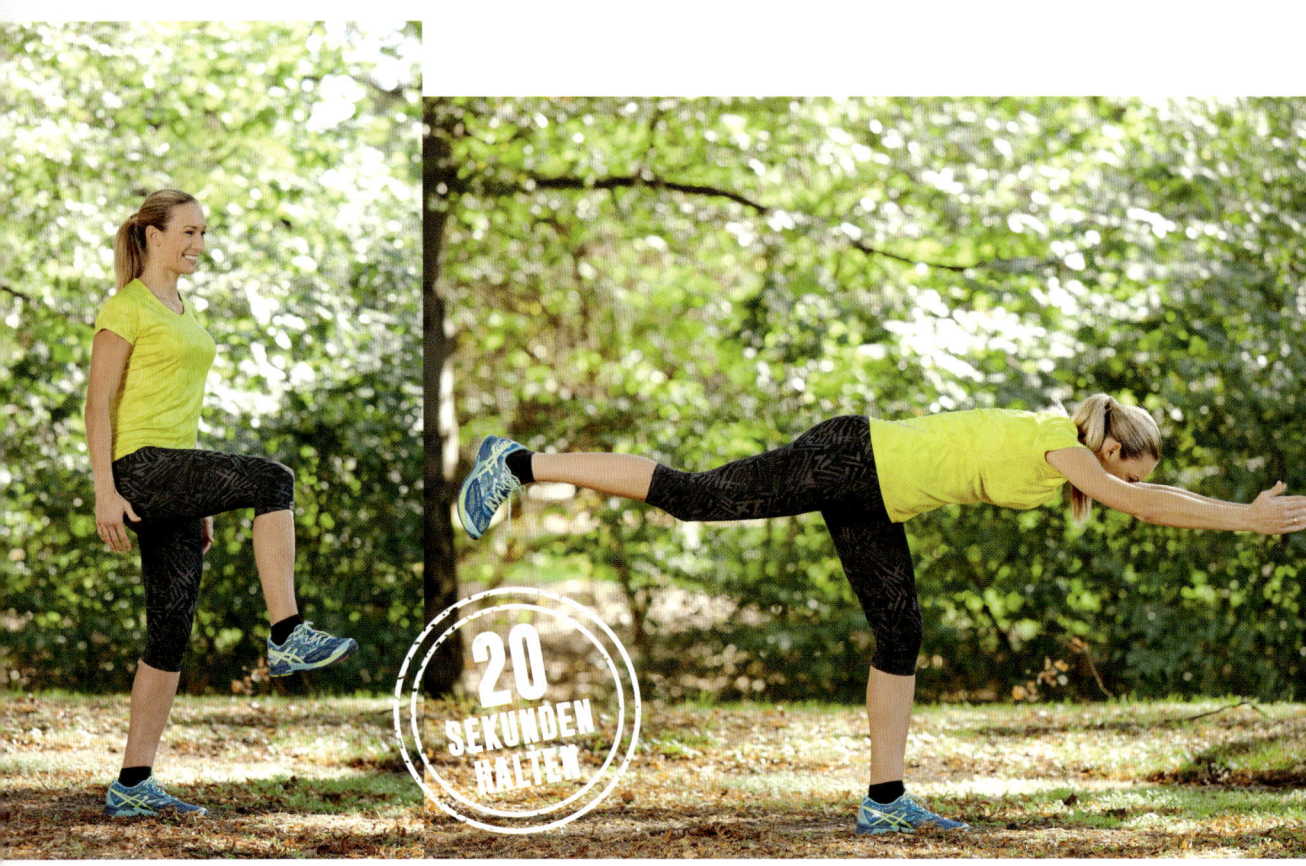

FLIEGER

Verbessert die Kniestabilisation

I. Stellen Sie sich aufrecht hin. Die Arme hängen herab, der Blick ist gerade nach vorn gerichtet. Heben Sie das rechte Bein vor dem Körper an, das Knie ist in Hüfthöhe mit 90 Grad angewinkelt.

2. Strecken Sie nun das gehobene Bein langsam und kontrolliert nach hinten und gleichzeitig Arme und Oberkörper nach vorn. Das ausgestreckte Bein, Oberkörper und die gestreckten Arme befinden sich jetzt auf einer Linie und sind parallel zum Boden. Halten Sie diese Position 20 Sekunden.

3. Gehen Sie zurück in die Ausgangsposition und führen Sie die Bewegung mit dem rechten Bein als Standbein aus.

20 Sekunden halten pro Seite, 3–5 Durchgänge mit je 60 Sekunden Pause

TIPP

Einfacher wird die Übung, wenn Sie sich zunächst mit den Händen am Oberschenkel des Standbeins abstützen. Konzentrieren Sie sich auf den Fuß des Standbeins, so finden Sie besser das Gleichgewicht.

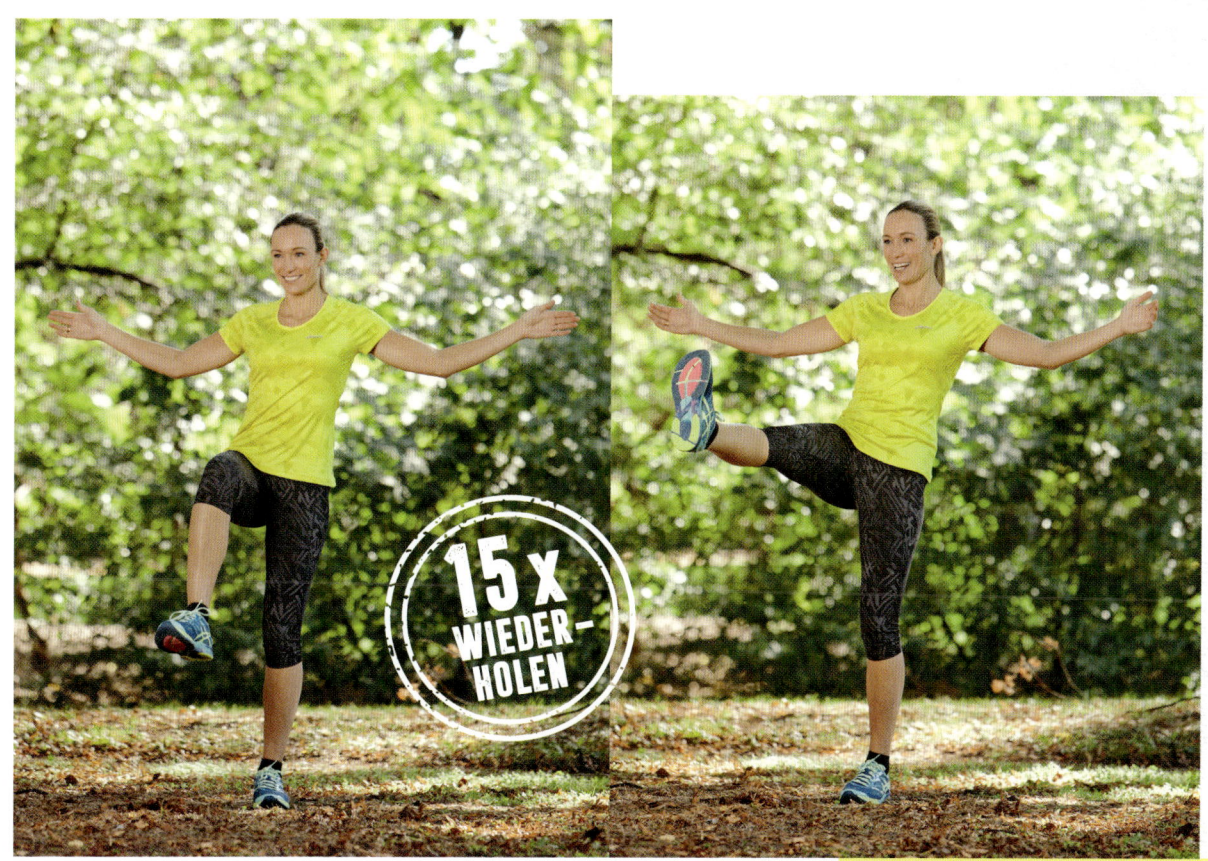

BEINSTRECKER

Kräftigt die Beinmuskulatur

1. Stellen Sie sich mit gerade nach vorn gerichtetem Blick aufrecht hin. Die Arme sind seitlich in Schulterhöhe angehoben und leicht gebeugt. Heben Sie das rechte Bein vor dem Körper an, das Knie ist in Hüfthöhe mit 90 Grad angewinkelt.

2. Strecken Sie nun das gehobene Bein langsam und kontrolliert nach vorn bis in Hüfthöhe aus und halten Sie die Position kurz. Beugen Sie das Bein zurück in die Ausgangsposition. Führen Sie die Bewegung 10- bis 15-mal aus. Machen Sie dann die Übung mit dem rechten Bein als Standbein.

10–15 Wiederholungen pro Bein, 3 Durchgänge mit je 30–60 Sekunden Pause

TIPP

Ziehen Sie unbedingt die Fußspitze an und bleiben Sie im Oberkörper aufrecht. Nicht mit Schwung arbeiten und nicht in den Schultern verkrampfen!

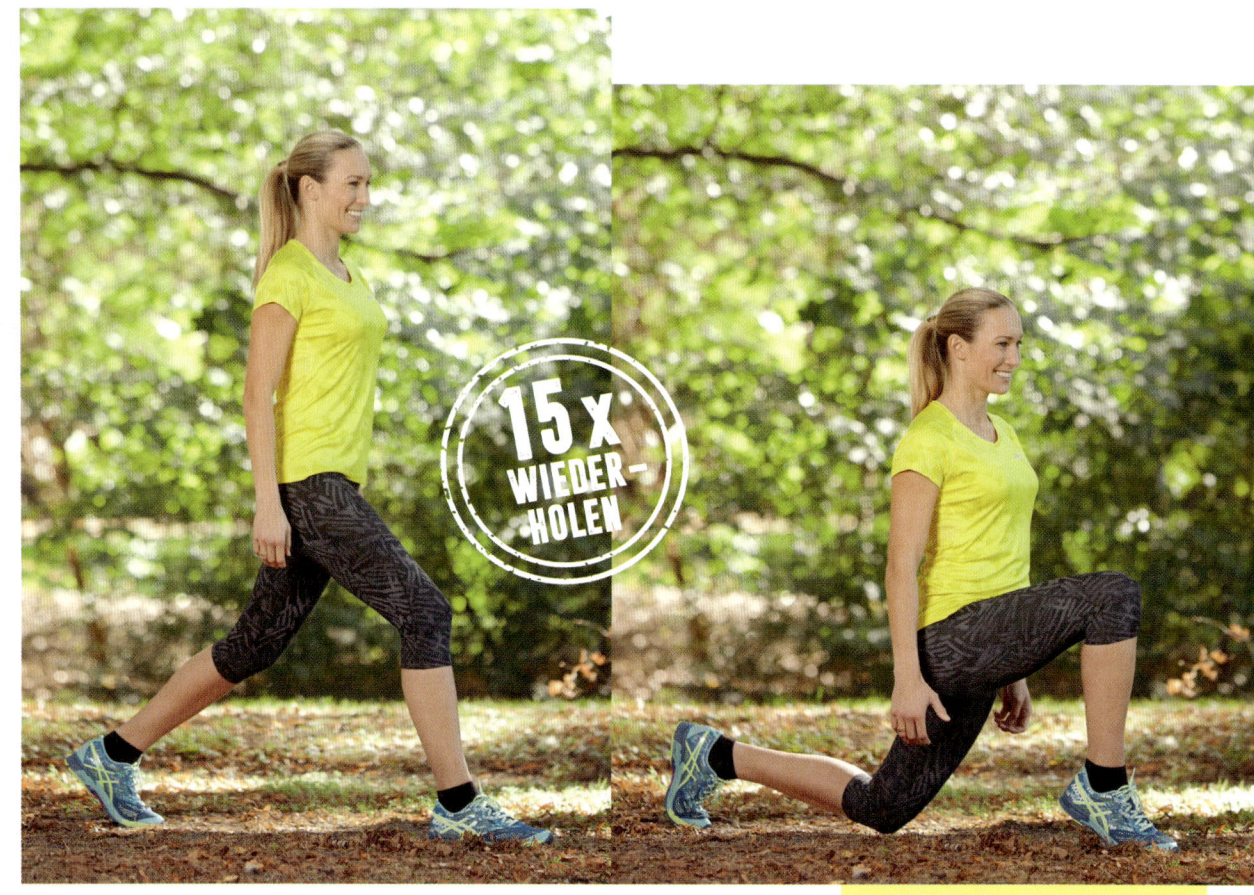

15 x WIEDER-HOLEN

AUSFALL-SCHRITT AUF ZEHEN

Kräftigt die Po- und Beinmuskulatur

1. Stellen Sie sich aufrecht in weiter Schrittstellung hin, die Knie sind leicht gebeugt. Der vordere Fuß steht ganz auf, der hintere nur auf den Zehen. Die Arme hängen herab.

2. Senken Sie den Körper langsam Richtung Boden, der Oberkörper bleibt aufrecht. Die Knie werden bis etwa 90 Grad gebeugt, der vordere Fuß geht in den Zehenstand.

3. Halten Sie die Position kurz und drücken Sie sich dann wieder langsam nach oben. Führen Sie die Bewegung 10- bis 15-mal aus. Wechseln Sie dann die vordere und hintere Beinstellung und führen Sie die Übung ebenso aus.

TIPP

Achten Sie beim Absenken des Körpers darauf, dass das vordere Knie nicht über die Zehenspitzen hinausschiebt.

10–15 Wiederholungen pro Seite, 3–5 Durchgänge mit je 60 Sekunden Pause

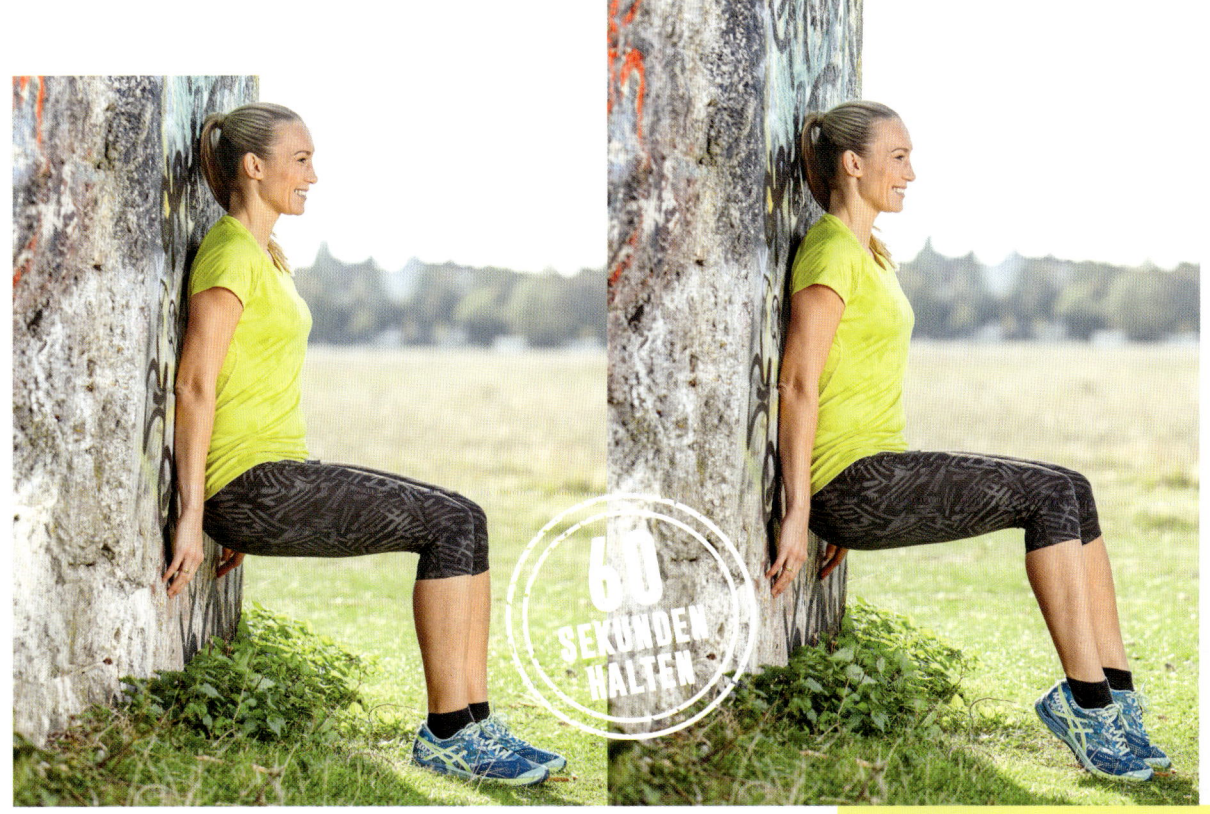

OBER-SCHENKELSITZ AN DER WAND

Kräftigt die Bein-, Po- und Wadenmuskulatur

I. Lehnen Sie sich mit dem Rücken an eine Wand, die Füße in Oberschenkellänge davor flach auf dem Boden aufgestellt. Gehen Sie in Sitzhaltung, indem Sie Beine und Knie mit je 90 Grad beugen. Die Arme liegen gestreckt an der Wand an, die Handflächen zeigen zur Wand.

2. Gehen Sie nun noch in den Zehenstand, indem Sie die Fersen anheben. Halten Sie die Position 60 Sekunden und richten sich danach wieder auf.

60 Sekunden halten, 3–5 Durchgänge mit je 60 Sekunden Pause

TIPP

Stellen Sie die Füße nicht zu nah und nicht zu weit weg von der Wand auf. Im Idealfall befinden sich die Sprunggelenke direkt unter den Knien.

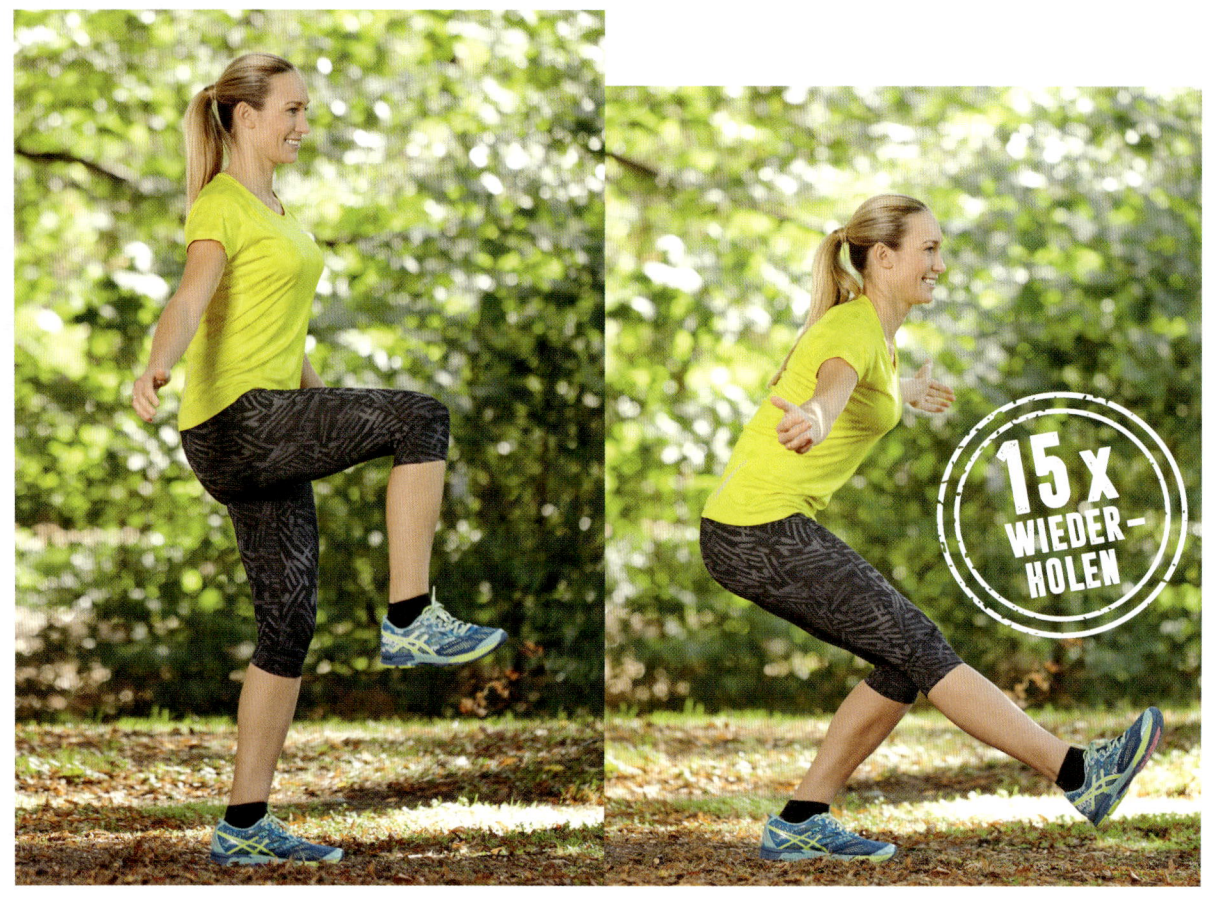

EINBEINIGE KNIEBEUGE

Kräftigt die Bein- und Pomuskulatur

1. Stellen Sie sich aufrecht auf das linke Bein, der Blick geht nach vorn. Heben Sie nun das rechte Bein gebeugt an. Sobald Sie Ihr Gleichgewicht gefunden haben, strecken Sie das Bein gerade nach vorn-unten aus und heben Sie die gestreckten Arme seitlich auf Schulterhöhe an.

2. Beugen Sie konzentriert Ihr Standbein und halten Sie die Balance. Das gestreckte Bein schwebt über dem Boden. Halten Sie die Position kurz.

3. Gehen Sie zurück in die Ausgangsposition, indem Sie das Standbein strecken. Führen Sie die Bewegung 10- bis 15-mal aus. Wechseln Sie dann das Standbein.

10–15 Wiederholungen pro Bein, 3–5 Durchgänge mit je 60 Sekunden Pause

TIPP

Erhöhen Sie den Schwierigkeitsgrad, indem Sie das Standbein immer tiefer nach unten beugen.

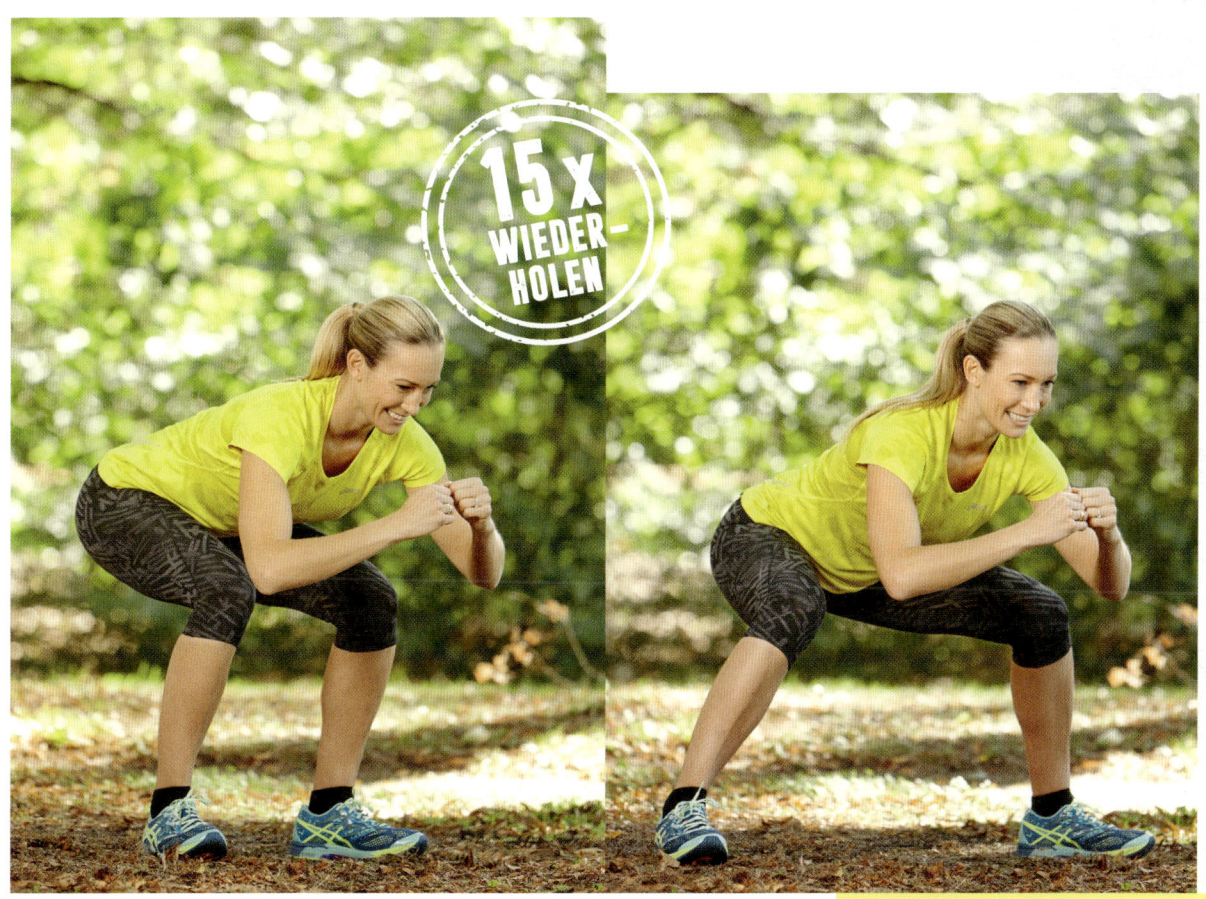

SUMO-
KNIEBEUGE

Kräftigt die Bein- und
Pomuskulatur

1. Stellen Sie sich aufrecht hin, die Füße sind hüftbreit auseinander. Die Hände sind etwa in Kinnhöhe vor dem Körper zusammengeführt. Gehen Sie nun in eine halbe Kniebeuge, der Oberkörper neigt sich mit geradem Rücken

nach vorn. Stellen Sie dann die Füße etwas weiter nach außen und gehen Sie in die Endposition. Achten Sie darauf, dass die Knie nicht mehr als 90 Grad gebeugt sind und der Rücken gerade ist.

2. Drücken Sie sich dann wieder in die halbe Kniebeuge und gehen Sie mit den Füßen in die Ausgangsposition. Führen Sie die Bewegung jeweils aus der halben Kniebeuge heraus 10- bis 15-mal aus.

TIPP

Achten Sie darauf, dass die Wirbelsäule während der Übung gerade bleibt und Sie nicht in einen Rundrücken fallen.

**10 – 15 Wiederholungen,
3 – 5 Durchgänge mit je
60 Sekunden Pause**

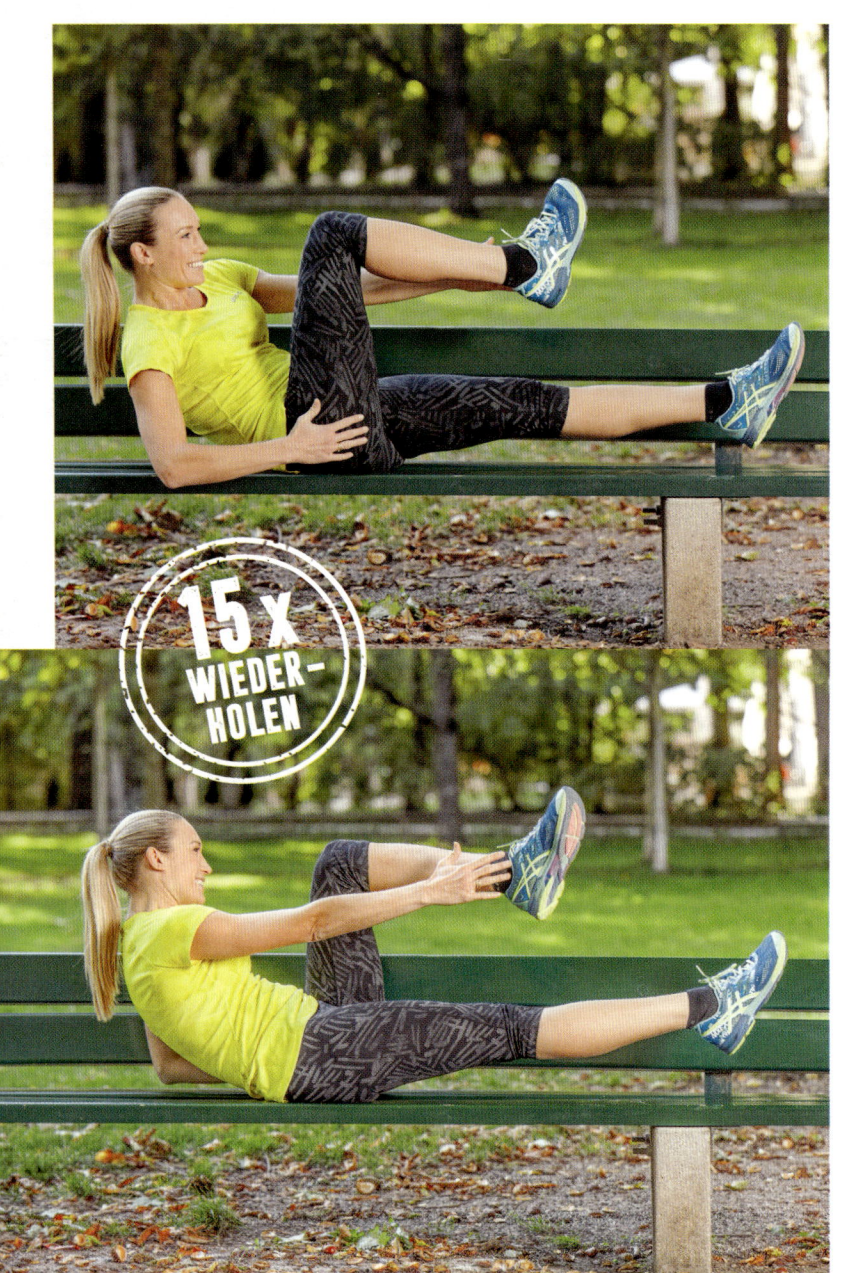

KÄFER

Kräftigt die Bauchmuskulatur und stärkt die Rumpfstabilisation

1. Legen Sie sich auf den Rücken, z. B. auf einer Bank. Das rechte Bein winkeln Sie in Hüfte und Knie mit jeweils 90 Grad an. Heben Sie das gestreckte linke Bein etwa 10 cm an. Nun heben Sie den Oberkörper an und führen die Hand des linken Arms diagonal zum Fuß des rechten angewinkelten Beins.

2. Gehen Sie zurück in die Ausgangsposition und wechseln Sie die Beinposition. Führen Sie dann die Hand des rechten Arms zum Fuß des nun angewinkelten linken Beins. Führen Sie die Bewegung abwechselnd zu beiden Seiten jeweils 10- bis 15-mal aus.

10–15 Wiederholungen pro Seite, 3–5 Durchgänge mit je 60 Sekunden Pause

15 x WIEDERHOLEN

TIPP

Wer mit der Hand nicht bis zum Fuß kommt, versucht, das Schienbein zu berühren.

GERADE SIT-UPS

Kräftigt die Bauchmuskulatur

1. Legen Sie sich auf den Rücken, z. B. auf einer Bank. Beide Beine sind mit etwa 90 Grad angewinkelt, die Füße nur auf den Fersen aufgestellt. Die Hände stützen seitlich neben den Ohren den Kopf, die Ellenbogen zeigen nach außen.

2. Heben Sie nun den Oberkörper nur so weit an, dass Ihre Lendenwirbelsäule weiterhin Kontakt mit dem Untergrund hat. Achten Sie dabei darauf, gleichmäßig weiterzuatmen. Gehen Sie dann wieder in die Ausgangsposition. Führen Sie die Bewegung 20-mal aus.

20 Wiederholungen, 3–5 Durchgänge mit je 60 Sekunden Pause

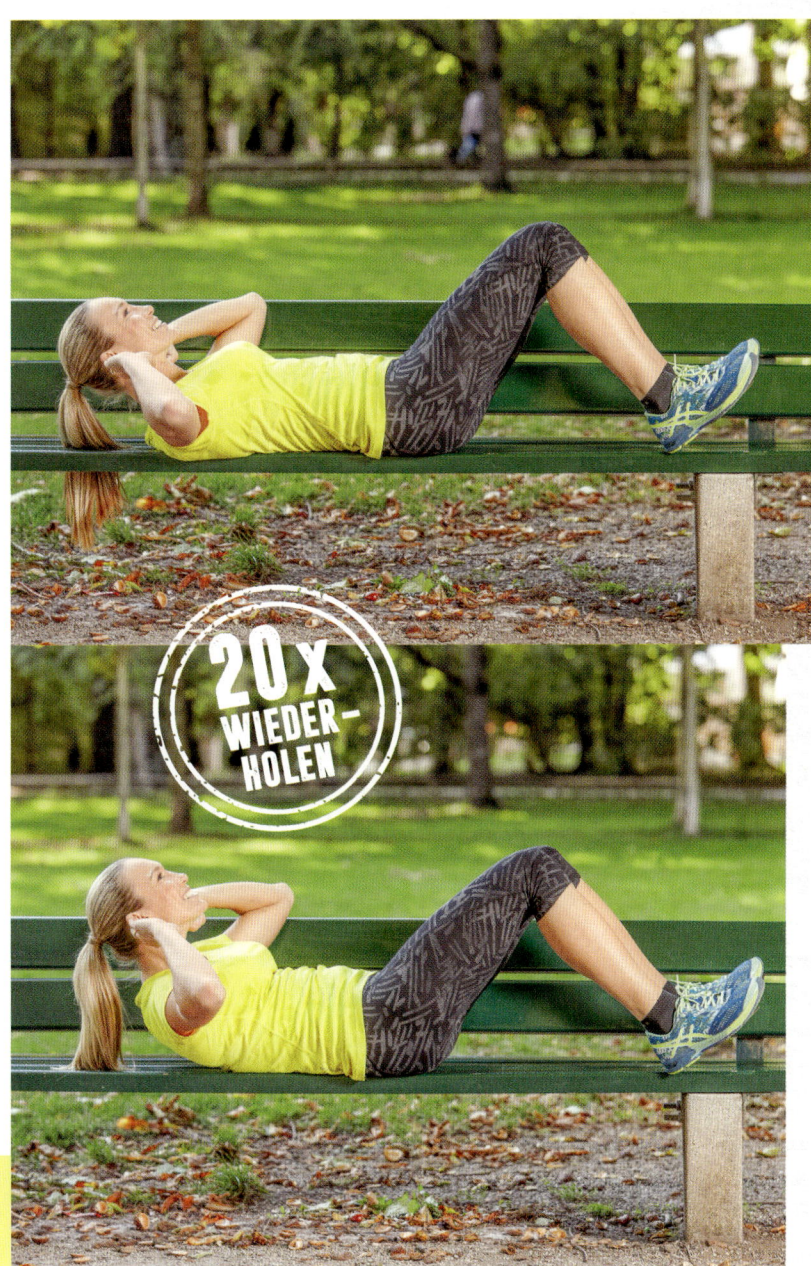

20 x WIEDER-HOLEN

TIPP

Achten Sie darauf, nicht am Kopf zu ziehen, sondern diesen nur leicht zu stützen. Die Bauchmuskeln übernehmen die Arbeit!

SEITLICHE SIT-UPS

Kräftigt die Bauchmuskulatur

1. Legen Sie sich vor einer niedrigen Erhöhung, z. B. einer Rasenbegrenzung, auf den Rücken. Das rechte Bein ist in Hüfte und Knie mit 90 Grad gebeugt, der Fuß steht auf der Erhöhung. Das linke Bein strecken Sie senkrecht nach oben, die Fußsohle zeigt zum Himmel. Die Hände stützen seitlich den Kopf, die Ellenbogen zeigen nach außen.

2. Bewegen Sie nun den Oberkörper seitlich in Richtung des gestreckten linken Beins. Die Hände stützen dabei leicht den Kopf, der Nacken bleibt gerade. Gehen Sie dann wieder in die Ausgangsposition. Führen Sie die Bewegung 20-mal aus.

3. Stellen Sie nun das linke Bein auf die Erhöhung und strecken Sie das rechte Bein hoch. Führen Sie die Übung 20-mal mit dem Oberkörper Richtung rechtes Bein aus.

20 Wiederholungen pro Seite, 3–5 Durchgänge mit je 60 Sekunden Pause

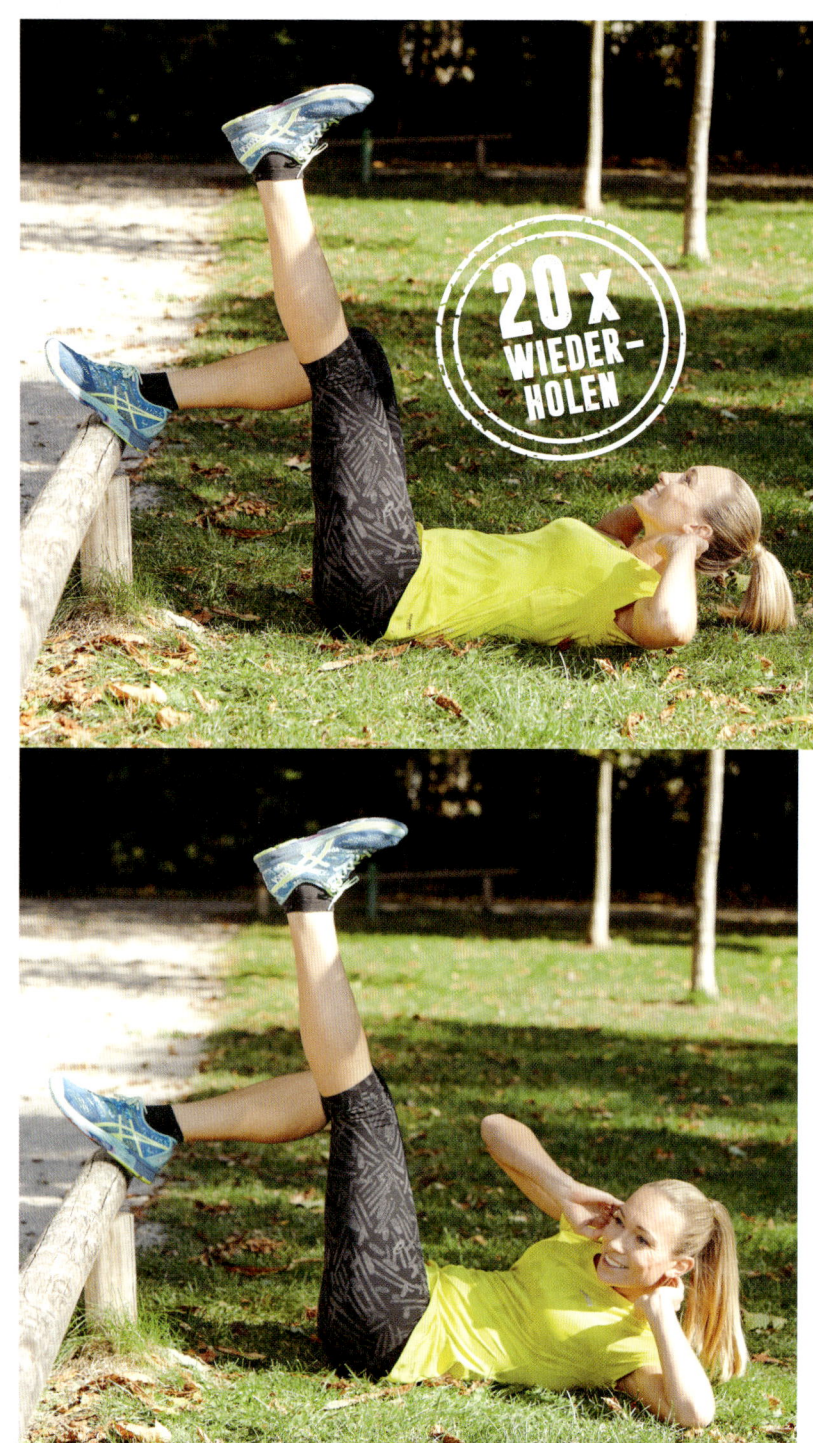

20 x WIEDER- HOLEN

L-SEAT

Kräftigt die Bauch- und Armmuskulatur

1. Setzen Sie sich seitlich auf eine Bank. Die Beine sind gestreckt, die Zehen zeigen Richtung Himmel. Der Oberkörper ist aufrecht, der Blick geht gerade nach vorn. Die Arme sind nahezu gestreckt seitlich vom Oberkörper, die Hände umfassen neben dem Po die Kanten der Bank.

2. Drücken Sie nun den gesamten Körper mit den Armen nach oben, ohne die sitzende Position zu verändern. Po, Beine und Füße haben dabei keinen Kontakt mehr zur Bank. Die Arme bleiben gestreckt. Halten Sie diese Position 10 bis 15 Sekunden. Gehen Sie dann zurück in die Ausgangsposition.

10 – 15 Sekunden halten, 3 – 5 Durchgänge mit je 60 Sekunden Pause

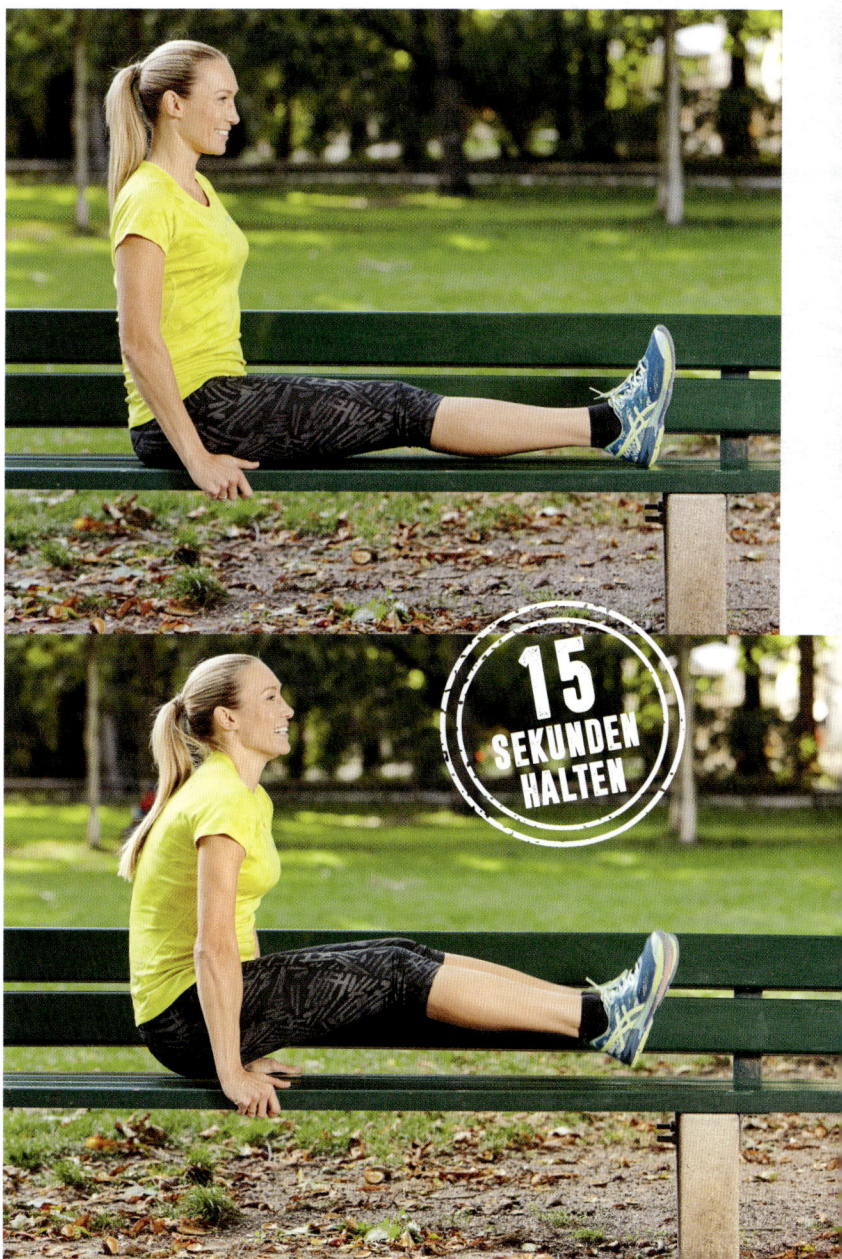

15 SEKUNDEN HALTEN

TIPP

Die Übung ist anspruchsvoll! Geben Sie sich also Zeit, bis Sie sie perfekt beherrschen.

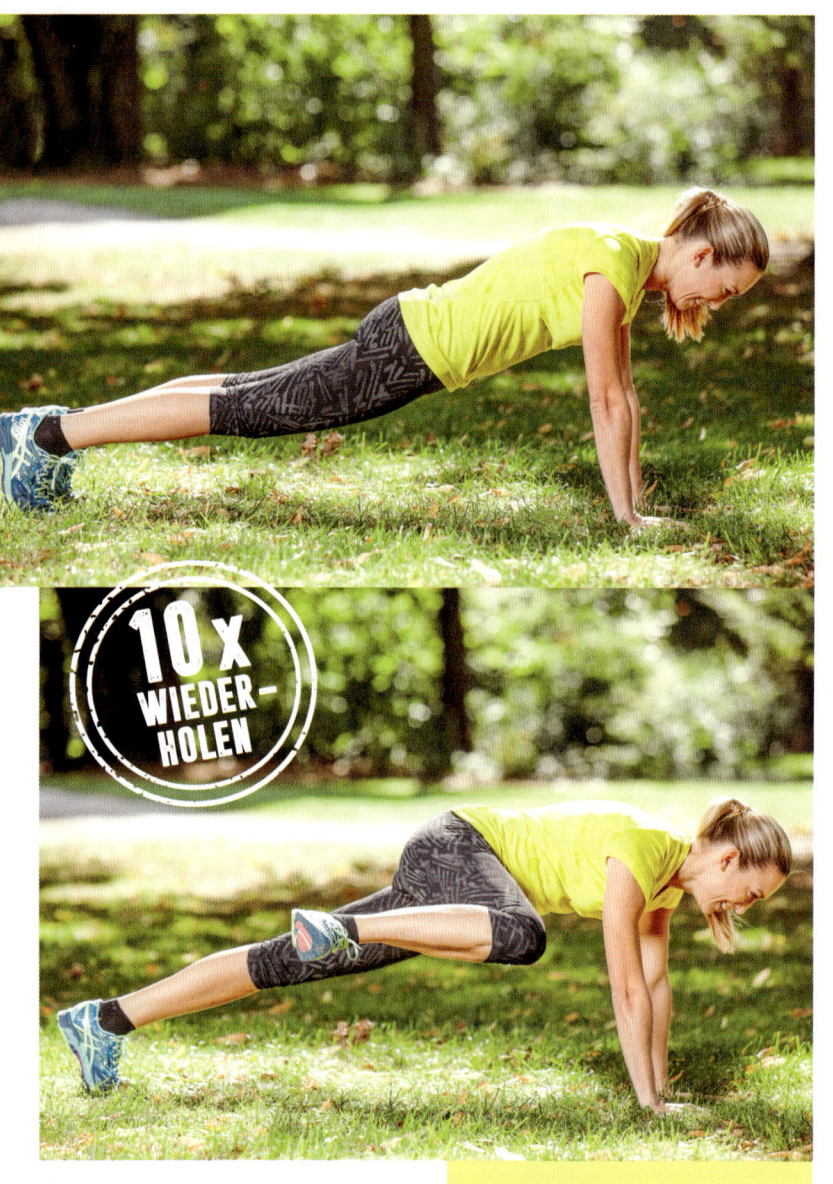

SEITLICHER BEINHEBER

Kräftigt die Bauch-, Bein- und Pomuskulatur

1. Gehen Sie mit gestreckten Armen in die Liegestützposition. Die Hände sind unterhalb der Schultern auf dem Boden aufgesetzt. Beine, Oberkörper und Kopf bilden eine gerade Linie, der Blick geht auf Höhe der Fingerspitzen zwischen die Hände.

2. Nun heben Sie das rechte Bein an und ziehen das Knie hoch in Richtung Schulter, in der Endposition zeigt die Beinaußenseite leicht nach oben. Achten Sie dabei darauf, dass der Rumpf stabil ist und der Kopf gerade bleibt. Gehen Sie dann wieder in die Ausgangsposition. Bewegen Sie dann das linke Bein nach oben. Führen Sie die Bewegung 10-mal pro Seite aus.

10 Wiederholungen pro Bein, 3–5 Durchgänge mit je 60 Sekunden Pause

10 x WIEDER- HOLEN

TIPP

Vermeiden Sie ein zu starkes Hohlkreuz sowie einen Rundrücken. Das Becken sollte vor allem auch in der Bewegung möglichst stabil gehalten werden.

TANZENDE KRABBE

Kräftigt die Bauch-, Arm- und Pomuskulatur

I. Setzen Sie sich mit angewinkelten Beinen auf den Boden. Stützen Sie sich mit gestreckten Armen unterhalb der Schultern hinter dem Körper auf, die Fingerspitzen zeigen dabei nach hinten-außen. Heben Sie den Po an, die Unterschenkel sind jetzt senkrecht zum Boden.

2. Spannen Sie nun die Po- und Bauchmuskulatur an. Heben Sie den rechten Arm an und strecken Sie dabei gleichzeitig das linke Bein senkrecht nach oben aus. Versuchen Sie nun, mit der rechten Hand den linken Fuß zu berühren. Gehen Sie zurück in die Ausgangsposition. Führen Sie nun die Bewegung mit dem linken Arm und dem rechten Bein aus. Führen Sie die Bewegung 15-mal pro Seite aus.

15 Wiederholungen pro Seite, 3–5 Durchgänge mit je 60 Sekunden Pause

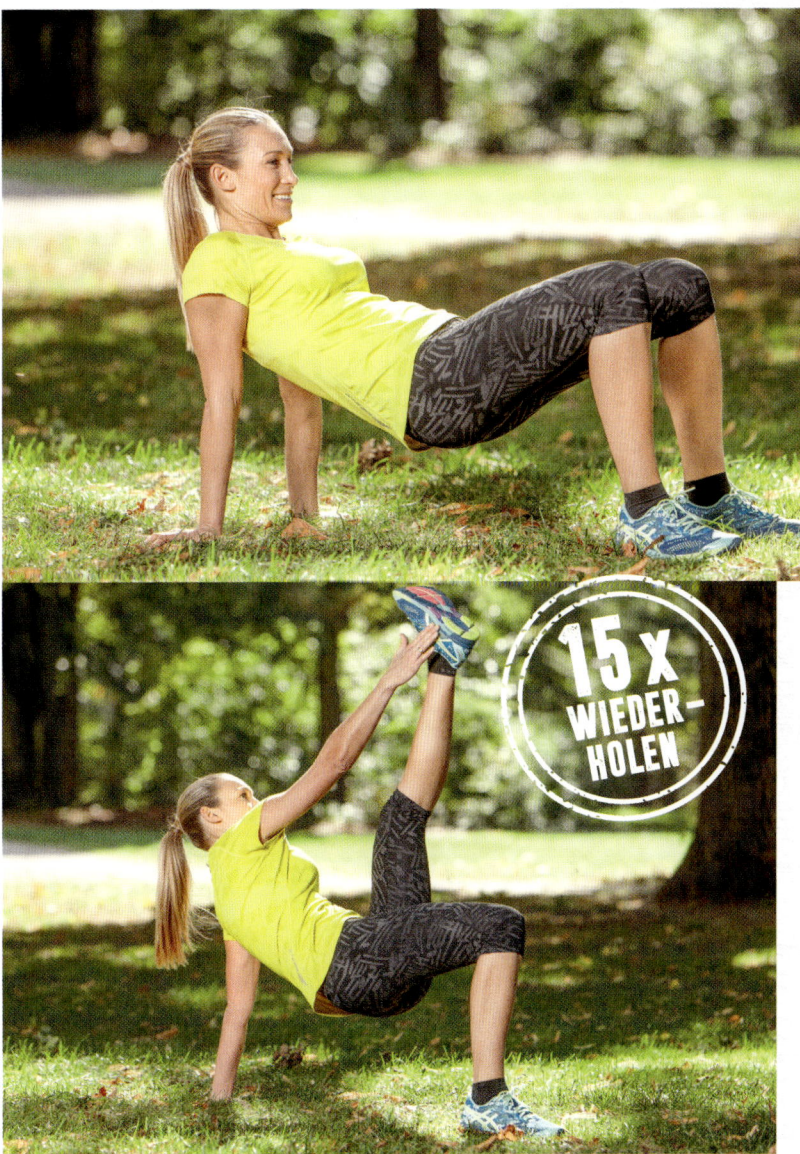

15 x WIEDER-HOLEN

TIPP

Achten Sie darauf, dass das Becken während der Übung stets angehoben bleibt und stabil ist.

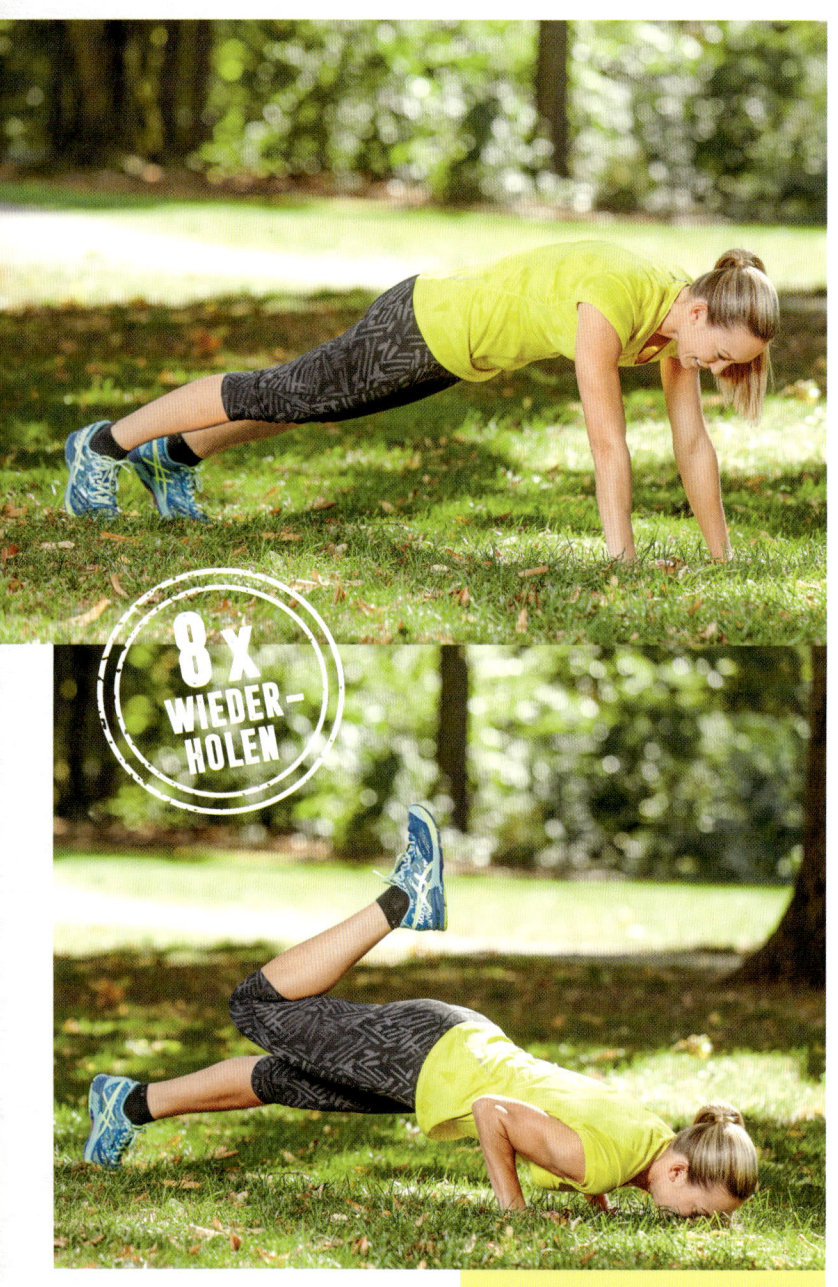

8 x WIEDER-HOLEN

SKORPION-LIEGESTÜTZ

Kräftigt Brust-, Schulter-, Arm- und Pomuskulatur

1. Gehen Sie mit gestreckten Armen in die Liegestützposition, die Hände sind mit den Handgelenken unterhalb der Schultern flach auf dem Boden aufgesetzt. Beine, Oberkörper und Kopf bilden eine gerade Linie. Der Blick geht auf Höhe der Fingerspitzen zwischen die Hände.

2. Beugen Sie nun die Arme und verlagern Sie Ihr Körpergewicht dosiert auf die Hände, das Gesicht berührt dabei mit der Nasenspitze fast den Boden. Führen Sie nun den rechten Fuß so weit wie möglich in Richtung Rücken. Halten Sie die Spannung kurz. Bewegen Sie den Fuß zurück und strecken Sie anschließend die Arme, sodass Sie wieder in der Ausgangsposition sind. Machen Sie dann die Bewegung mit dem linken Fuß in Richtung Rücken. Führen Sie die Übung mit jedem Bein 5- bis 8-mal aus.

5–8 Wiederholungen pro Bein, 3–5 Durchgänge mit je 30–60 Sekunden Pause

TIPP

Hüfte und Oberkörper drehen sich beim Beugen des Fußes leicht mit.

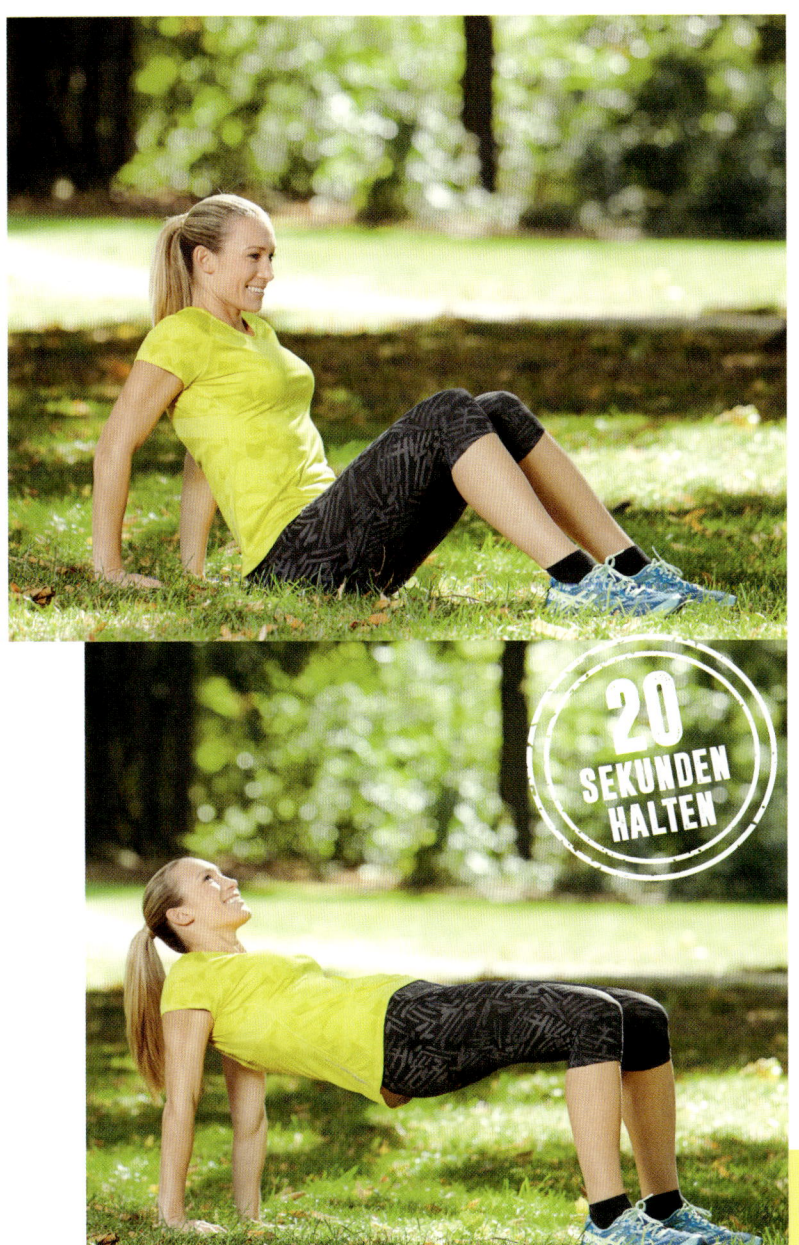

BECKENLIFT

Kräftigt die Po- und Beinmuskulatur

1. Setzen Sie sich mit angewin- kelten Beinen auf den Boden. Stützen Sie sich mit leicht ge- beugten Armen hinter dem Körper ab, die Fingerspitzen zeigen Richtung Körper. Der Oberkörper ist leicht nach hinten geneigt, der Blick geht gerade nach vorn.

2. Heben Sie nun das Becken an, bis Oberkörper und Ober- schenkel eine gerade Linie bilden, die Arme strecken sich dabei ganz durch. Halten Sie diese Position 20 Sekun- den. Lassen Sie das Becken dann wieder absinken.

20 Sekunden halten, 3–5 Durchgänge mit je 60 Sekunden Pause

TIPP

In der Endposition sollten Schul- tern, Hüfte und Knie auf einer Höhe sein. Die Knie dürfen beim Anheben des Beckens nicht zu weit auseinanderwandern.

BEINHEBEN IM VIERFÜSSLER-STAND

Kräftigt die Po- und Beinmuskulatur

1. Gehen Sie mit gestreckten Armen in den Vierfüßler-stand. Die Hände sind unter-halb der Schultern aufge-setzt, der Blick geht gerade zum Boden. Heben Sie das rechte Bein an, bis Ober-schenkel und Oberkörper eine Linie bilden. Das Knie bleibt dabei gebeugt.

2. Bewegen Sie nun das Bein über die Hüfte in Richtung Himmel und zurück, die Knieposition ist fix. Führen Sie die Bewegung 20-mal aus und lassen Sie dann das Bein ab. Machen Sie die Übung mit dem linken Bein nach oben.

20 Wiederholungen pro Bein, 3–5 Durchgänge mit je 60 Sekunden Pause

TIPP

Achten Sie darauf, mit dem Bein kurze, kleine Bewegungen nach oben auszuführen.

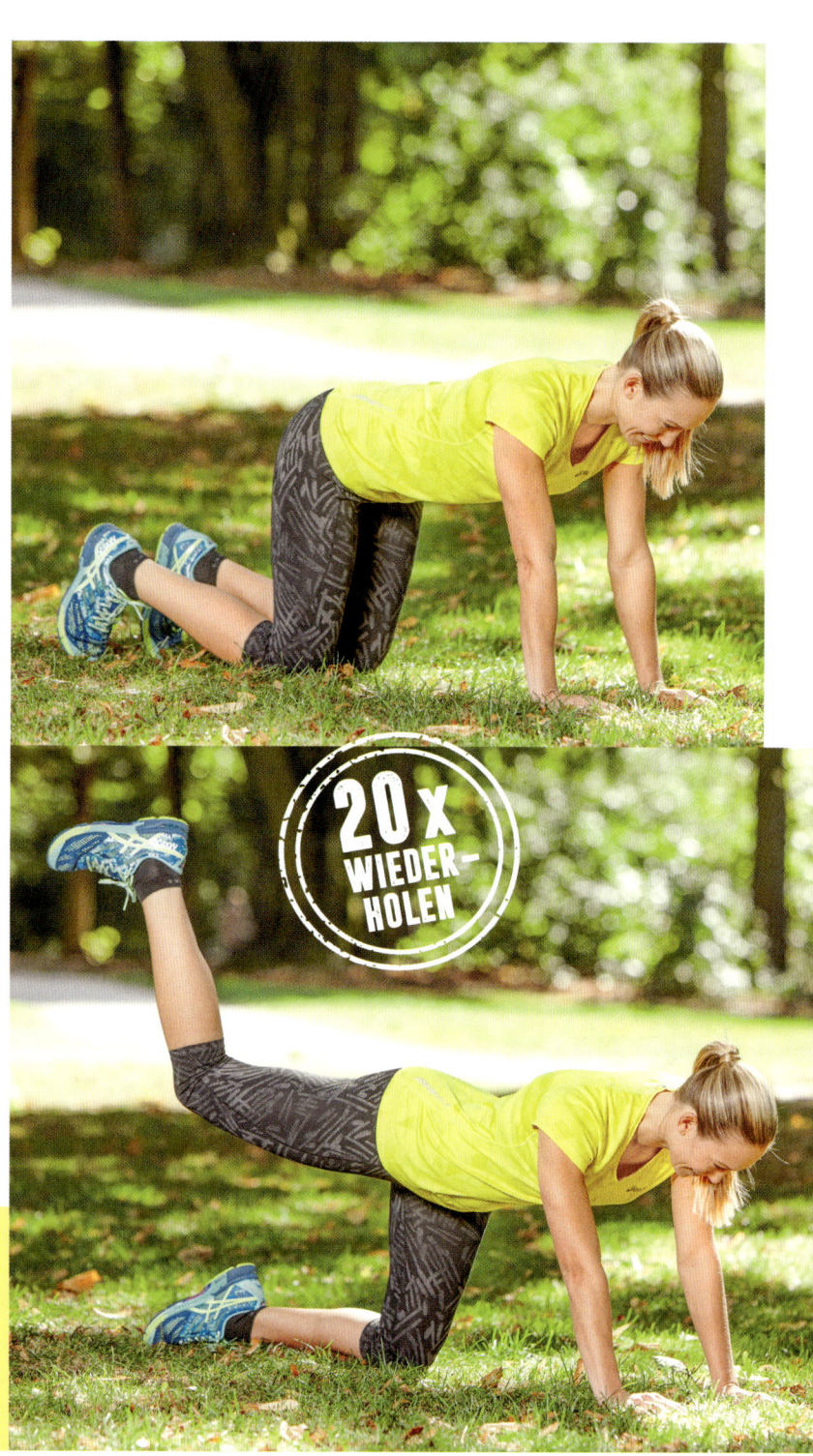

20 x WIEDER-HOLEN

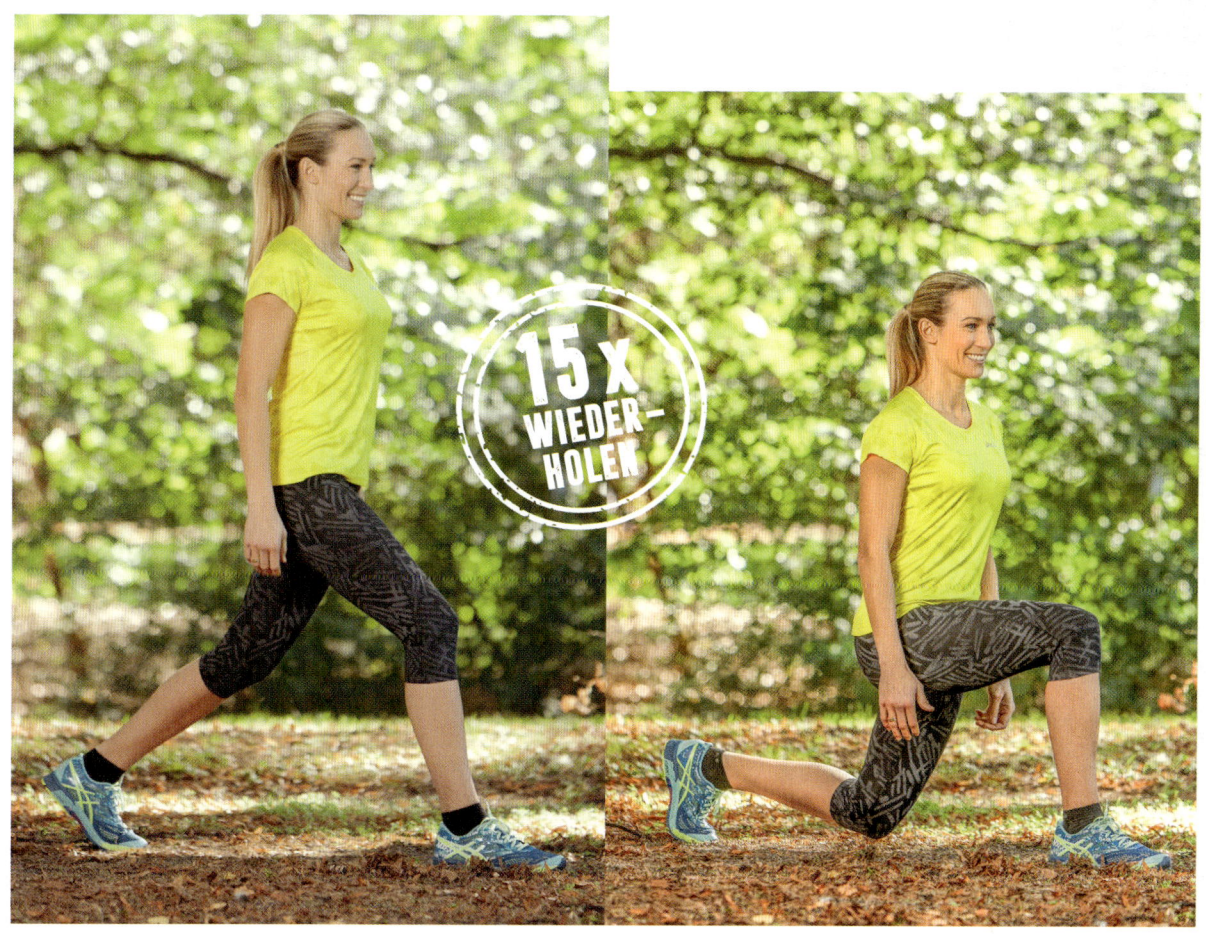

AUSFALL-SCHRITT

Kräftigt die Po- und Beinmuskulatur

1. Stellen Sie sich aufrecht hin, die Beine etwas mehr als hüftbreit auseinander. Der Blick geht gerade nach vorn.

2. Machen Sie mit aufrechtem Oberkörper einen weiten Ausfallschritt nach vorn, sodass Unter- und Oberschenkel mit mindestens 90 Grad gebeugt sind, das Knie aber nicht über die Zehen schiebt. Der Fuß des hinteren Beins ist auf dem Ballen fixiert, dessen Knie geht Richtung Boden.

3. Halten Sie diese Position kurz und drücken Sie sich wieder hoch. Wechseln Sie dann die Beinstellung. Führen Sie die Bewegung 10- bis 15-mal pro Seite aus.

10–15 Wiederholungen pro Seite, 3–5 Durchgänge mit je 60 Sekunden Pause

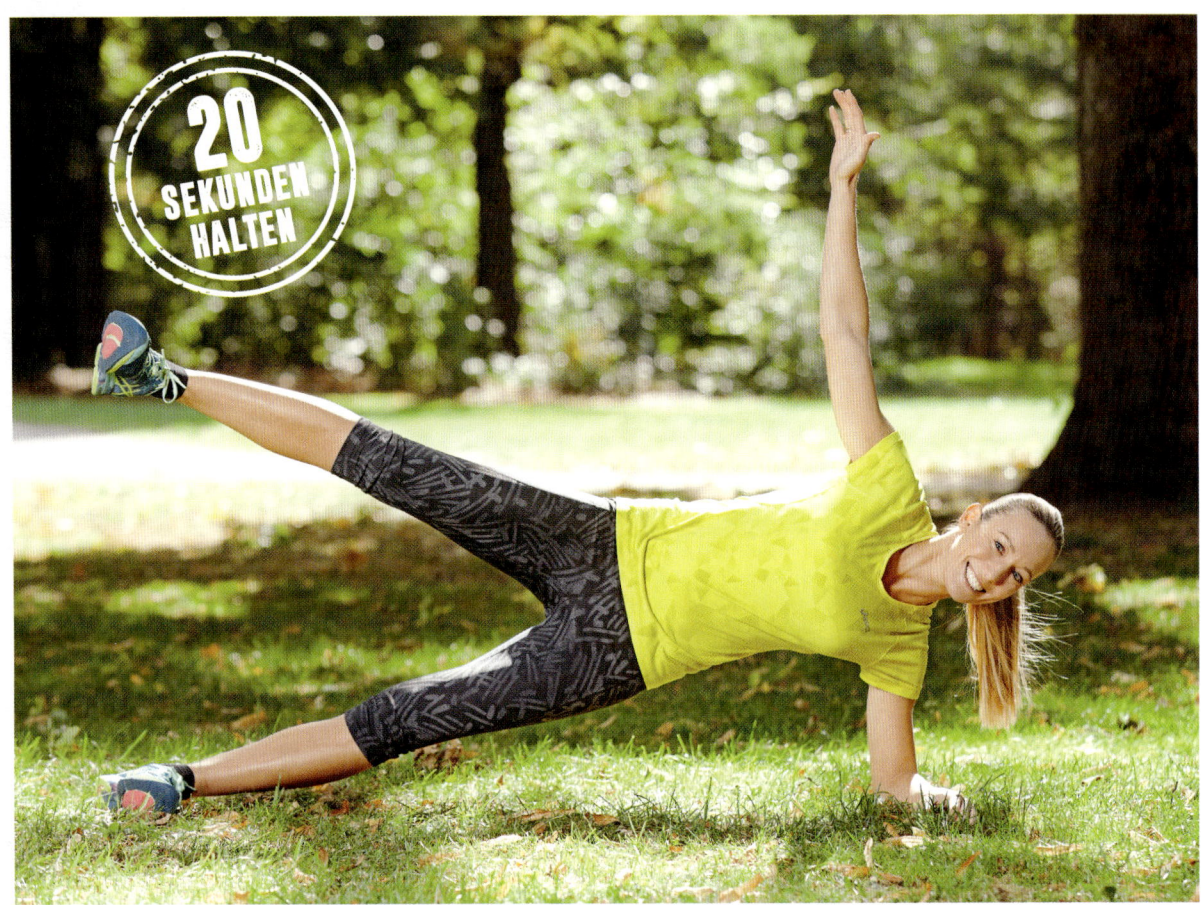

TIPP

Achten Sie darauf, dass der Kopf während der Bewegung gerade bleibt und das Becken nicht verdreht.

STERN

Ganzkörperübung

1. Gehen Sie mit abgestütztem Unterarm in eine stabile Seitlage, der Ellenbogen befindet sich dabei unterhalb der Schulter. Der obere Arm liegt gestreckt auf dem Oberkörper. Der Blick geht gerade nach vorn. Das Becken ist angehoben, Beine und Oberkörper bilden eine gerade Linie.

2. Heben Sie nun das oben liegende Bein gestreckt an und strecken Sie gleichzeitig den oben liegenden Arm senkrecht hoch. Halten Sie die Position 20 Sekunden. Drehen Sie sich dann auf die andere Seite und führen Sie die Bewegung mit dem anderen Arm und Bein nach oben aus.

20 Sekunden halten pro Seite, 3–5 Durchgänge mit je 60 Sekunden Pause

TREPPEN-LIEGESTÜTZ

Kräftigt die Brust-, Arm- und Schultermuskeln

1. Gehen Sie am unteren Ende einer Treppe in die Liegestütz-position. Die Füße sind auf einer der unteren Stufen so aufgesetzt, dass Beine, Ober-körper und Kopf etwa parallel zum Boden eine gerade Linie bilden. Eine Hand ist unter-halb der Schulter auf dem Boden aufgesetzt, die andere Hand ist etwas nach hinten versetzt. Die Finger zeigen nach vorn, der Blick geht gerade auf den Boden.

2. Machen Sie nun einen Liege-stütz: Gehen Sie tief nach unten, die Ellenbogen zeigen dabei nach hinten. Die Na-senspitze berührt fast den Boden. Gehen Sie zurück in die Ausgangsposition. Führen Sie die Bewegung 10-mal aus. Wechseln Sie dann die Stel-lung der Arme, führen Sie die Bewegung erneut 10-mal aus.

10 Wiederholungen pro Seite, 3–5 Durchgänge mit je 60 Sekunden Pause

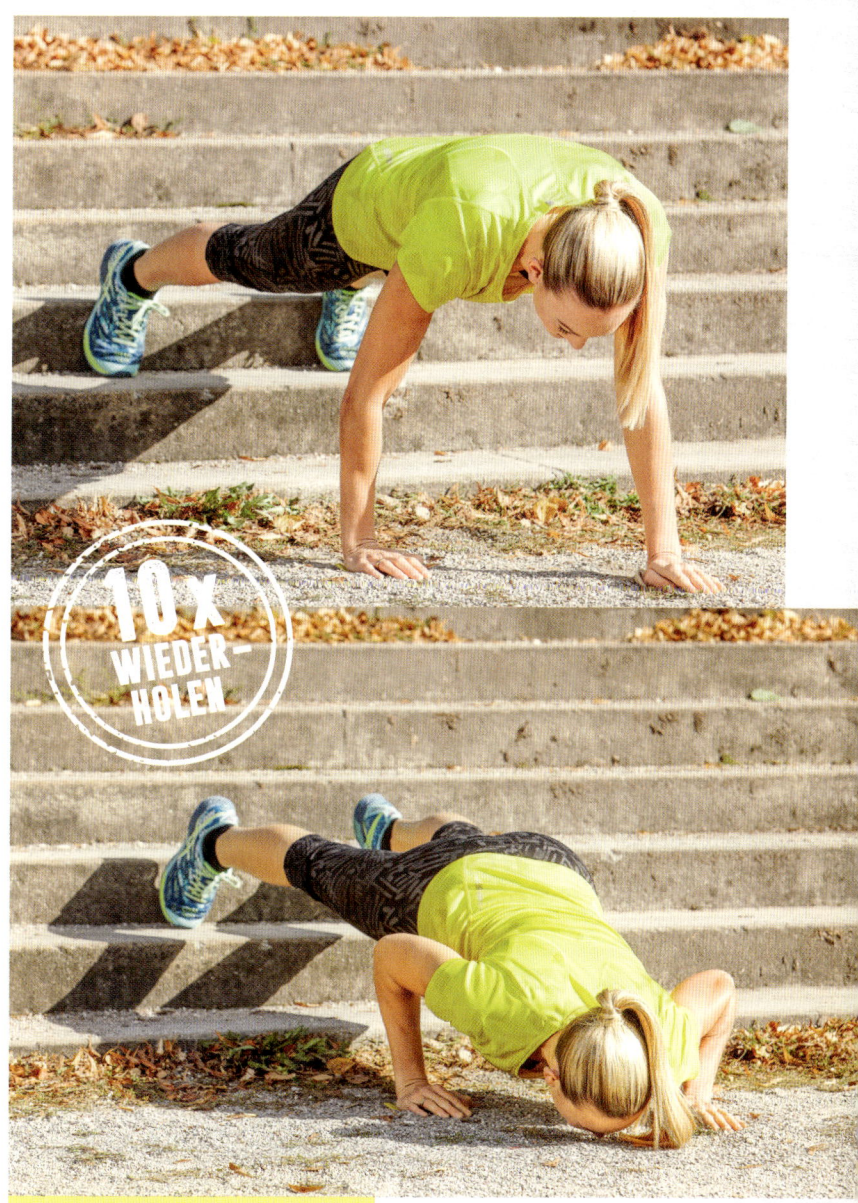

10 x WIEDER-HOLEN

TIPP

Bei dieser Übung können Sie den Schwierigkeits-grad erhöhen, indem Sie die Füße auf einer höhe-ren Stufe aufstellen.

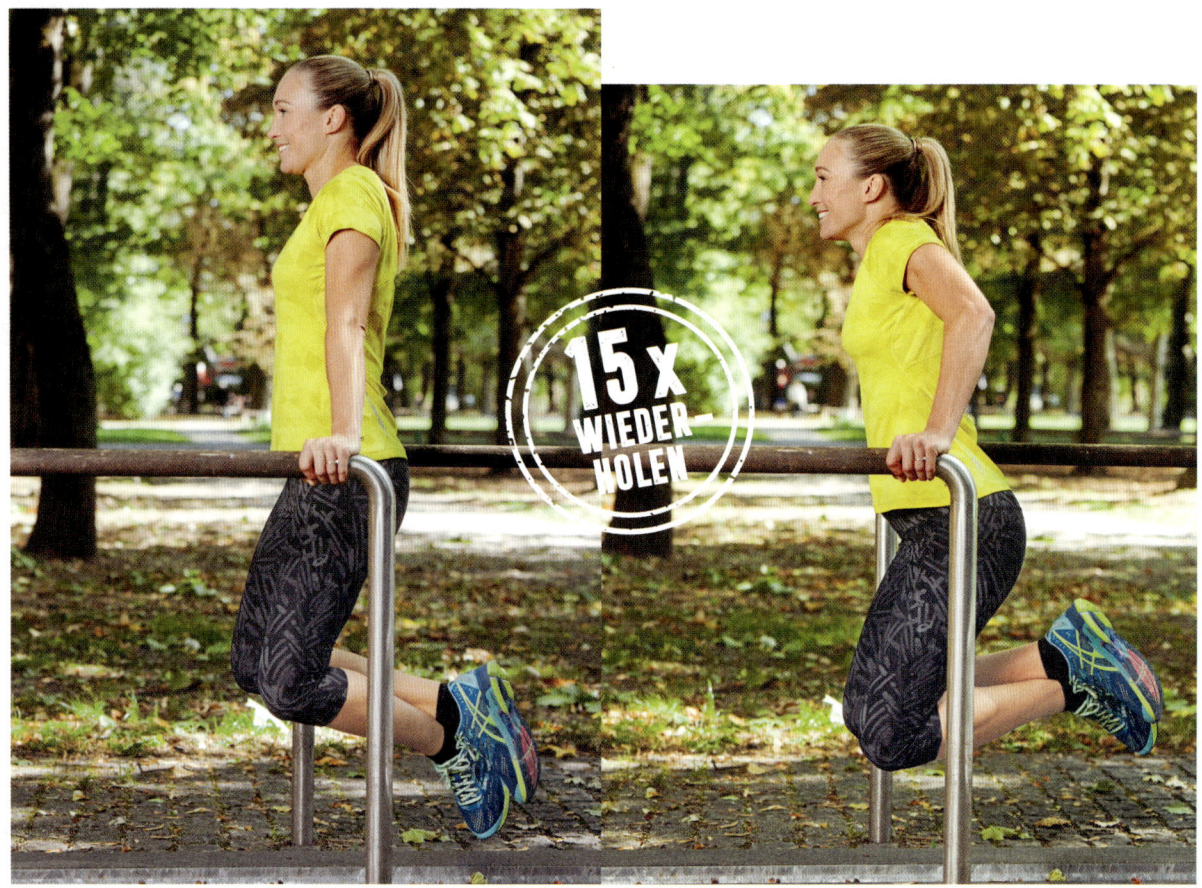

HÄNGENDE DIPS

Kräftigt die Arm- und Schultermuskulatur

1. Für diese Übung benötigen Sie etwas Ähnliches wie einen Barren. Stellen Sie sich aufrecht zwischen die Stangen und umfassen Sie jeweils rechts und links vom Körper eine Stange fest mit den Händen. Die Ellenbogen sind nahe am Körper und zeigen nach hinten. Die Füße sind angehoben und hinter dem Körper verschränkt.

2. Lassen Sie nun den Körper langsam nach unten sinken, bis die Ellenbogen mit etwa 90 Grad gebeugt sind. Die Füße bleiben dabei weiterhin in der Luft. Drücken Sie sich dann mit den Armen wieder nach oben in die Ausgangsposition. Führen Sie die Bewegung 10- bis 15-mal aus.

10 – 15 Wiederholungen, 3 – 5 Durchgänge mit je 60 Sekunden Pause

TIPP

Nicht frustriert sein, wenn die Kraft von einer auf die andere Sekunde weg ist: Das ist typisch für den hier geforderten Trizeps!

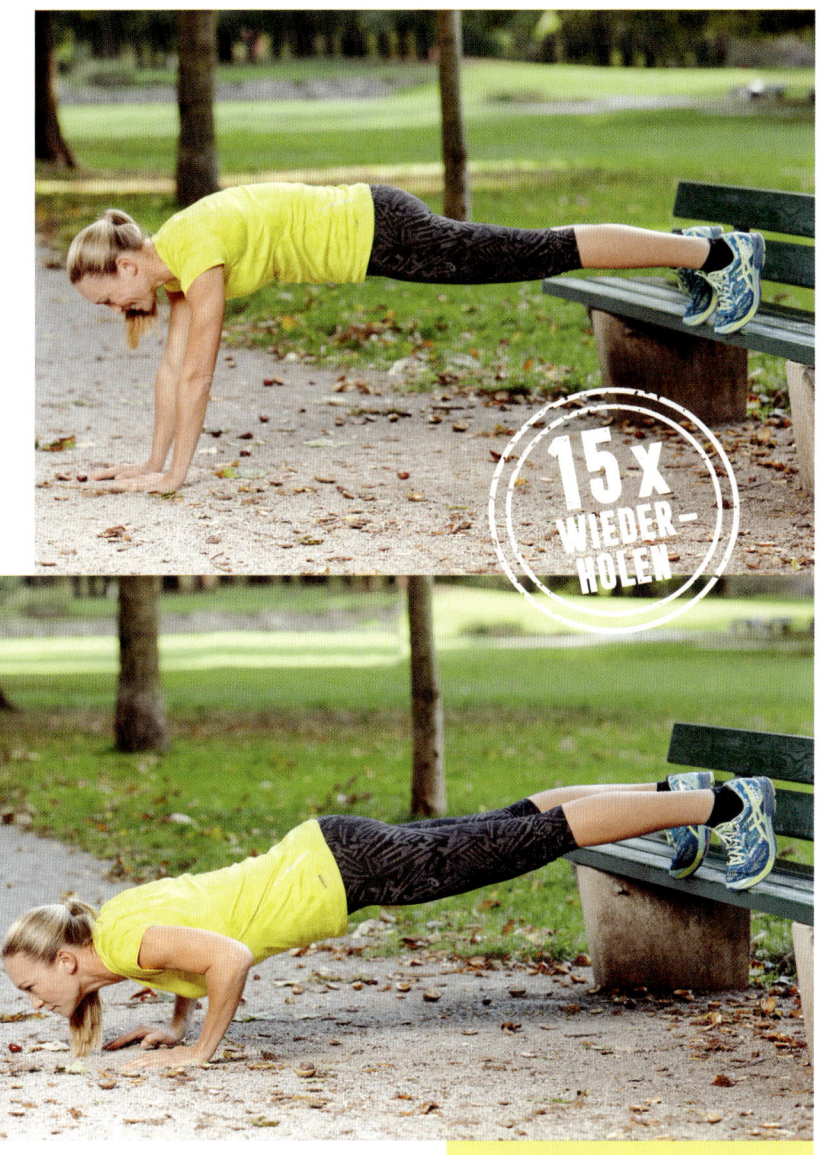

15 x WIEDER-HOLEN

ERHÖHTER LIEGESTÜTZ

Kräftigt die Arm- und Schultermuskulatur

1. Gehen Sie mit den Füßen am Rand einer Bank in die Liegestützposition. Die Hände sind mit den Handgelenken unterhalb der Schultern flach auf dem Boden aufgesetzt, die Finger zeigen nach vorn. Beine, Oberkörper und Kopf bilden eine gerade Linie. Der Blick geht auf Fingerspitzenhöhe zwischen die Hände auf den Boden.

2. Beugen Sie nun die Arme und gehen Sie tief nach unten, die Ellenbogen zeigen dabei nach hinten. Drücken Sie sich dann wieder nach oben in die Ausgangsposition. Führen Sie die Bewegung 10- bis 15-mal aus.

10 – 15 Wiederholungen, 3 – 5 Durchgänge mit je 60 Sekunden Pause

TIPP

Damit die Armmuskulatur mehr gefordert wird, müssen die Ellenbogen während der Bewegung nach hinten zeigen.

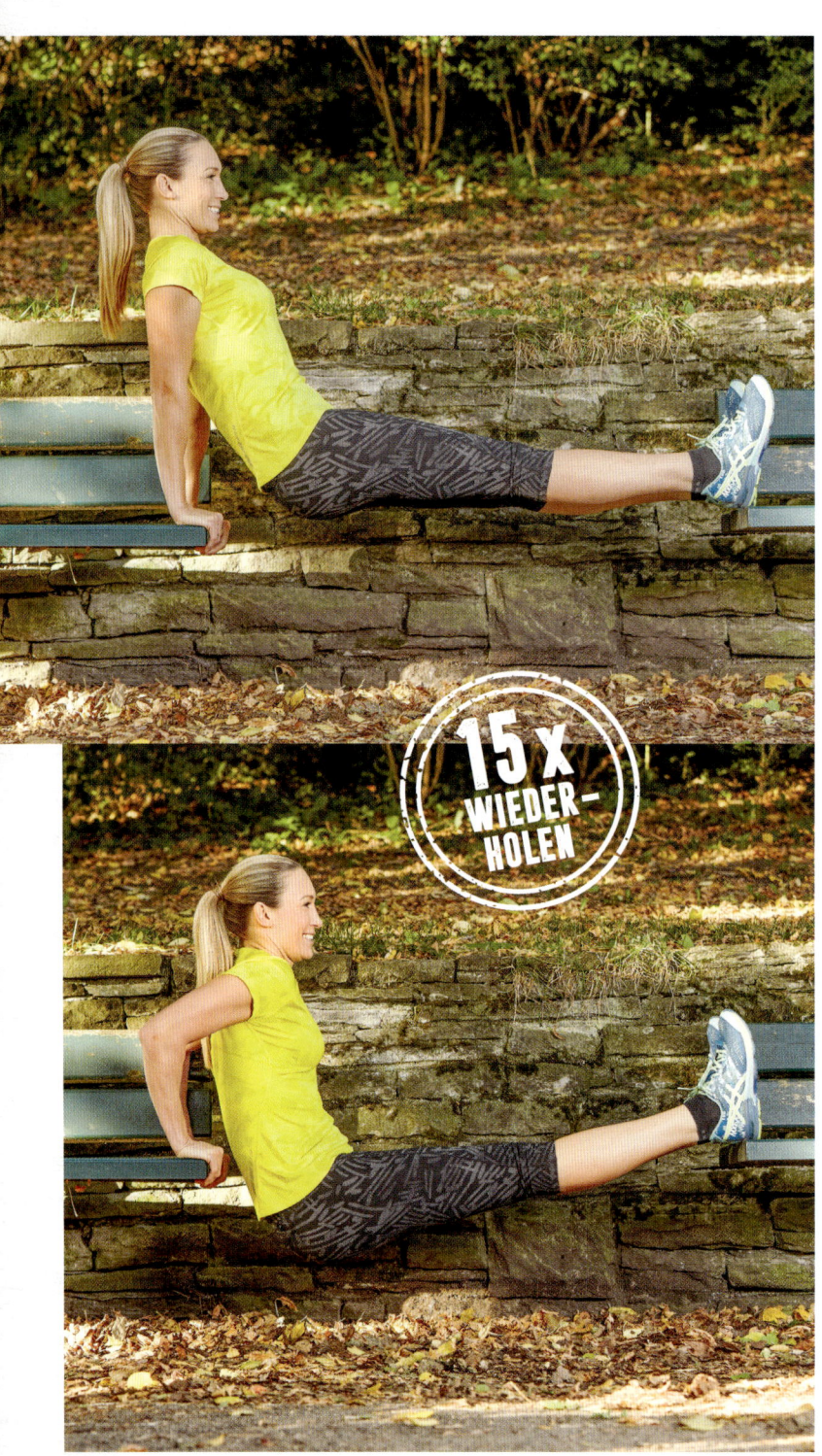

DIP-BRÜCKE

Kräftigt die Arm- und Schultermuskulatur

1. Suchen Sie sich zwei Erhöhungen, deren Abstand zueinander etwa Ihrer Beinlänge entspricht, z. B. zwei Bänke. Stellen Sie die Füße nur mit den Fersen auf einer Bank auf, die Zehen zeigen in den Himmel. Mit den Händen umfassen Sie hinter dem Körper den Rand der zweiten Bank. Die Arme sind gestreckt, die Ellenbogen zeigen nach hinten. Der Rücken ist gerade, der Blick geht gerade nach vorn.

2. Nun beugen Sie die Arme und senken dadurch den Körper ab, sodass der Po so tief wie möglich kommt. Der Rücken bleibt dabei gerade, der Blick weiterhin nach vorn gerichtet. Drücken Sie sich wieder hoch in die Ausgangsposition. Führen Sie die Bewegung 10- bis 15-mal aus.

10–15 Wiederholungen, 3–5 Durchgänge mit je 60 Sekunden Pause

RUDERN HÄNGEND

Kräftigt die Rücken- und Armmuskulatur

1. Für diese Übung benötigen Sie etwas Ähnliches wie einen Barren. Hängen Sie sich mit gestreckten Armen zwischen die beiden Stangen. Die Füße sind flach auf dem Boden aufgestellt und die Knie mit etwa 90 Grad gebeugt. Oberschenkel, Oberkörper und Kopf bilden parallel zum Boden eine gerade Linie, der Blick geht zum Himmel.

2. Nun beugen Sie die Arme und ziehen dadurch den Körper nach oben. Oberkörper, Oberschenkel und Kopf bilden dabei weiterhin eine gerade Linie. Lassen Sie sich dann zurück in die Ausgangsposition sinken. Führen Sie die Bewegung 10- bis 15-mal aus.

10 – 15 Wiederholungen, 3 – 5 Durchgänge mit je 60 Sekunden Pause

TIPP

Machen Sie die Handposition davon abhängig, wie Sie sich am besten zwischen den Stangen hochziehen können.

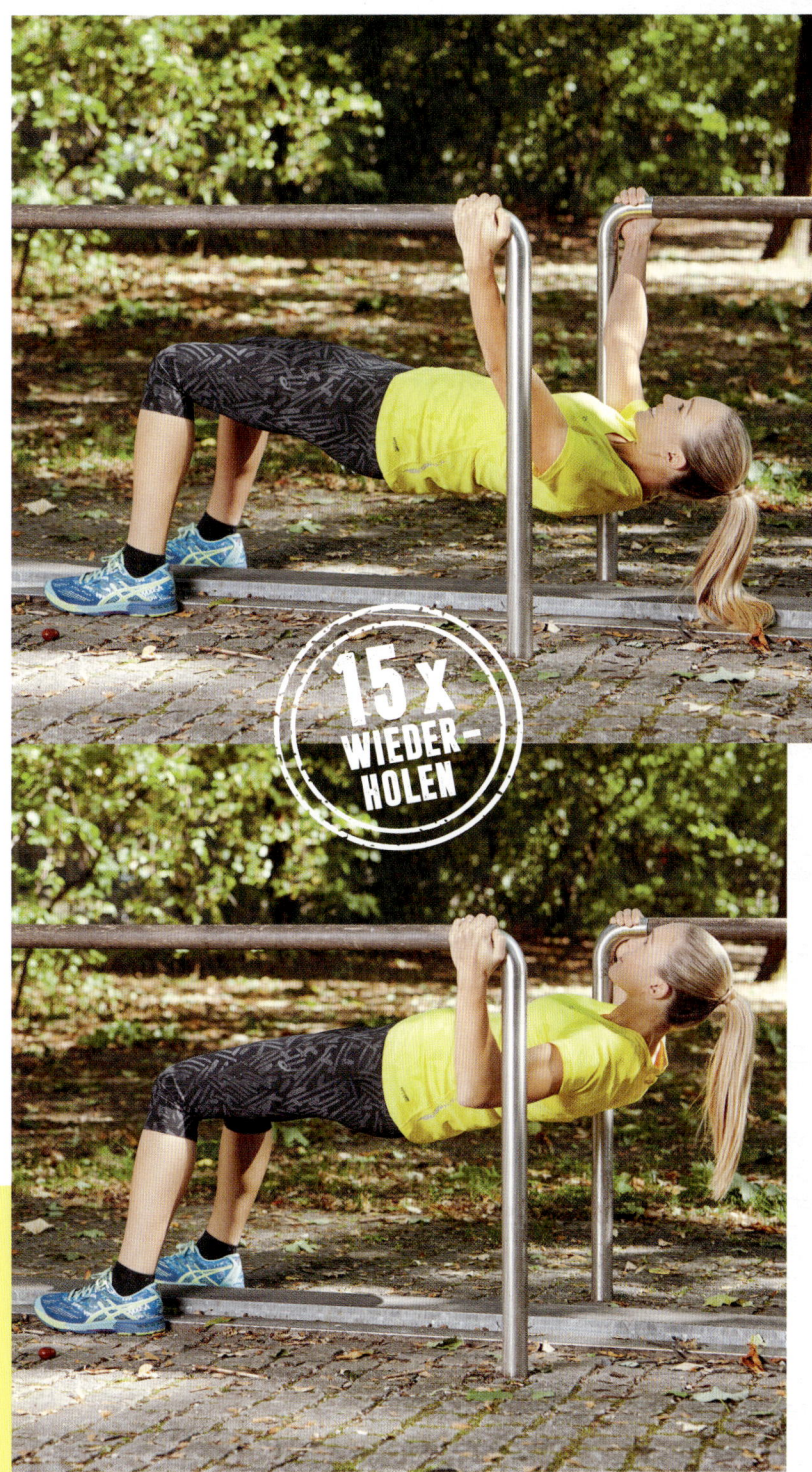

15 x WIEDER-HOLEN

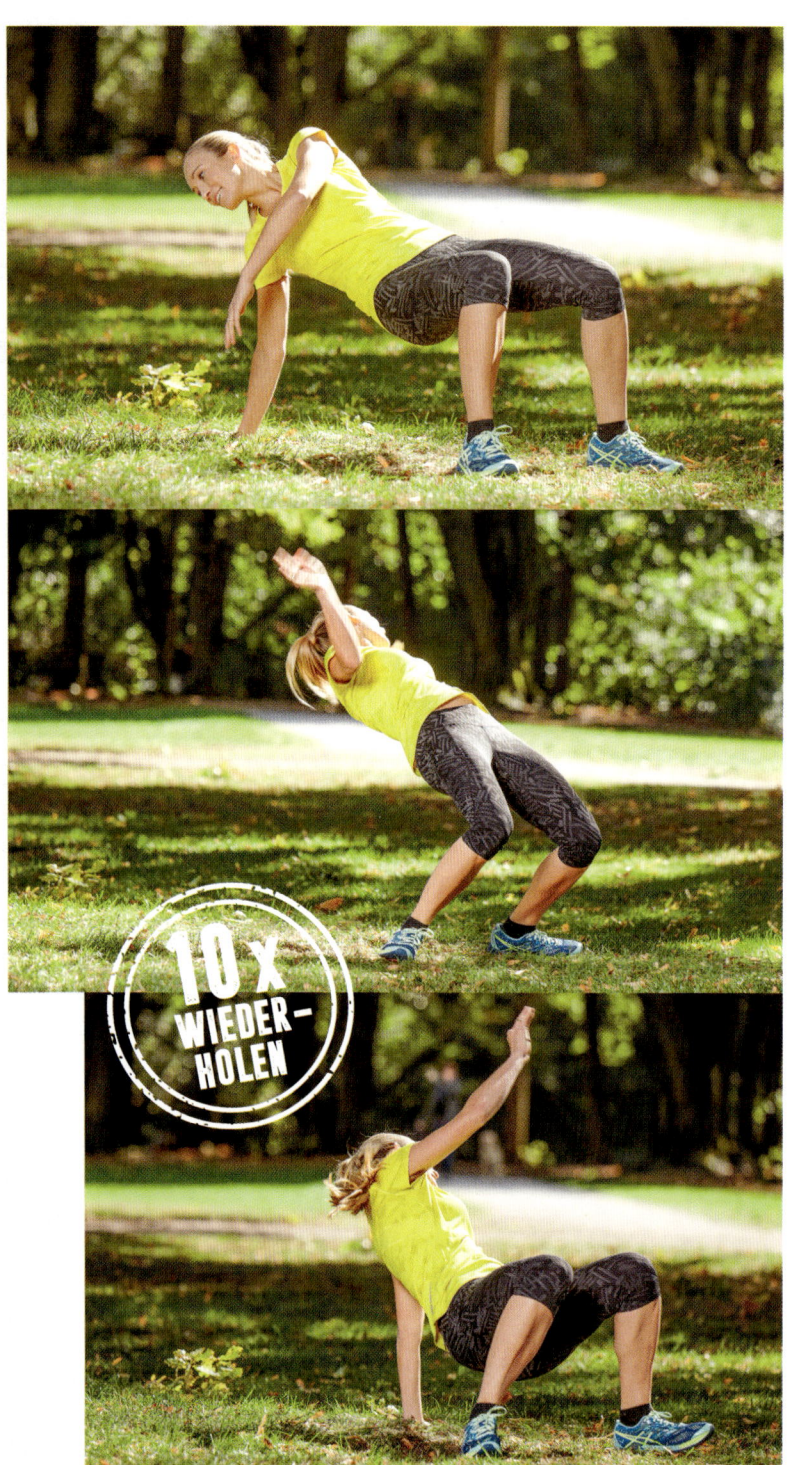

TRIPOD

Kräftigt die Rumpfmuskulatur

1. Setzen Sie sich mit angewin- kelten Beinen auf den Boden. Stützen Sie sich mit leicht ge- beugten Armen hinter dem Körper ab, die Fingerspitzen zeigen nach hinten-außen. Heben Sie den Po an, sodass Oberschenkel und Oberkör- per parallel zum Boden eine gerade Linie bilden. Nun he- ben Sie den linken Arm und führen ihn fast bis zum rech- ten Stützarm, Oberkörper und Kopf drehen dabei mit.

2. Aus dieser Position heraus drücken Sie sich nun explo- sionsartig mit dem rechten Arm ab, drehen den Ober- körper in der Luft zur ande- ren Seite und landen auf der linken Hand. Während der Drehung befinden sich beide Arme in der Luft. Stabilisie- ren Sie die Position kurz und drücken Sie sich dann wieder zur anderen Seite hin ab. Füh- ren Sie die Bewegung zu bei- den Seiten jeweils 10-mal aus.

10 Wiederholungen pro Seite, 3–5 Durchgänge mit je 60 Sekunden Pause

SPHINX

Kräftigt die Arm- und Rumpfmuskulatur

1. Legen Sie sich auf den Bauch und stützen Sie sich auf die Unterarme. Die Ellenbogen sind unterhalb der Schultern, die Unterarme parallel zueinander. Die Füße stehen auf den Zehen, das Becken ist angehoben. Der Blick geht zwischen die Unterarme.

2. Drücken Sie sich nun aus dem Unterarmstütz langsam in den Liegestütz, indem Sie die Arme strecken. Füße und Hände bleiben dabei in der Ausgangsposition. Gehen Sie dann zurück in den Unterarmstütz. Führen Sie die Bewegung 10- bis 15-mal aus.

10–15 Wiederholungen, 3–5 Durchgänge mit je 60 Sekunden Pause

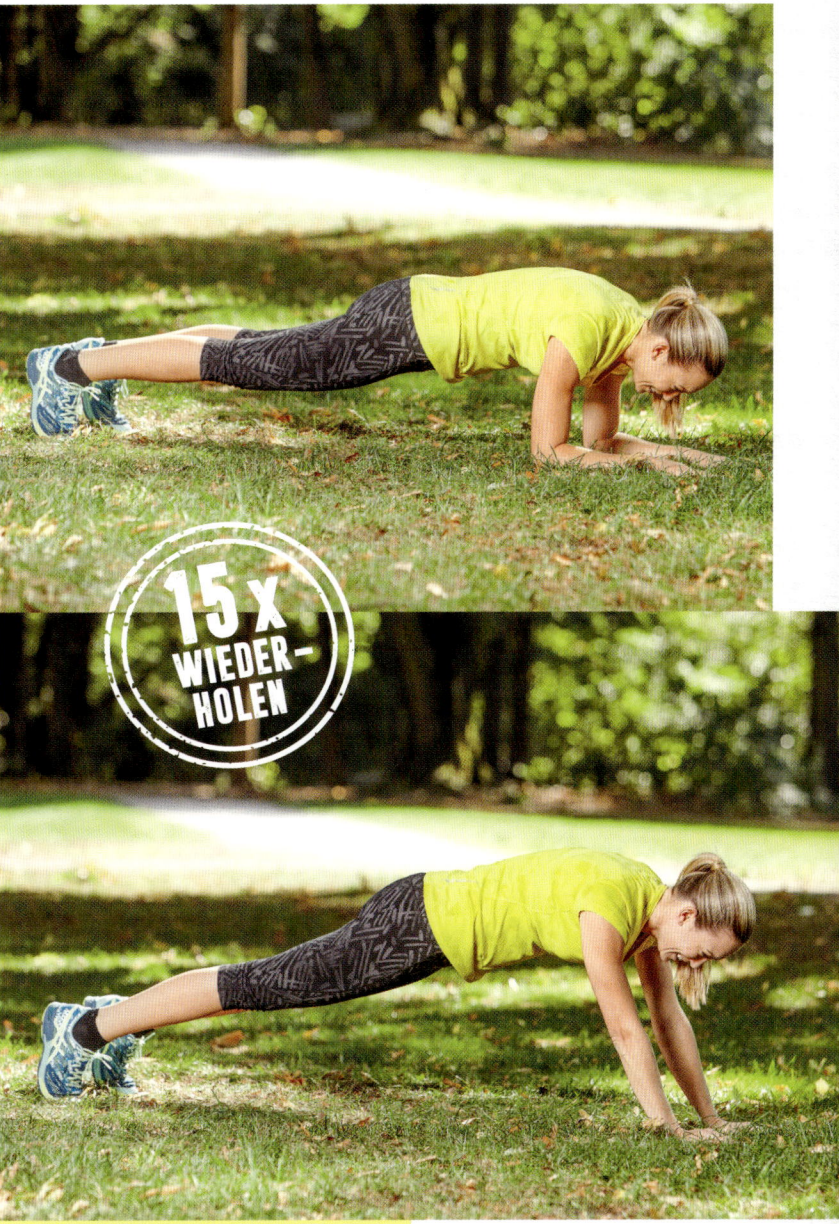

15 x WIEDER-HOLEN

TIPP

Idealerweise zeigen die Ellenbogen während der Übung nach hinten– so ist es für die Arme am effektivsten.

TRIZEPS-DRÜCKEN AN DER TREPPE

Kräftigt die Armmuskulatur

1. Stellen Sie sich vor das untere Ende einer Treppe. Die Hände sind bei fast gestreckten Armen auf einer Stufe aufgesetzt, die Finger zeigen nach vorn. Die Füße sind bei gestreckten Beinen unterhalb der Treppe nur mit den Ballen aufgestellt. Oberkörper und Kopf bilden eine gerade Linie, die Beine sind mit etwa 120 Grad abgewinkelt. Der Blick geht zwischen die Hände auf die Treppenstufe.

2. Nun beugen Sie die Ellenbogen nahezu 90 Grad, dabei zeigen die Ellenbogen nach hinten. Oberkörper und Kopf bewegen sich in Richtung Stufen. Achten Sie darauf, dass die Schultern nicht zu viel Arbeit übernehmen, die Übung wird über das Beugen und Strecken der Arme ausgeführt. Strecken Sie die Arme zurück in die Ausgangsposition. Führen Sie die Bewegung 10- bis 15-mal aus.

10–15 Wiederholungen, 3–5 Durchgänge mit je 60 Sekunden Pause

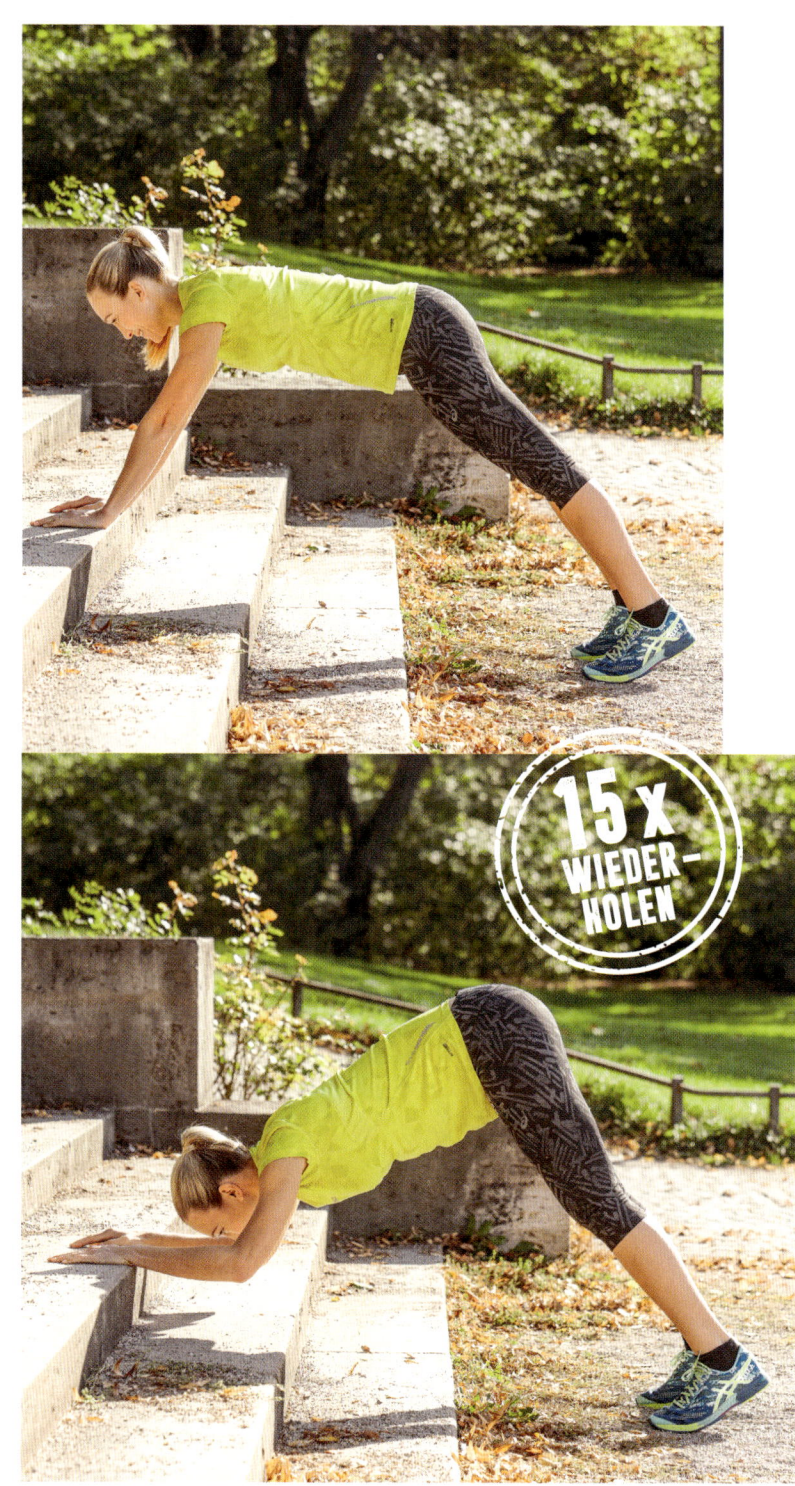

15 x WIEDER-HOLEN

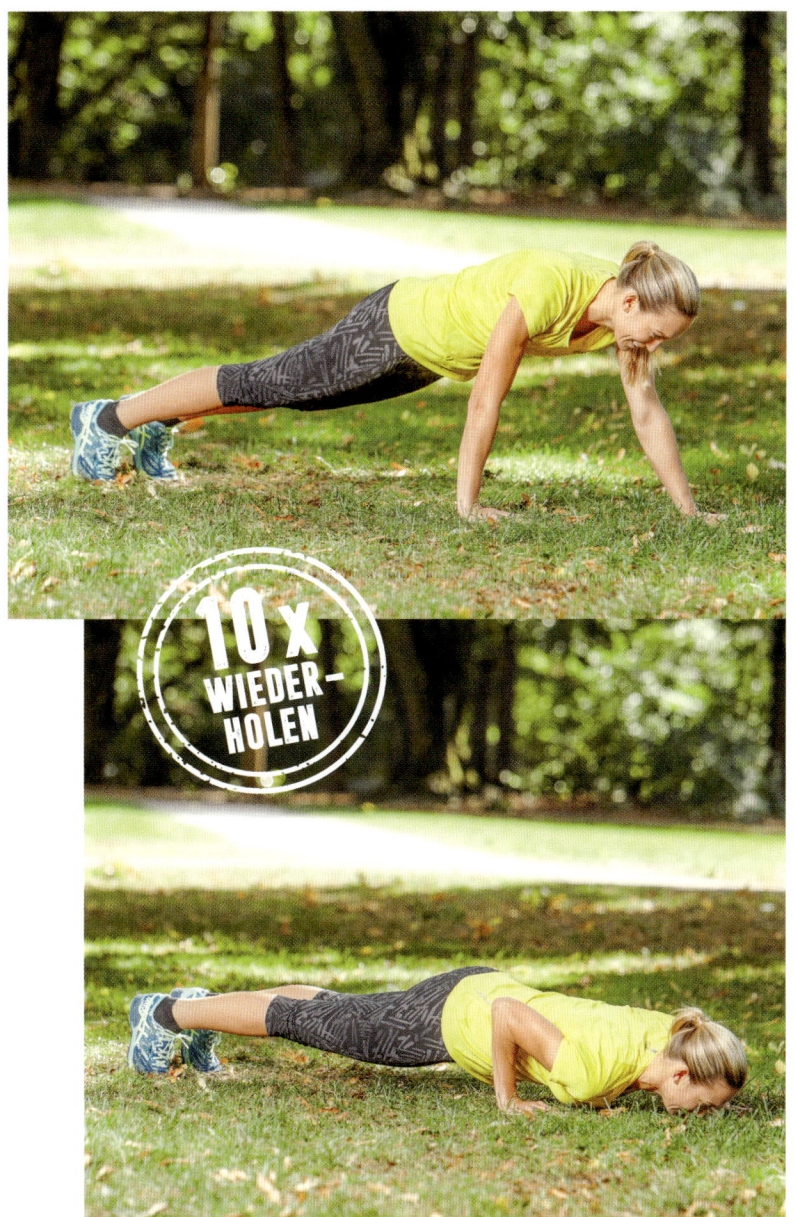

LIEGESTÜTZ VERSETZT

Kräftigt die Brust-, Schulter- und Armmuskulatur

1. Gehen Sie in die Liegestützposition. Die Hände sind etwas vor den Schultern auf dem Boden aufgesetzt, die Finger zeigen nach vorn. Beine, Oberkörper und Kopf bilden eine gerade Linie, der Blick geht zwischen die Hände auf den Boden. Versetzen Sie einen Arm etwas nach hinten, ohne die restliche Körperposition zu verändern.

2. Beugen Sie nun die Arme und gehen Sie tief nach unten, die Ellenbogen zeigen dabei nach hinten. Die Nasenspitze berührt fast den Boden. Gehen Sie zurück in die Ausgangsposition. Führen Sie die Bewegung 10-mal aus. Wechseln Sie dann die Stellung der Arme und führen Sie die Bewegung erneut 10-mal aus.

10 Wiederholungen pro Seite, 3–5 Durchgänge mit je 60 Sekunden Pause

TIPP

Vermeiden Sie bei diesem erhöhten Schwierigkeitsgrad Ausweichbewegungen und halten Sie den Rücken gerade.

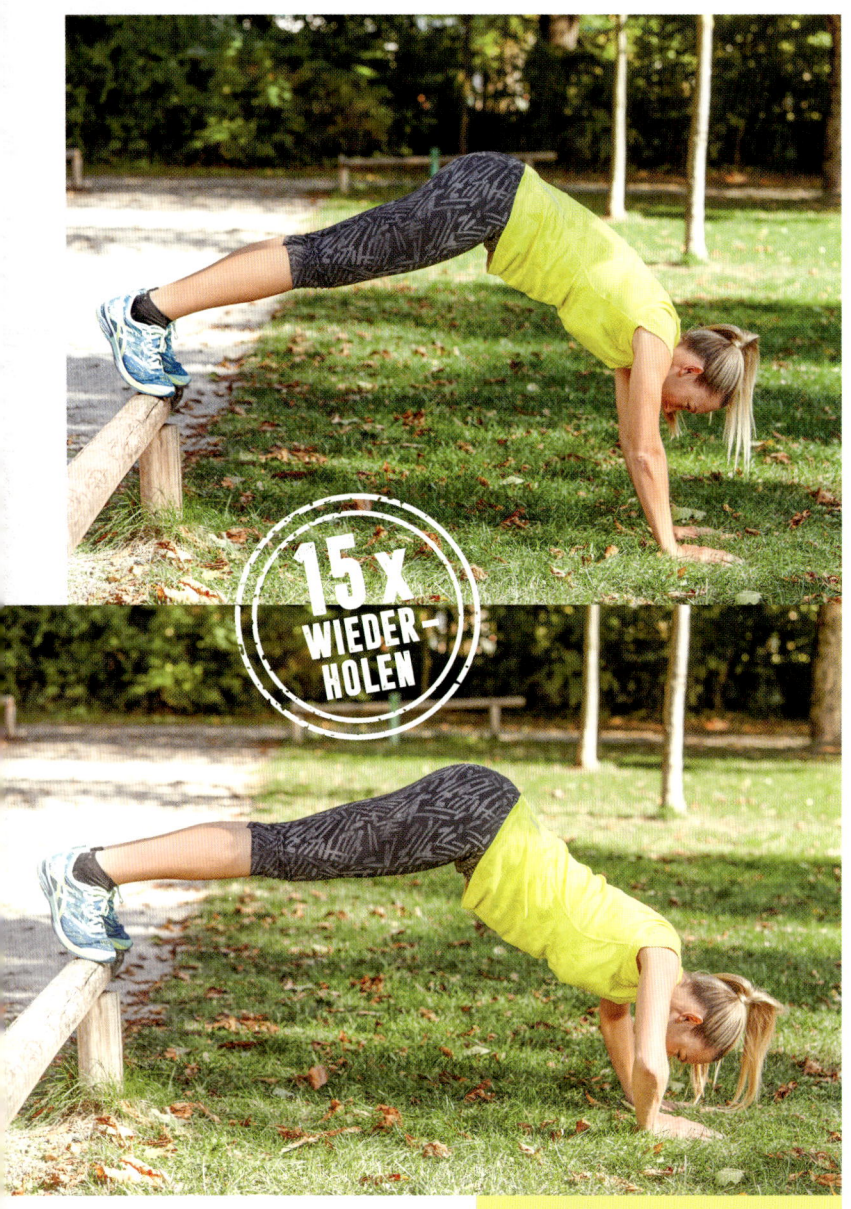

15 x WIEDER-HOLEN

PYRAMIDEN-LIEGESTÜTZ

Kräftigt die Arm-, Brust- und Schultermuskulatur

1. Gehen Sie mit den Füßen auf einer Erhöhung, z. B. einer Rasenbegrenzung, in die Liegestützposition, die Arme sind gestreckt. Wandern Sie dann mit den Händen so weit nach hinten, bis Ihr Körper mit dem Po als Spitze die Form einer flachen Pyramide darstellt. Der Rücken ist gerade, der Blick geht zwischen die Hände auf den Boden.

2. In dieser Position beugen Sie nun die Arme und gehen tief nach unten, durch die erhöhte Position ist der Liegestütz stark erschwert. Gehen Sie zurück in die Ausgangsposition und führen Sie die Bewegung 10- bis 15-mal aus.

10 – 15 Wiederholungen, 3 – 5 Durchgänge mit je 60 Sekunden Pause

TIPP

Achten Sie darauf, dass die Schultern über den Handgelenken stehen und der Kopf die Wirbelsäule gerade verlängert.

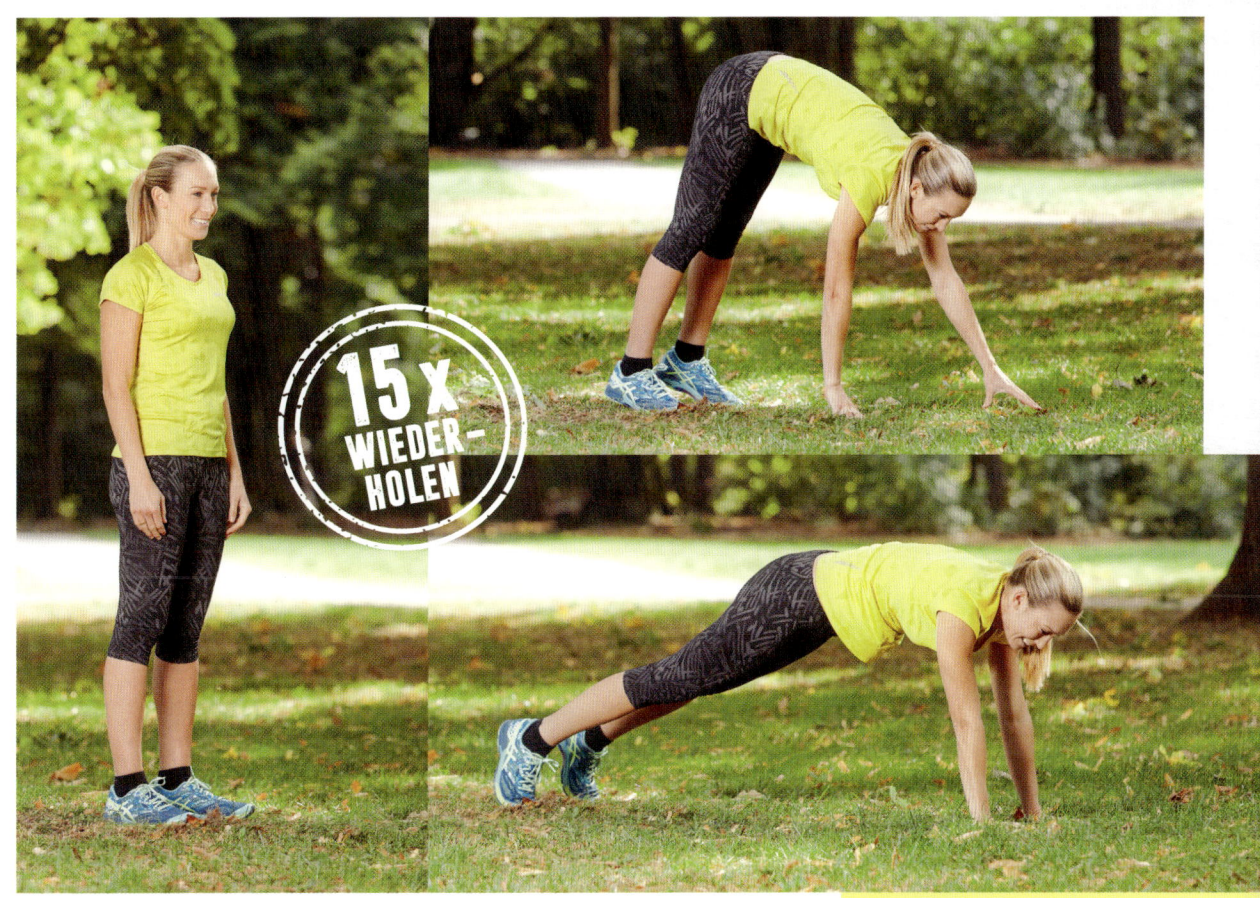

PLANK
WALK-OUT

**Kräftigt die Rumpf-,
Arm-, Brust- und
Schultermuskulatur**

1. Stellen Sie sich aufrecht hin. Beugen Sie sich mit geradem Rücken und gestreckten Beinen vor. Die Hände berühren bei gestreckten Armen den Boden, die Finger zeigen vor.

2. Gehen Sie nun mit den Händen nach vorn in den Liegestütz, die Zehen bleiben fixiert. Halten Sie die Position kurz. Gehen Sie dann zurück in die aufrechte Position. Führen Sie die Bewegung 10- bis 15-mal aus.

TIPP

Je mehr Sie mit den Fersen am Boden bleiben, desto intensiver ist die Dehnung der Oberschenkelrückseite. Das ist ein angenehmer Nebeneffekt dieser Übung!

**10–15 Wiederholungen,
3–5 Durchgänge mit je
60 Sekunden Pause**

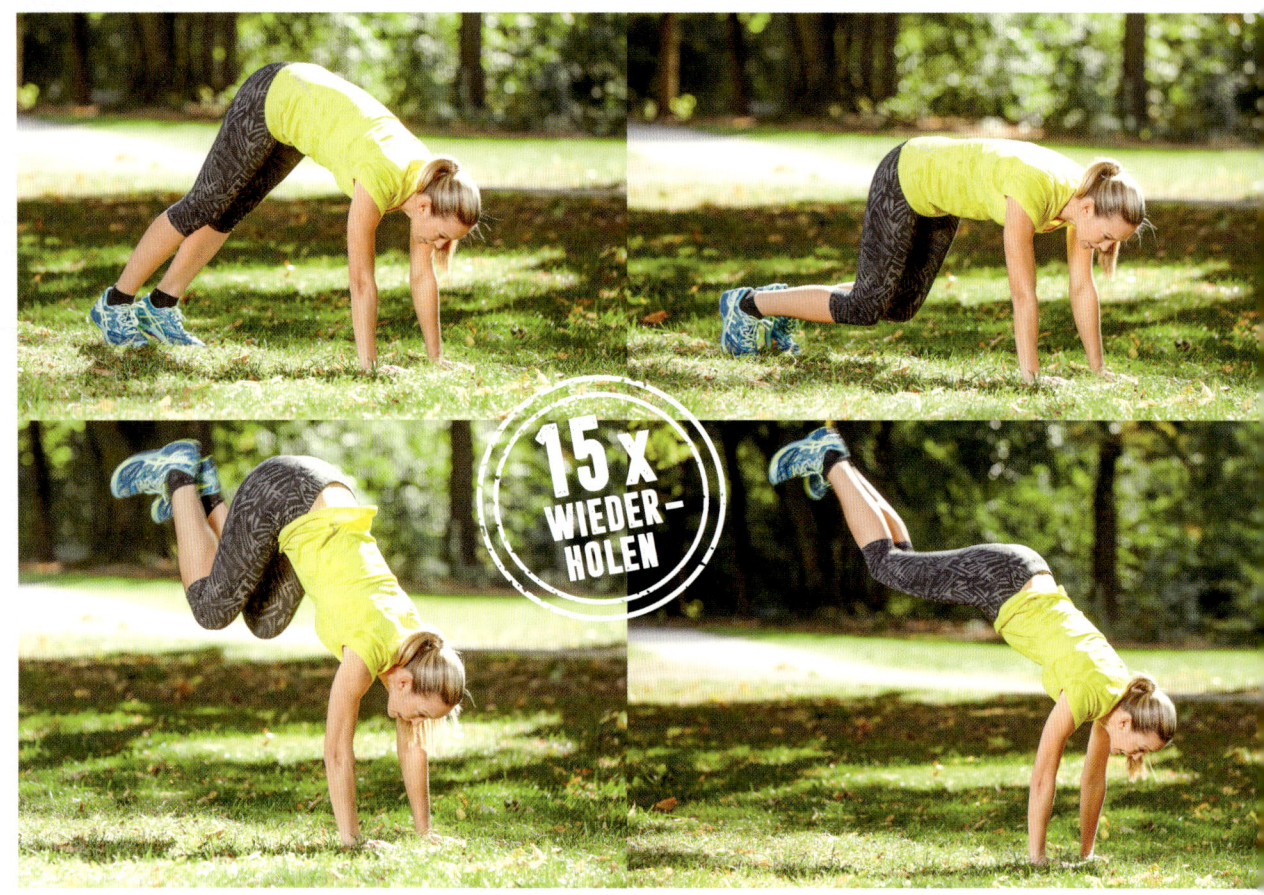

ESELTRITT

**Kräftigt die Bauch-, Bein-
und Armmuskulatur**

1. Gehen Sie auf alle Viere in
eine umgedrehte V-Position.
Die Hände sind unterhalb
der Schultern auf dem Boden
aufgesetzt, der Blick geht
zwischen die Hände.

2. Beide Füße schnellen nun
vom Boden nach hinten in
die Höhe. Der Körper ist in der
Luft und wird von den Armen
stabilisiert. Landen Sie wieder in der Ausgangsposition
und führen Sie die Bewegung
10- bis 15-mal aus.

**10 – 15 Wiederholungen,
3 – 5 Durchgänge mit je
60 Sekunden Pause**

TIPP

Im Idealfall bilden Fersen,
Rücken und Kopf eine
Linie, wenn der höchste
Punkt des Sprungs er-
reicht ist.

HÜFTROTATION AUS UNTERARMSTÜTZ

Kräftigt die Bauch- und Rumpfmuskulatur

1. Gehen Sie in den Unterarmstütz. Die Ellenbogen befinden sich auf Schulterhöhe, die Unterarme sind nahezu parallel zueinander. Das Becken ist angehoben. Beine, Oberkörper und Kopf bilden eine gerade Linie. Der Blick geht zwischen die Unterarme.

2. Heben Sie nun langsam ein Bein an und drehen Sie es zusammen mit der Hüfte seitlich nach oben Richtung Himmel. Der Blick folgt dabei der Bewegung, die Unterarme und das Stützbein bleiben stabil auf dem Boden. Halten Sie diese Position kurz. Bewegen Sie dann das Bein zurück in die Ausgangsposition. Führen Sie die Bewegung mit beiden Beinen nacheinander je 10- bis 15-mal aus.

10–15 Wiederholungen pro Seite, 3–5 Durchgänge mit je 60 Sekunden Pause

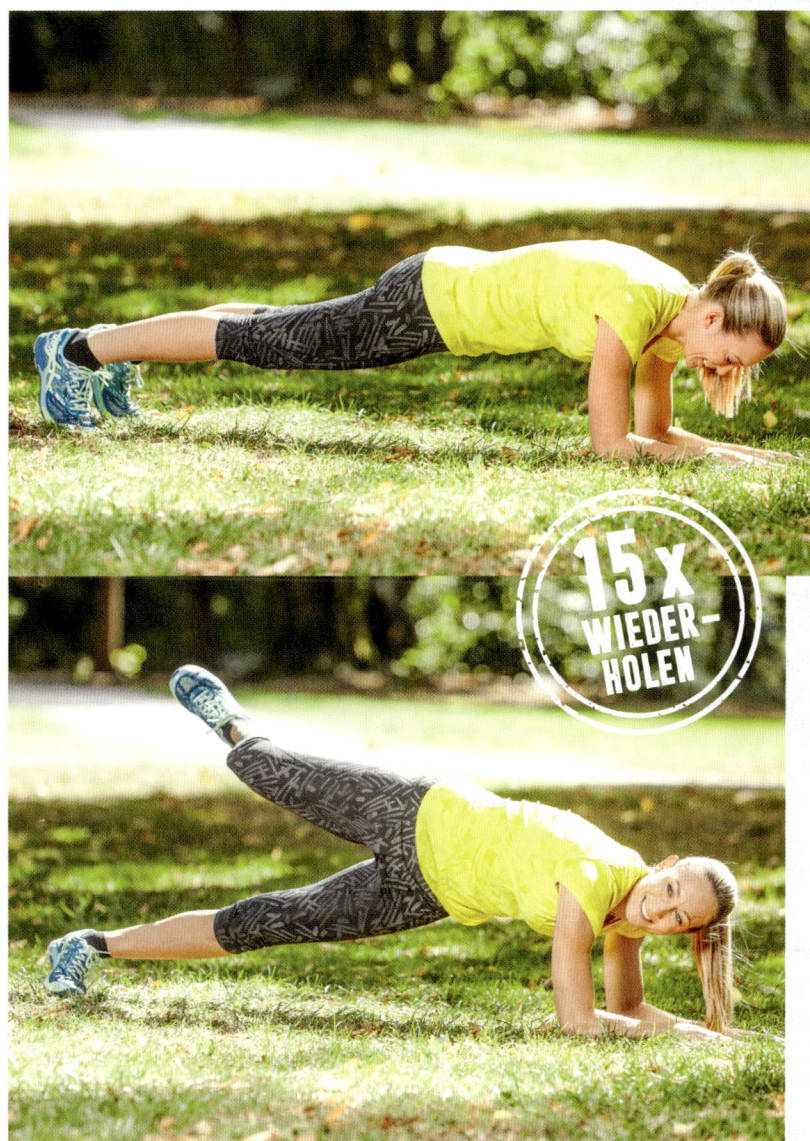

15 x WIEDERHOLEN

TIPP

Anders als beim seitlichen Beinheber dreht sich hier das Becken mit. So werden auch die seitlichen Bauchmuskeln gefordert.

PLANK MOGUL-SPRÜNGE

Kräftigt die Bauch- und Rückenmuskulatur

1. Gehen Sie in den Liegestütz. Die Hände sind unterhalb der Schultern auf dem Boden aufgesetzt, die Finger zeigen nach vorn. Beine, Oberkörper und Kopf bilden eine gerade Linie, der Blick geht auf Fingerhöhe zwischen die Hände.

2. Springen Sie mit beiden Füßen zu einer Seite. Die Beine werden dabei zum Oberkörper hin angezogen, die Knie zeigen schräg nach außen. Springen Sie zurück zur Mitte und dann zur anderen Seite. Führen Sie den Bewegungsablauf 10- bis 15-mal aus.

10 – 15 Wiederholungen, 3 – 5 Durchgänge mit je 60 Sekunden Pause

TIPP

Achten Sie darauf, dass der Rücken während der Bewegung immer gerade bleibt und Sie Ihre Körperposition mit den Händen stabil halten.

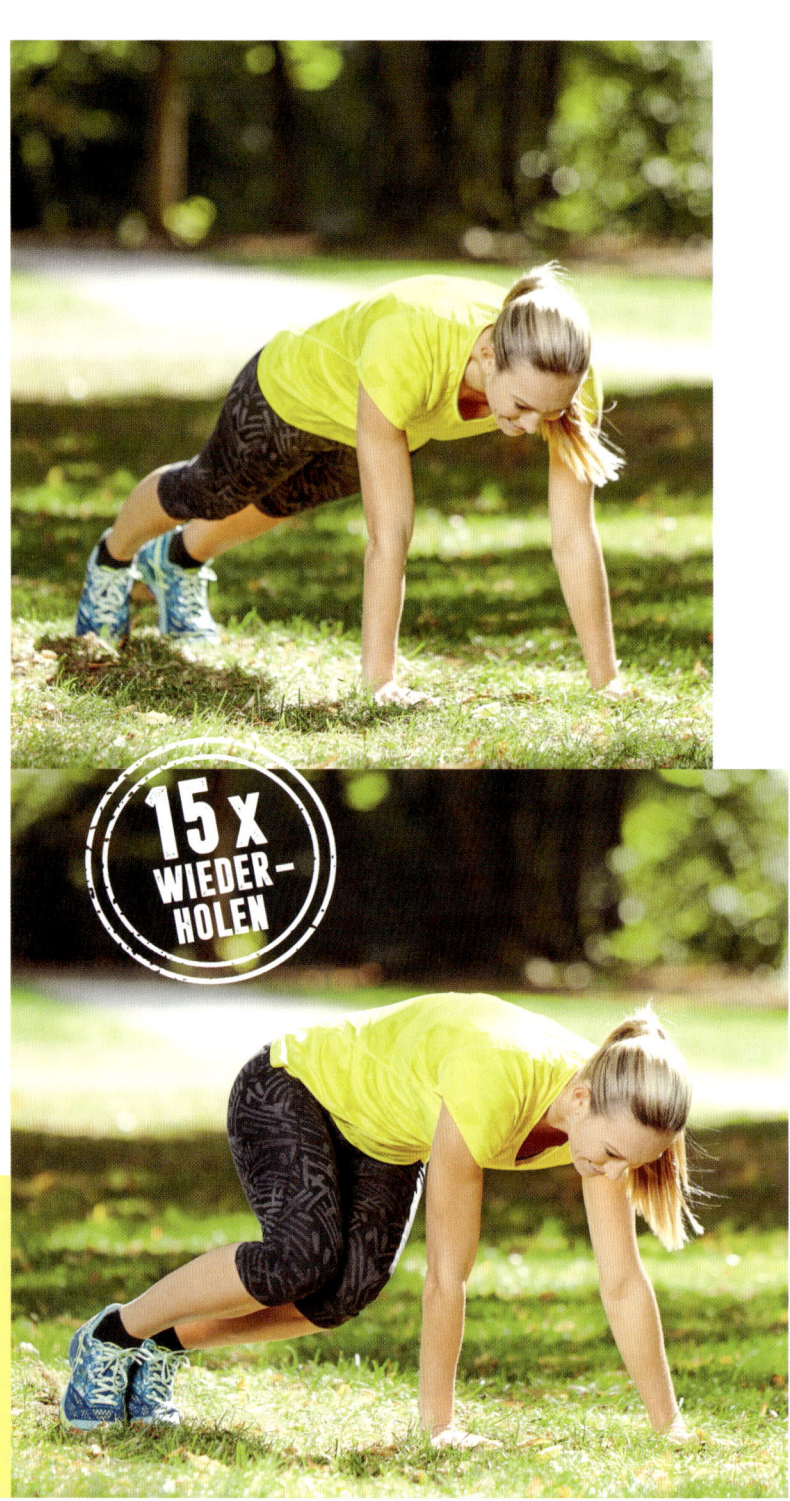

15 x WIEDER-HOLEN

UMGEDREHTER UNTERARM-STÜTZ

Kräftigt die Arm-, Bauch- und Pomuskulatur

1. Setzen Sie sich seitlich auf eine Bank. Die Beine sind gestreckt, die Zehen zeigen zum Himmel. Der Oberkörper ist aufrecht, der Blick geht gerade nach vorn. Die Hände umfassen hinter dem Oberkörper bei nur leicht gebeugten Armen die Kanten der Bank.

2. Drücken Sie nun Ihren Körper mit den Armen hoch, bis nur noch die Fersen und die Hände die Bank berühren. Oberkörper und Beine bilden eine gerade Linie und der Blick geht schräg nach vorn oben. Spannen Sie die Bauch- und Pomuskulatur fest an und halten Sie die Position 20 Sekunden. Gehen Sie dann zurück in die Ausgangsposition.

**20 Sekunden halten,
3–5 Durchgänge mit je
60 Sekunden Pause**

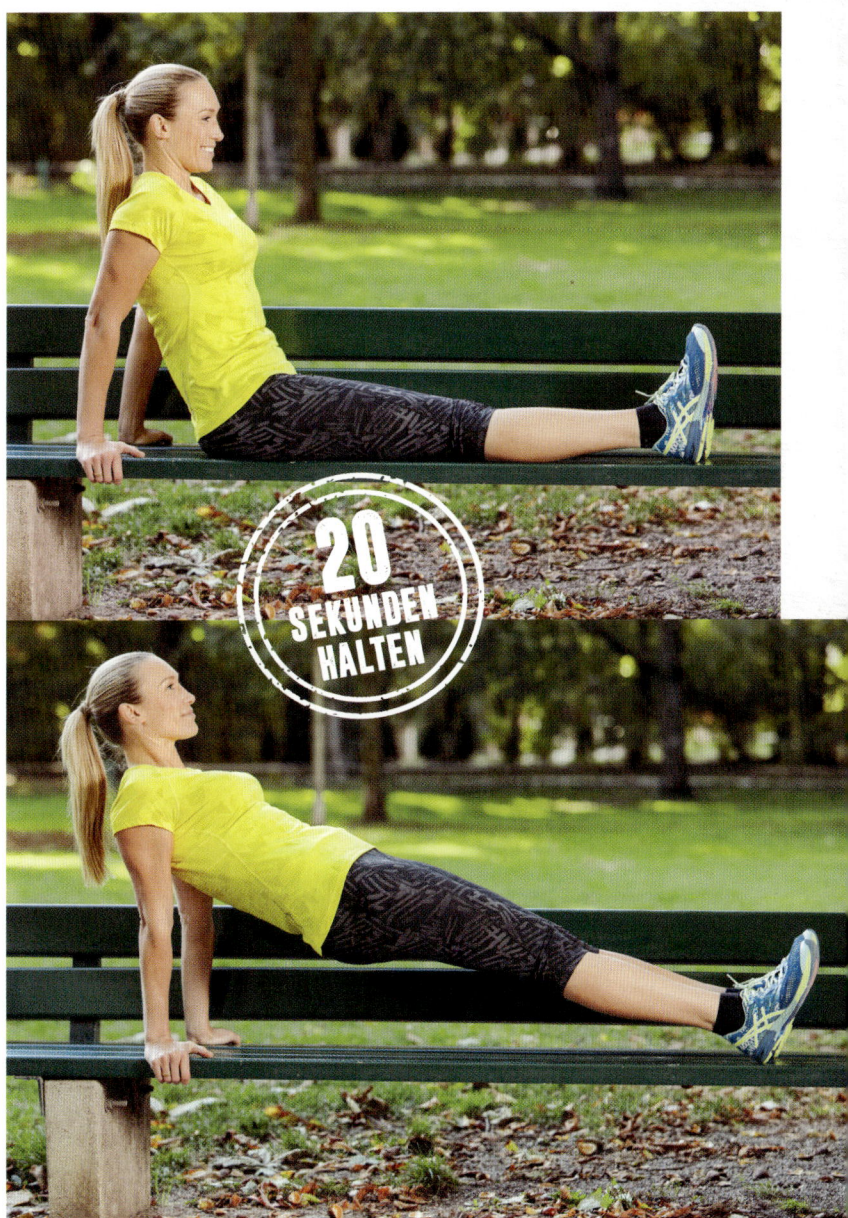

20 SEKUNDEN HALTEN

TIPP

Die Schultern sollten in der hochgedrückten Körperposition senkrecht über den Handgelenken stehen.

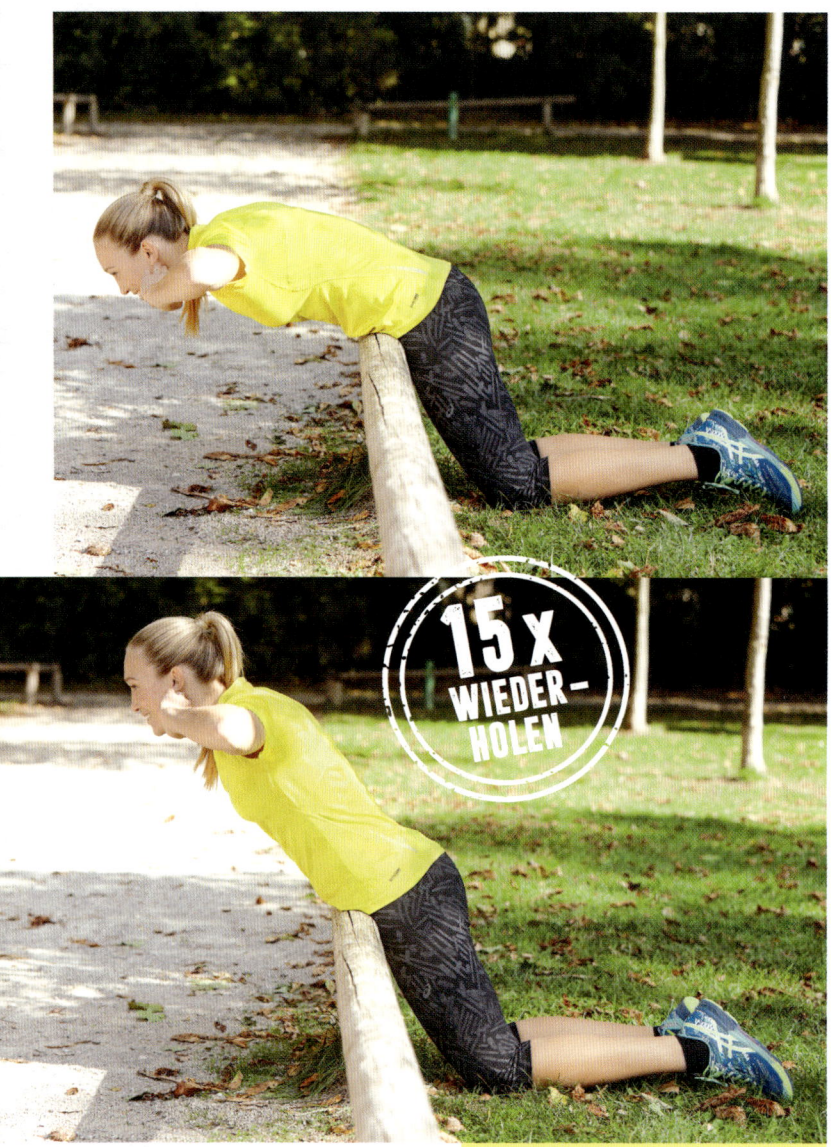

15 x WIEDER-HOLEN

AUFRICHTEN IM KNIESTAND

Kräftigt die untere Rückenmuskulatur

1. Knien Sie sich nah vor ein niedriges Geländer, z. B. eine Rasenbegrenzung. Legen Sie sich mit dem Bauch nach vorn über das Geländer, achten Sie dabei auf eine bequeme Position. Mit den Händen stützen Sie unterhalb der Ohren den Kopf.

2. Richten Sie nun den Oberkörper auf, sodass Kopf, Oberkörper und Oberschenkel nahezu eine gerade Linie bilden. Achten Sie dabei darauf, den Kopf gerade zu halten und ihn nicht in den Nacken zu legen. Gehen Sie dann zurück in die Ausgangsposition. Führen Sie die Bewegung 10- bis 15-mal aus.

10–15 Wiederholungen, 3–5 Durchgänge mit je 60 Sekunden Pause

TIPP

Falls Sie kein niedriges Geländer finden, legen Sie sich flach auf Bauch und heben den Oberkörper 2 bis 3 cm an.

DIAGONALER UNTERARMSTÜTZ

Kräftigt die Rücken- und Bauchmuskulatur

1. Gehen Sie in den Unterarmstütz. Die Ellenbogen befinden sich auf Schulterhöhe, die Unterarme sind nahezu parallel zueinander. Das Becken ist angehoben. Beine, Oberkörper und Kopf bilden eine gerade Linie. Der Blick geht zwischen die Unterarme.

2. Heben Sie nun das rechte Bein und den linken Arm etwa bis auf Höhe des Rückens an und halten Sie die Position kurz. Gehen Sie zurück in die Ausgangsposition. Heben Sie dann das linke Bein und den rechten Arm an. Führen Sie die Bewegung pro Seite 10-mal aus.

10 Wiederholungen pro Seite, 3–5 Durchgänge mit je 60 Sekunden Pause

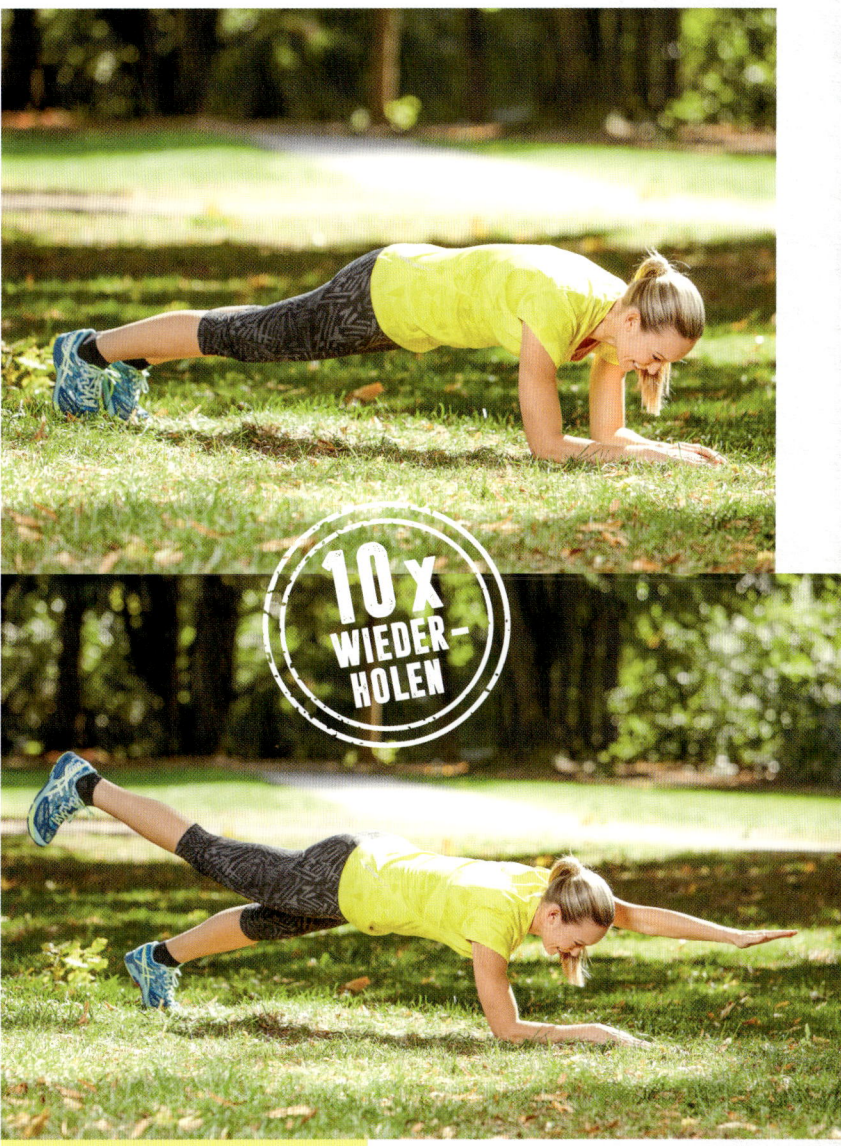

10 x WIEDERHOLEN

TIPP

Heben Sie Bein und Arm nicht zu weit vom Boden. Wichtiger: im Becken stabil bleiben und nicht seitlich ausweichen!

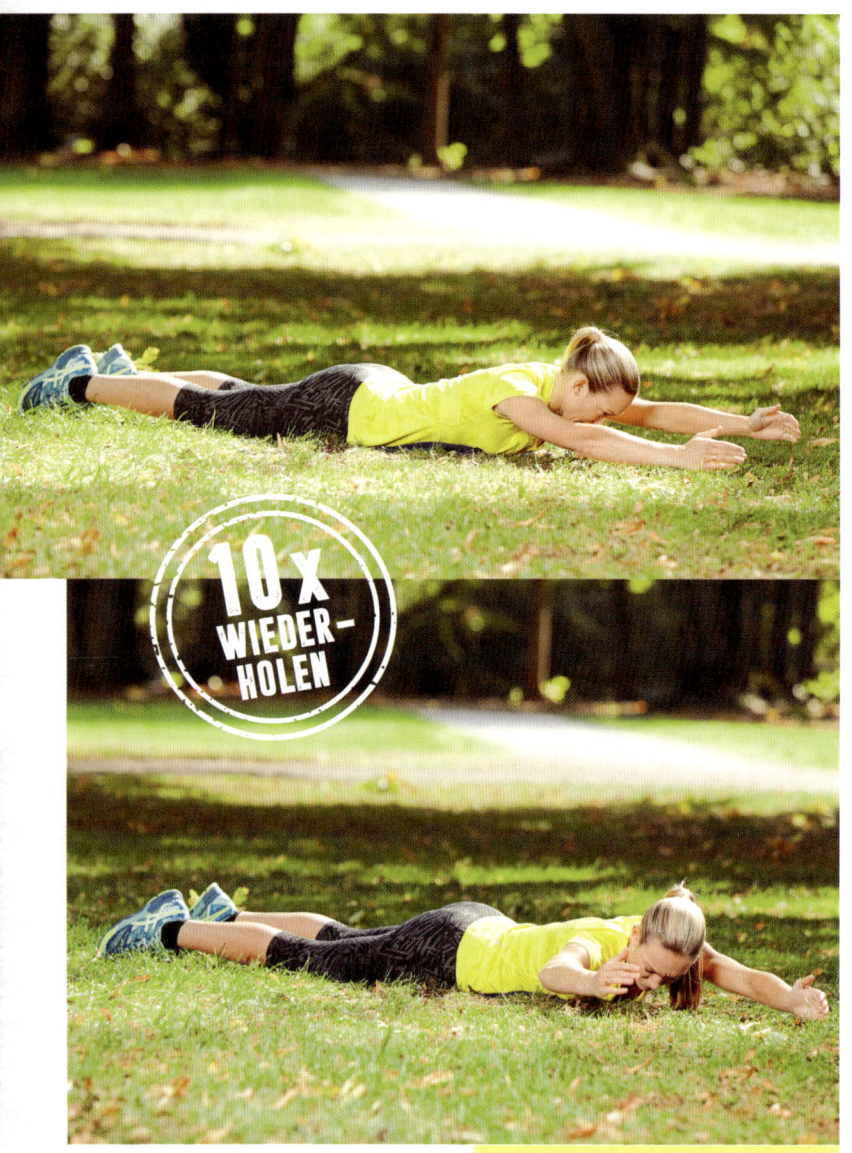

SUPERWOMAN

Kräftigt die untere Rücken- und Pomuskulatur

1. Legen Sie sich flach mit dem Bauch auf den Boden. Die Arme sind nach vorn gestreckt, die Handinnen-flächen zeigen zueinander. Die Beine sind bis zu den Zehenspitzen nach hinten ausgestreckt. Der Blick geht gerade nach unten zwischen die Arme auf den Boden.

2. Nun heben Sie den Ober-körper samt Armen an und drehen ihn zur rechten Seite, der Kopf bleibt dabei gerade. Halten Sie die Position kurz und gehen Sie wieder zurück in die Ausgangsposition. Führen Sie die Bewegung dann zur linken Seite aus. Machen Sie die Bewegung 10-mal zu jeder Seite.

10 Wiederholungen pro Seite, 3–5 Durchgänge mit je 60 Sekunden Pause

TIPP

Richten Sie den Blick immer nach unten. So gelingt es Ihnen, die Schultern parallel zum Boden zu halten.

UMGEDREHTER OBERARM-STÜTZ

Kräftigt die Arm- und Rumpfmuskulatur

1. Setzen Sie sich mit ausgestreckten Beinen auf den Boden zwischen zwei Bänke. Die Oberarme sind mit der Innenseite seitlich in Schulterhöhe auf den Bänken aufgestützt, die Ellenbogen gebeugt. Mit den Händen umfassen Sie die vorderen Kanten der Bänke.

2. Heben Sie nun Ihren Po so weit an, dass der Körper von Kopf bis Fuß eine gerade Linie bildet. Halten Sie die Position 15 bis 20 Sekunden. Gehen Sie dann langsam zurück in die Ausgangsposition.

15–20 Sekunden halten, 3–5 Durchgänge mit je 60 Sekunden Pause

TIPP

Wählen Sie den Abstand der Bänke so, dass die Oberarme mindestens zur Hälfte eine Auflagefläche haben. Ansonsten laufen Sie Gefahr, sich an den Ellenbogen zu verletzen.

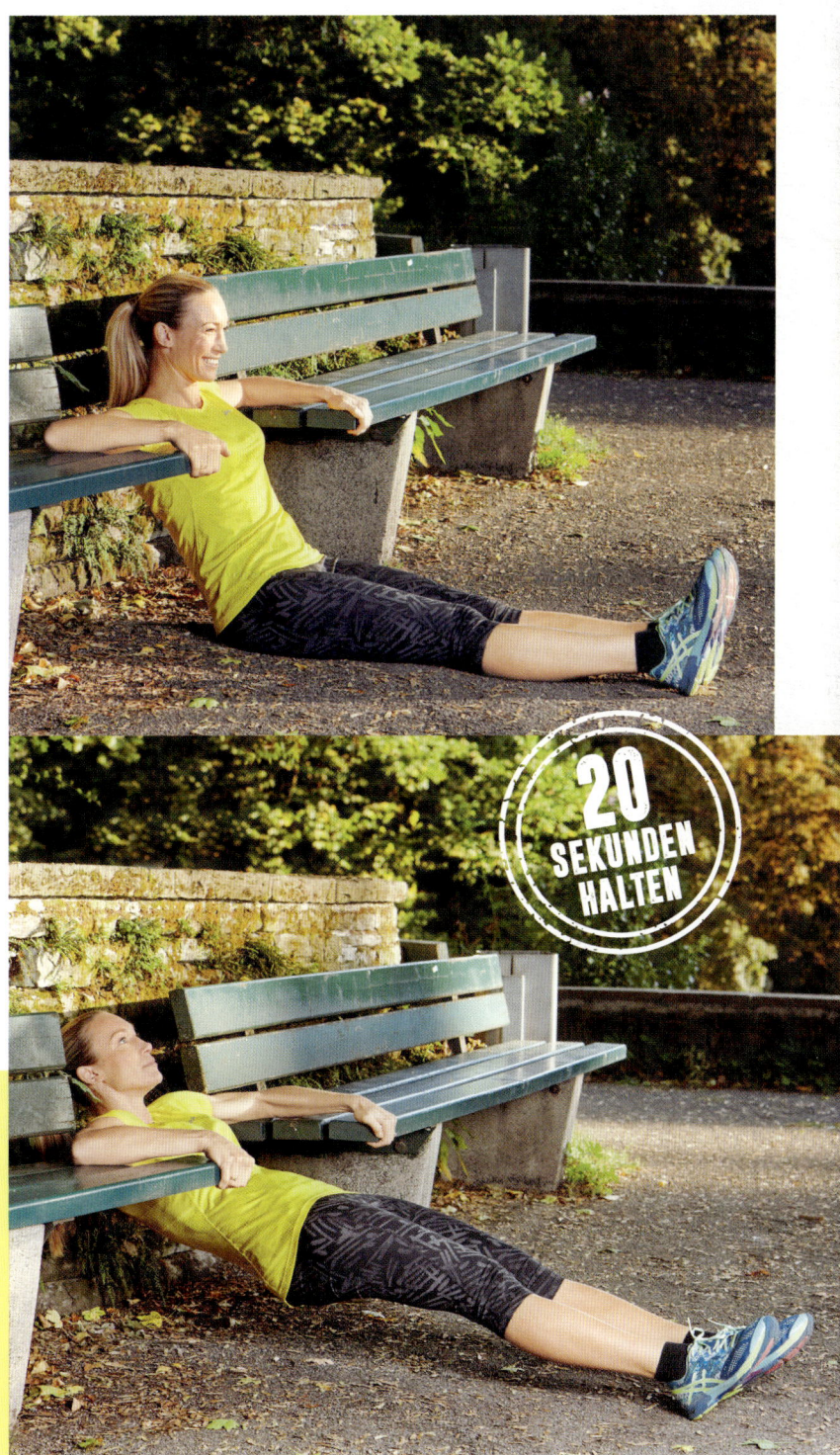

20 SEKUNDEN HALTEN

MUSKELTRAINING AN DER BANK

Parkbänke kann man wunderbar als Trainingsplatz nutzen. Während ich mich bei den Übungen in Level I noch mit einer Bank begnügt habe, sollten Sie sich für Level 2 auch einmal nach zwei Bänken umschauen, die mit wenig Abstand nebeneinanderstehen. Hier sollten Sie dann zukünftig öfter mal einen Stopp einplanen.

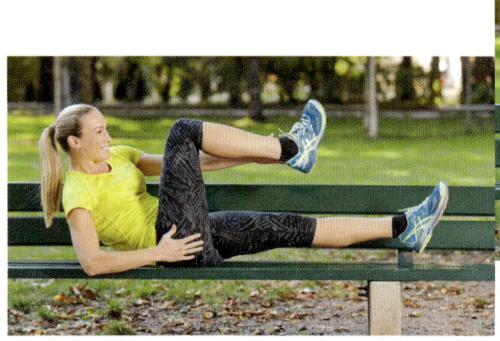
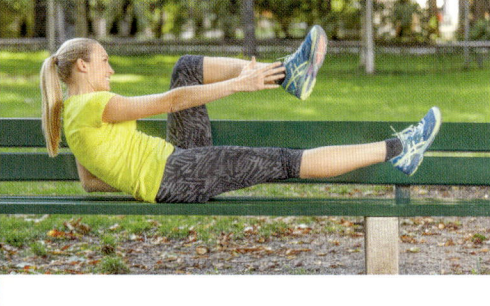

I. KÄFER

Eine straffe Bauchmuskulatur und einen stabilen Rumpf bekommt, wer regelmäßig als auf dem Rücken liegender Käfer übt. Übungsanleitung siehe Seite 96.

2. L-SEAT

Wer seinen Körper regelmäßig auf den Händen abheben lässt, sorgt dauerhaft für eine kraftvolle Bauch- und Armmuskulatur. Übungsanleitung siehe Seite 99.

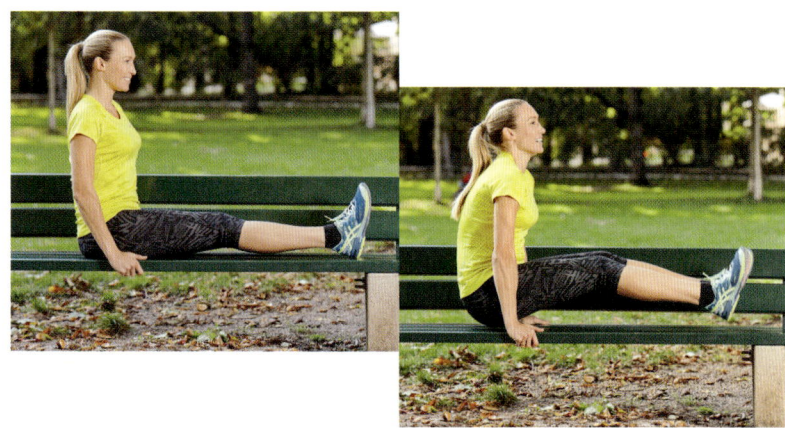

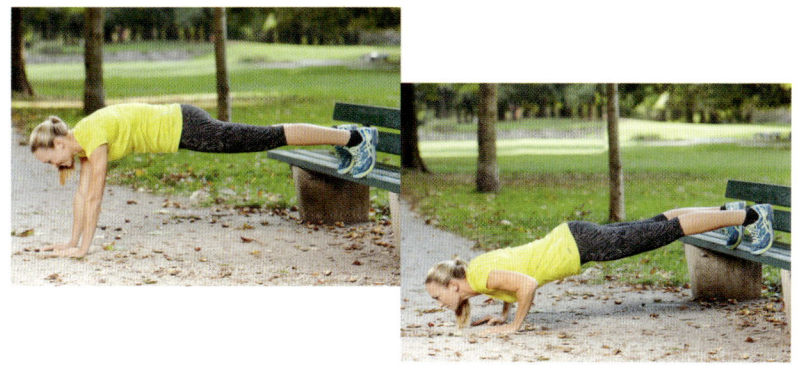

3. ERHÖHTER LIEGESTÜTZ

Eine wunderbare Kräftigungs-übung für den ganzen Körper, aber vor allem für den Arm- und Schulterbereich. Übungs-anleitung siehe Seite 109.

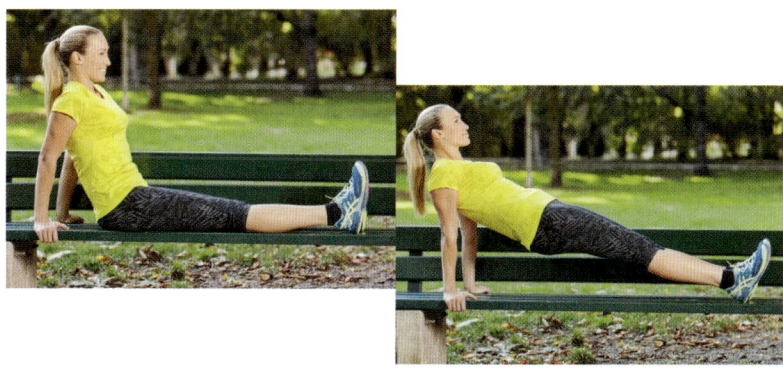

4. UMGEDREHTER UNTERARMSTÜTZ

Arm-, Bauch- und Pomuskulatur werden mit dieser Übung gekräftigt, bei der Sie den Körper auf den Armen nach oben stemmen. Übungsanleitung siehe Seite 121.

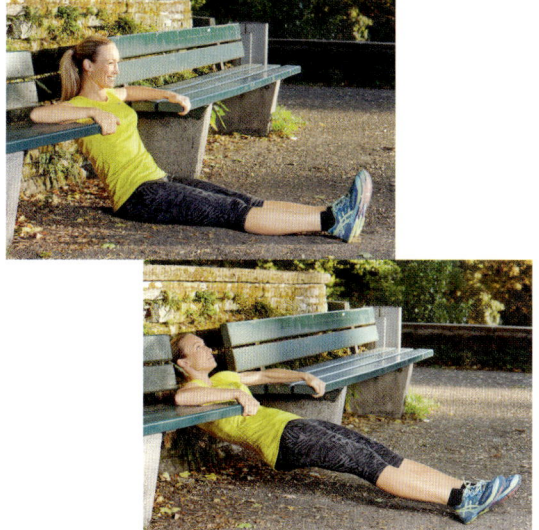

5. UMGEDREHTER OBERARMSTÜTZ

Zwischen zwei Bänken lassen sich die Muskeln von Armen und Rumpf perfekt trainieren – die Höhe ist optimal. Übungsanleitung siehe Seite 125.

JEDERZEIT UND ÜBERALL: AUF DEM WEG

Wenn der Weg gerade frei ist, mache ich in Ruhe und ungestört immer wieder mal Übungen, die Beine und Po auf Vordermann bringen.
So kann ich gleich wieder durchstarten und bleibe in meinem Laufrhythmus. Aber natürlich können Sie sich auch seitlich des Wegs einen Platz für diesen Übungszirkel suchen.

1. FLIEGER

Mit dieser Übung verbessern Sie neben der Kniestabilisation auch Ihr Gleichgewicht und sorgen so für einen guten „Stand" im Leben. Etwas einfacher ist die Übung, wenn Sie sich mit den Armen auf dem Standbein abstützen. Übungsanleitung siehe Seite 90.

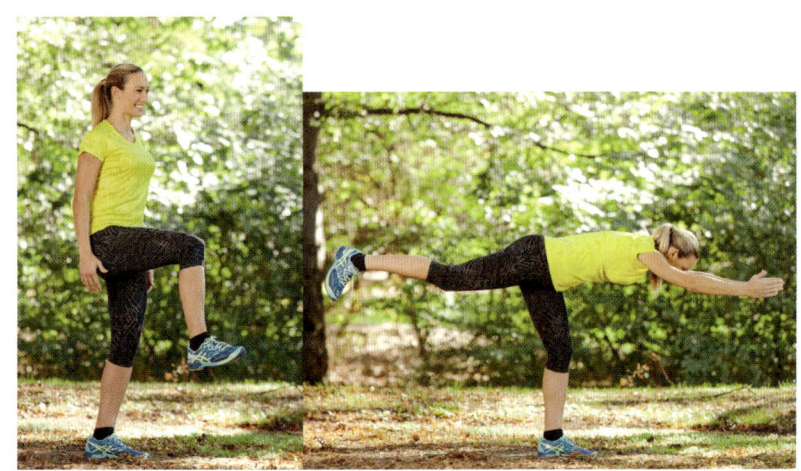

2. BEINSTRECKER

Diese Übung im Einbeinstand beansprucht vor allem die Beinmuskulatur und fördert wie der Flieger gleichzeitig auch die Balance. Übungsanleitung siehe Seite 91.

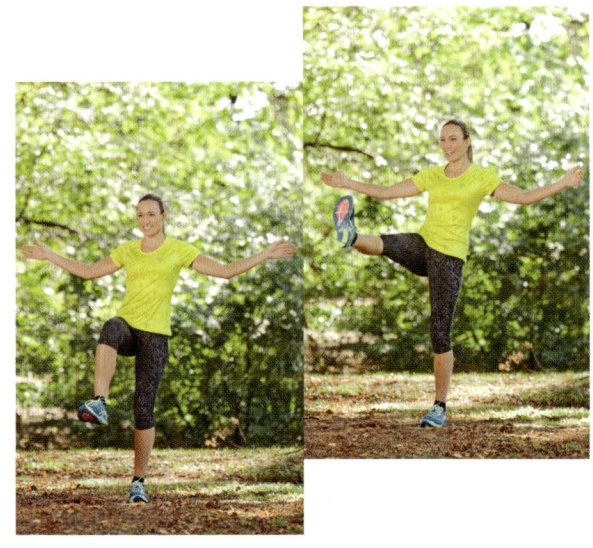

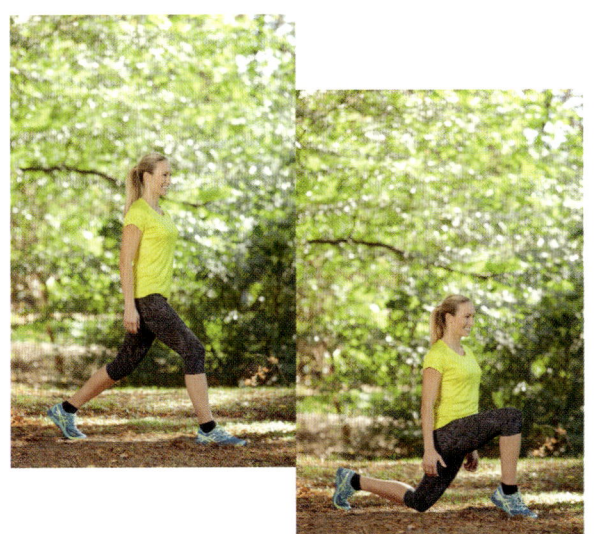

3. AUSFALLSCHRITT AUF ZEHEN

Pomuskulatur sowie vordere und hintere Beinmuskulatur werden hier im Zusammenspiel mit der Rückenmuskulatur gleichermaßen gekräftigt. In einer leichteren Variante gehen Sie nicht auf die Zehen (siehe Seite 105). Übungsanleitung siehe Seite 92.

4. SUMO-KNIEBEUGE

Den Sumo-Ringern abgeschaut ist diese Trainingseinheit, mit der Sie Ihre Bein- und Pomuskulatur sehr effizient kräftigen können. Übungsanleitung siehe Seite 95.

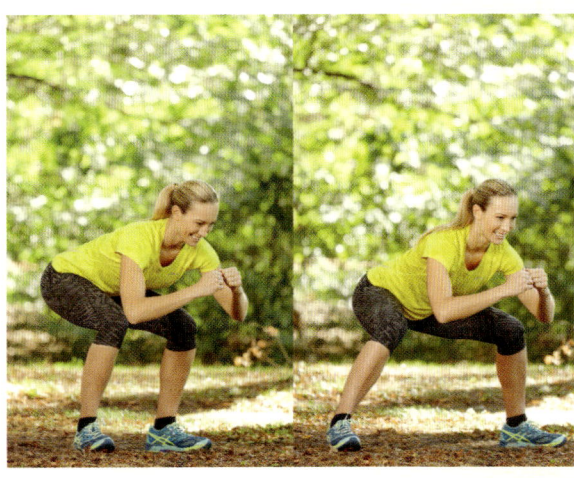

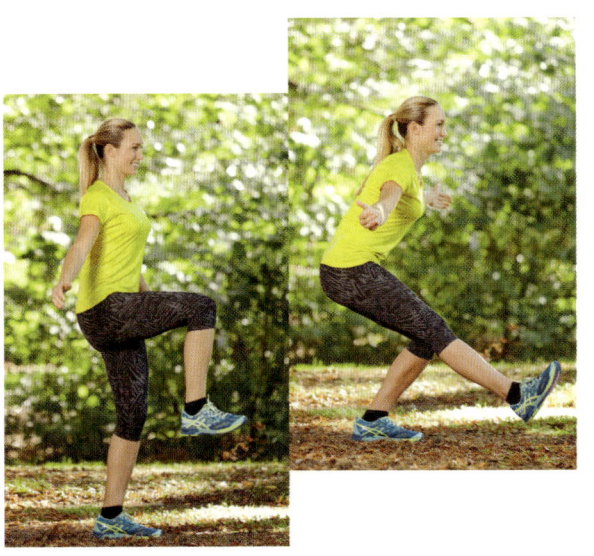

5. EINBEINIGE KNIEBEUGE

Die vordere und hintere Beinmuskulatur sowie der Po profitieren von dieser Übung. Wichtig dabei ist, ein starkes Hohlkreuz oder einen Rundrücken zu vermeiden. Übungsanleitung siehe Seite 94.

DIE WIESE ALS TRAININGSPLATZ

Immer wenn das Wetter mitspielt und das Gras nicht zu nass und rutschig ist, nutze ich weichen Rasen als Trainingsmatte. Bevor ich loslege, inspiziere ich aber noch kurz die Umgebung: Kleine Steine, spitze Stöcke oder Hinterlassenschaften von Vierbeinern könnten das Vergnügen nämlich schnell trüben.

1. BECKENLIFT

Eine simpel aussehende Übung, die es in sich hat und die Muskulatur von Po und Beinen beansprucht und kräftigt. Übungsanleitung siehe Seite 103.

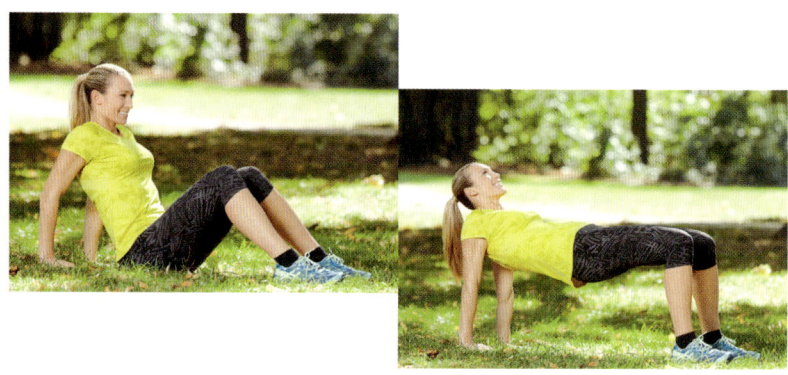

2. PLANK WALK-OUT

Ein ganzes Paket an Muskeln kommt hier zum Einsatz: Rumpf, Arme, Brust und Schultern werden bei regelmäßigem Üben gestärkt. Übungsanleitung siehe Seite 117.

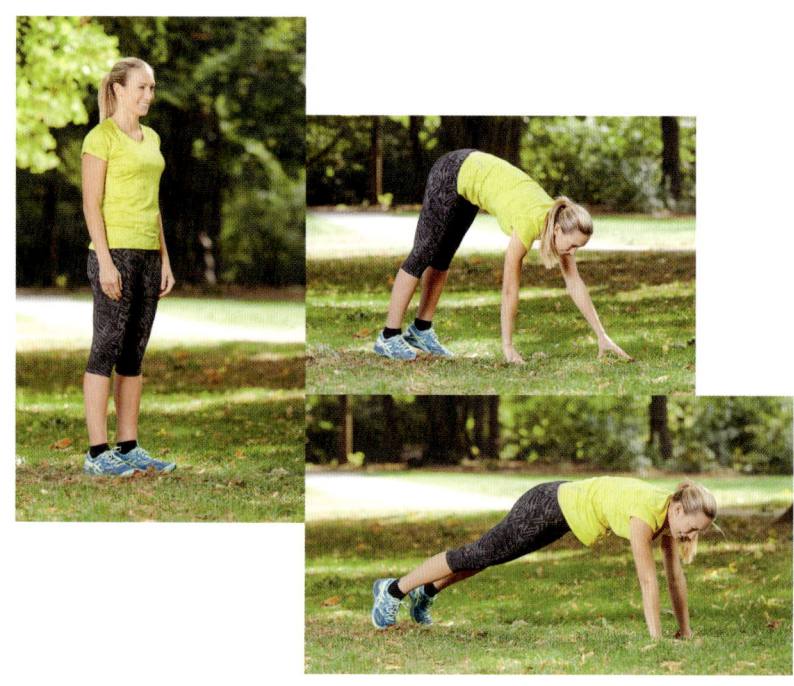

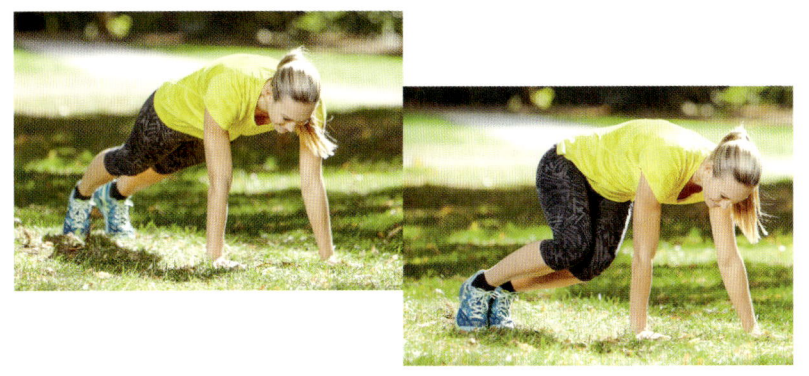

3. PLANK MOGUL-SPRÜNGE

Mit kraftvollen Sprüngen in Liegestützposition sorgen Sie für eine starke Bauch- und Rückenmuskulatur. Übungsanleitung siehe Seite 120.

4. STERN

Hier werden auch die vorbeikommenden Spaziergänger ihre Freude haben! Mit diesem Hingucker sprechen Sie die tief liegenden Muskeln an und stabilisieren und kräftigen so den ganzen Körper. Übungsanleitung siehe Seite 106.

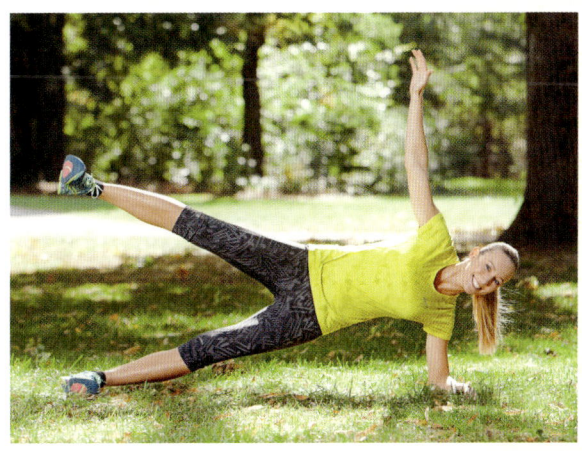

5. SUPERWOMAN

Aus der Bauchlage stärken Sie die untere Rücken- und die Pomuskulatur. Übungsanleitung siehe Seite 124.

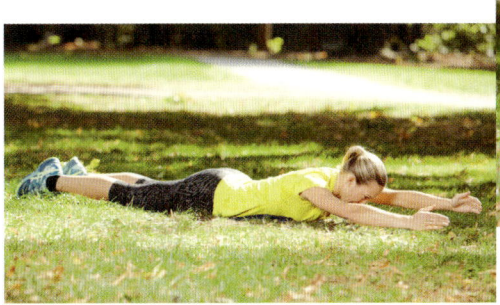

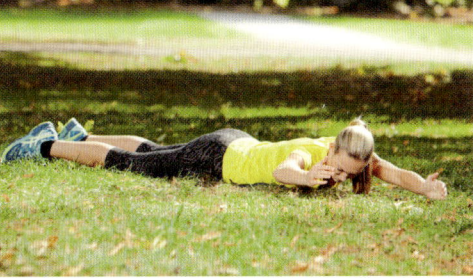

RUNDUM FIT AN GELÄNDER & CO.

Sie finden auf Ihrer Laufstrecke eine Art Barren, z. B. zwei nebeneinanderliegende Geländer? Dann heißt es: stehen bleiben und ein paar Übungen machen, die vor allem Arme, Schultern und Rücken trainieren. Falls Sie keine passende Möglichkeit finden – die Zirkel an einer Mauer oder Treppe sind prima Alternativen (siehe ab Seite 136).

1. HÄNGENDE DIPS

Eine der effizientesten Übungen für den Trizepsmuskel! Arm- und Schultermuskulatur werden durch regelmäßiges „Hängenlassen" während des Laufens gekräftigt. Übungsanleitung siehe Seite 108.

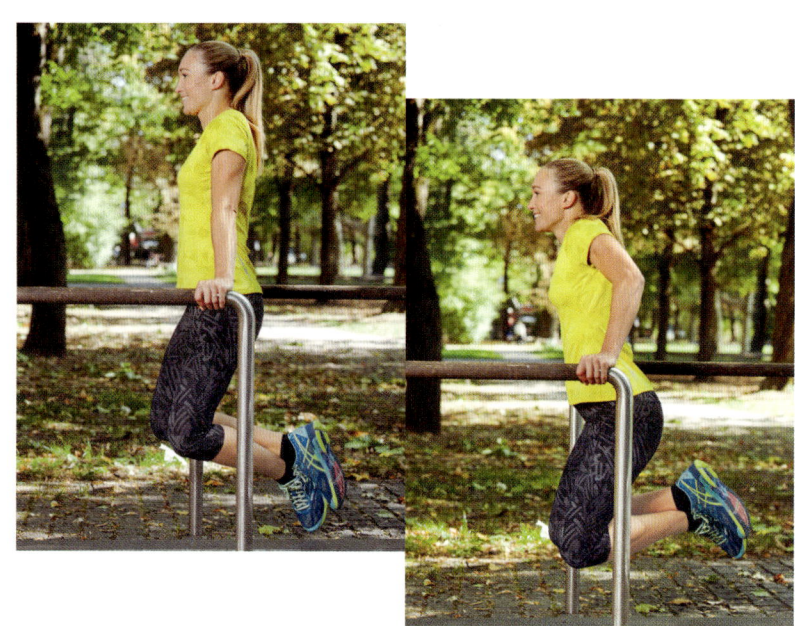

2. RUDERN HÄNGEND

Mit dieser Übung stärken Sie neben der Armmuskulatur auch den gesamten Rücken. Achten Sie auf einen griffigen Untergrund, damit die Füße nicht wegrutschen. Übungsanleitung siehe Seite 111.

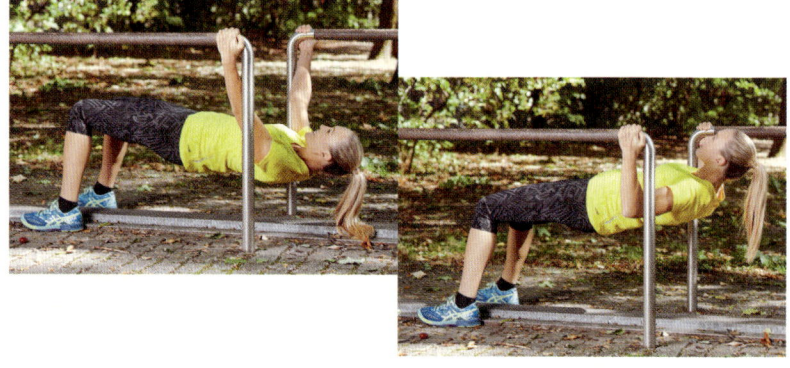

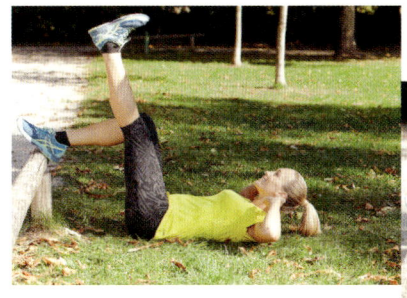
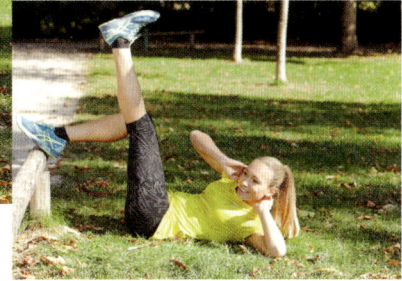

3. SEITLICHE SIT-UPS

Dieses hocheffiziente Bauch-muskeltraining können Sie an einer niedrigen Erhöhung, z. B. einer Rasenbegrenzung, durchführen. Übungsanleitung siehe Seite 98.

4. AUSFALL-SCHRITT MIT ERHÖHTEM BEIN

Po- und Beinmuskulatur lassen sich im Stehen an einer niedri-gen Erhöhung kräftigen – ideal auch bei Nässe, wenn Übungen am Boden ausfallen müssen. Übungsanleitung siehe Seite 88.

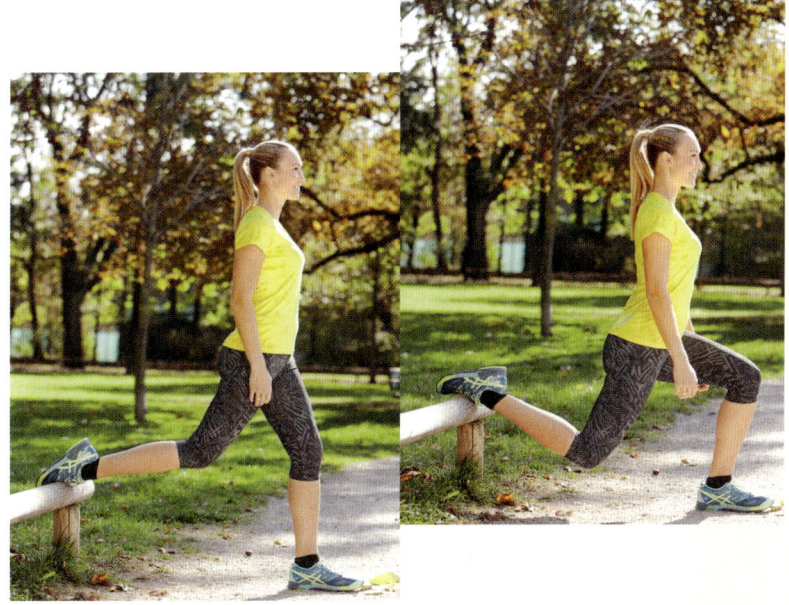

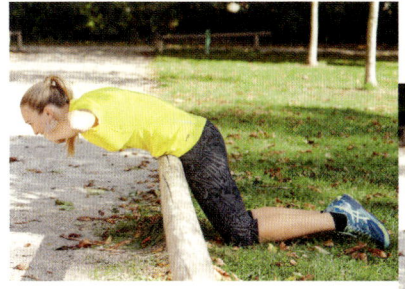
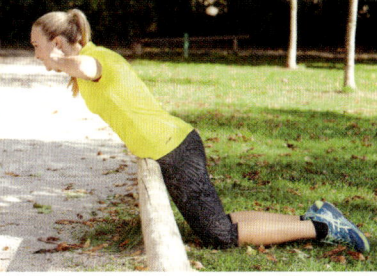

5. AUFRICHTEN IM KNIESTAND

Speziell die untere Rücken-muskulatur wird hier optimal gekräftigt. Eine niedrige Erhö-hung mit dem Durchmesser eines schlanken Baumstamms ist dafür gut geeignet. Übungs-anleitung siehe Seite 122.

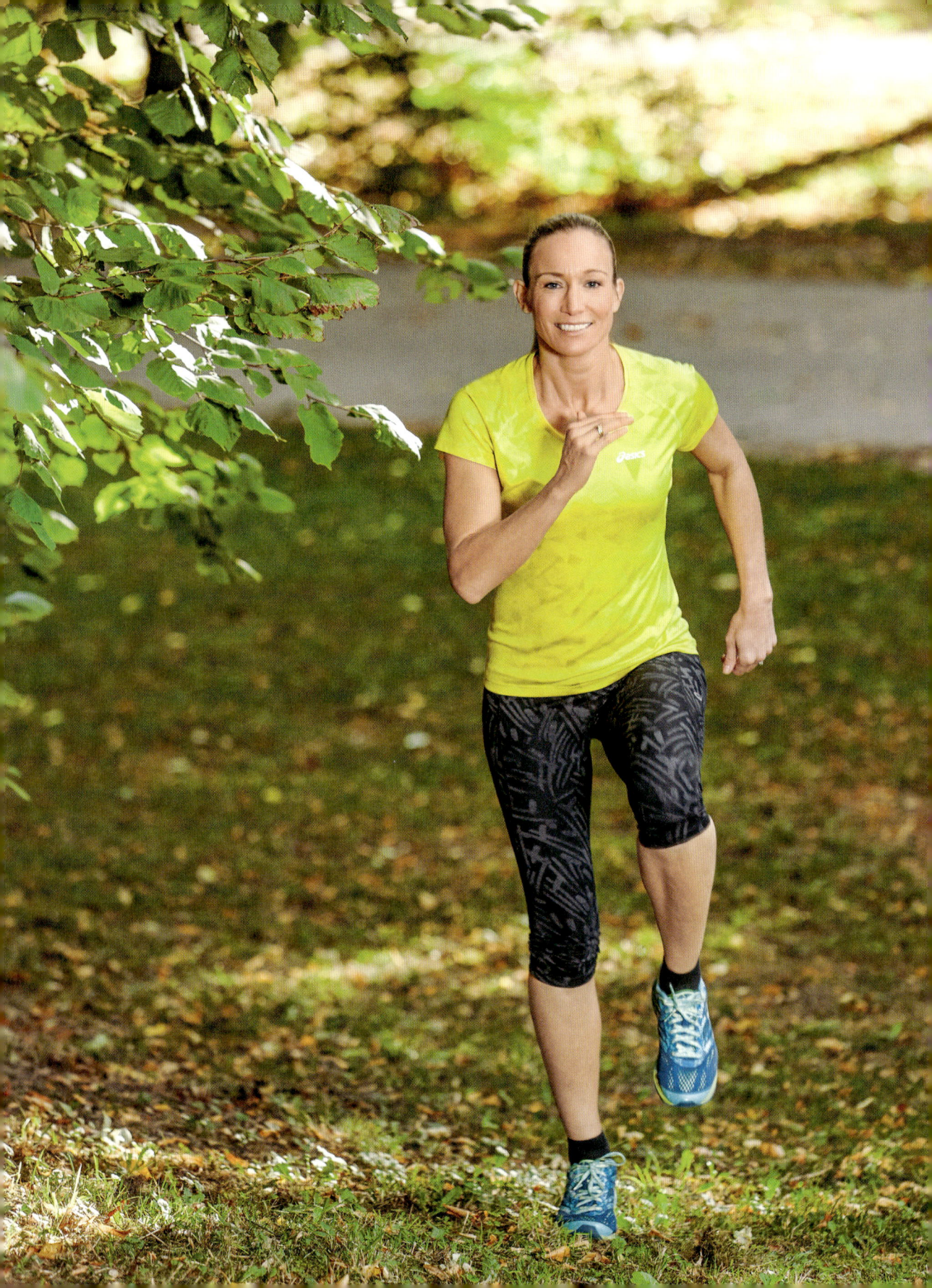

BESONDERS EFFEKTIV: BERGAUFLÄUFE

Keine Art zu laufen ist so effektiv wie das Bergauflaufen. Bergsprints fordern intensiv das Herz-Kreislauf-System, schonen dabei aber den Bewegungsapparat. Das Körpergewicht muss nicht nur vorwärts, sondern auch aufwärts bewegt werden. Das kostet mehr Energie und bedeutet, dass das Herz und alle Muskeln mehr arbeiten müssen. Der Puls schnellt hoch in einen Bereich von über 90 Prozent der maximalen Herzfrequenz. Sehnen, Bänder und Gelenke hingegen werden weniger belastet als beim Laufen im Flachen mit einem Puls von über 90 Prozent. Denn beim Laufen im Flachen wirken hohe Kräfte auf Hüfte, Knie- und Sprunggelenke. Ein trainierter Läufer verkraftet das, Anfänger sollten jedoch dosiert und mit Trabpausen ihr maximales Tempo im Flachen laufen. Beim Hochlaufen sind den intensiven Reizen aus orthopädischer Sicht jedoch keine Grenzen gesetzt.

TRICKS, WIE ES LEICHTER BERGAUF GEHT

Wenn Sie einen Berg hinauflaufen, sollten Sie auf ein paar Besonderheiten beim Laufstil achten. Es hilft zum Beispiel sich vorzustellen, eine Treppe hochzulaufen: Stufe für Stufe. Drücken Sie sich fest mit dem linken Fuß ab, um an Höhe zu gewinnen. Zugleich wird das rechte Knie als Gegenbewegung mit Schwung hochgezogen – je höher,

desto besser! Wer die Arme aktiv mitnimmt, tut sich leichter. Im besten Fall ist der Ellenbogen mit 90 Grad gebeugt und die Arme schwingen neben dem Oberkörper vor und zurück. Auch hier gilt: je höher, desto besser! Beugen Sie sich beim Hochlaufen leicht vor und spannen Sie den Bauch an. Ist die Strecke lang, hilft folgender Trick: Schauen Sie nicht zum Ziel, um bei jedem Schritt zu denken, wie weit es noch ist! Richten Sie den Blick lieber vor sich auf den Boden. Wenn Sie sich damit abfinden, dass es für ein paar Minuten anstrengend wird, dann werden Sie überrascht sein, wie schnell die Belastung vorbeigeht.

BERG ODER TREPPE – HAUPTSACHE HOCH!

Der ideale Berg für Sprints oder zügiges Bergauflaufen hat eine Steigung von 8 bis 10 Prozent und ist mindestens 100 Meter lang. Wer keinen Berg zum Trainieren zur Verfügung hat, der kann auch an einer Treppe trainieren. Hoch- oder Parkhäuser haben oft längere Treppen, an denen man Belastungen von 30 bis 60 Sekunden am Stück machen kann. Ganz wichtig ist, dass Sie immer nur hinauf mit Druck und Anstrengung laufen und den Weg hinunter langsam zurücklegen: Beim Hinunterlaufen wirken die Kräfte umgekehrt – und die Belastungen auf den Bewegungsapparat vergrößern sich überproportional.

EINE PERFEKTE EINHEIT AM BERG SIEHT BEISPIELSWEISE SO AUS:

15 Minuten langsamer Dauerlauf als Warm-up im Flachen
10 x 30 Sekunden schnell bergauf oder treppauf und langsam wieder hinunter
15 Minuten langsamer Dauerlauf als Cool-down im Flachen

ZIRKELTRAINING FÜR MAUER-LÄUFER

Halten Sie beim Laufen doch mal Ausschau nach einer ruhig gelegenen Mauer oder Wand, die etwas höher ist, als Sie groß sind, und an der Sie auch mit ausgebreiteten Armen noch Platz finden. Im Idealfall grenzt die Mauer dann noch an ein Stück Rasen, auf dem Sie bequem liegen können. Sie haben eine passende Stelle entdeckt? Dann unbedingt als Station fürs Krafttraining in den Laufplan einbauen! Sowohl Anfänger als auch Fortgeschrittene können hier wunderbar Übungen für den ganzen Körper machen.

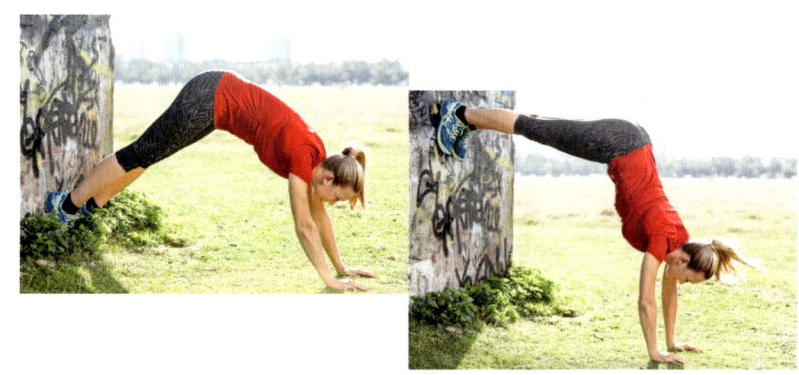

1. HANDSTAND AN DER WAND

Wer mit den Füßen häufiger einmal die Wand hochgeht, kräftigt nicht nur die Schulter- und Armmuskulatur, sondern stabilisiert auch den Rumpf. Dabei laufen Sie einfach nur so weit hoch, wie Ihnen das Ganze geheuer ist. Übungsanleitung siehe Seite 61.

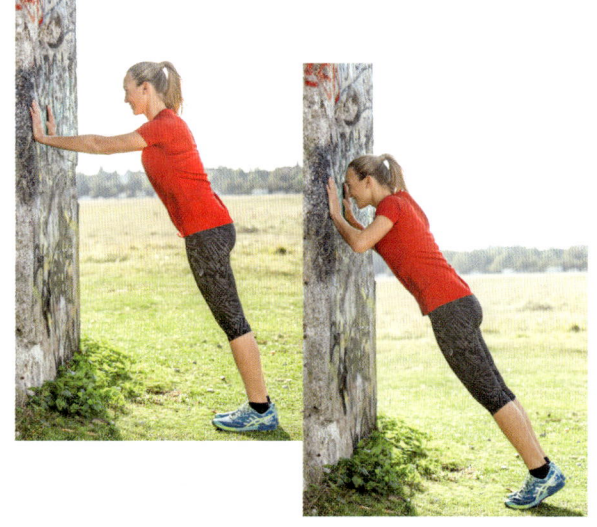

2. LIEGESTÜTZ AN DER WAND

Eine einfache Übung, die aber doch sehr wirkungsvoll die Arm- und Brustmuskulatur trainiert und sich problemlos bei jedem Wetter ins Lauftraining integrieren lässt. Übungsanleitung siehe Seite 64.

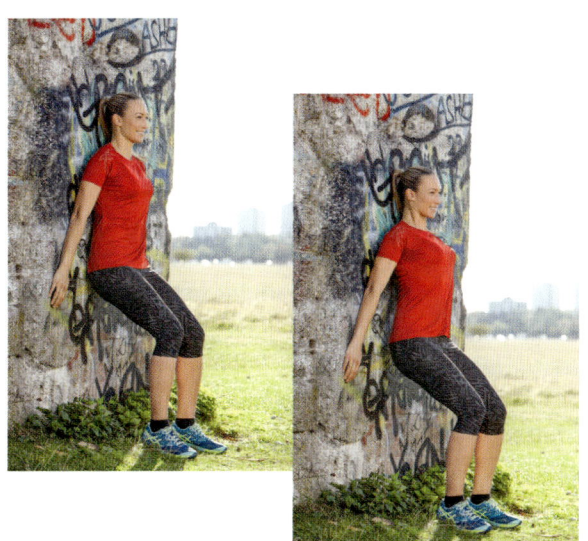

3. LAT-DRÜCKEN AN DER WAND

Starke Rückenmuskeln entlasten die Wirbelsäule und helfen uns, die richtige Haltung zu bewahren. Mit dieser Übung schaffen Sie die besten Voraussetzungen – ein Muss vor allem für Vielsitzer! Übungsanleitung siehe Seite 73.

4. BECKENLIFT AN DER WAND

Für kräftige Po- und Beinmuskeln sollten Sie regelmäßig diese Übung machen. Achten Sie darauf, dass Sie auf dem Untergrund bequem liegen können. Übungsanleitung siehe Seite 86.

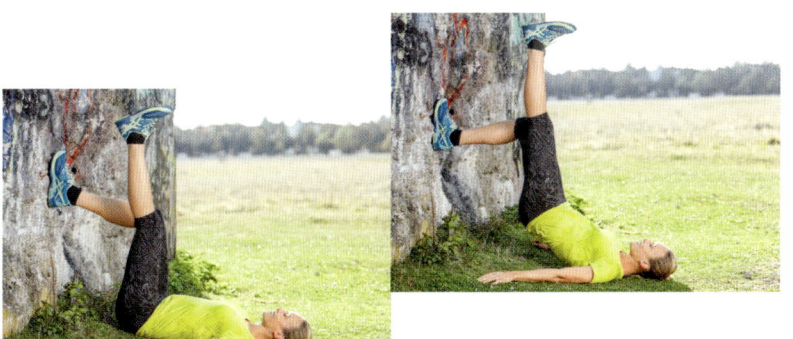

5. OBERSCHENKELSITZ AN DER WAND

Nur eine Wand, aber keine Sitzgelegenheit in Sicht? Umso besser! Denn Bein-, Po- und Wadenmuskeln profitieren vom Sitzen an der Wand nur, wenn Sie sich die Bank dazu selbst vorstellen ... Übungsanleitung siehe Seite 93.

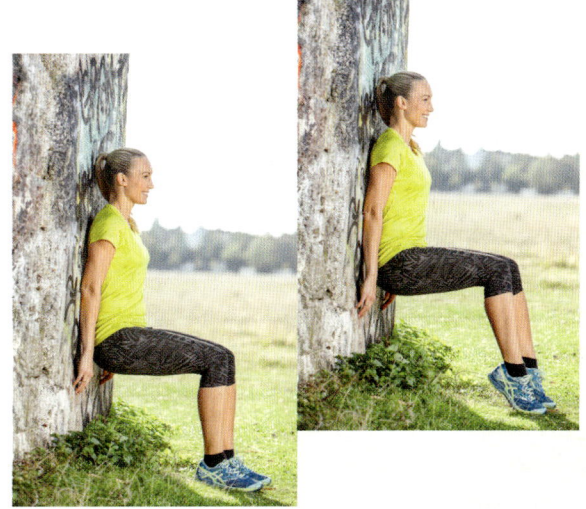

TREPPEN ALS TRAININGSSTATION

Für die Muskeln an Beinen, Armen, Schultern und Brust eignen sich Treppen hervorragend als Trainingshilfe. Der große Vorteil: Je nach Übung, Tagesform und gewünschtem Schwierigkeitsgrad kann man ganz flexibel zwischen den Stufenhöhen variieren. Ob Anfänger oder Profi, hier kann sich jeder nach Lust und Laune auspowern.

1. WADENSTRECKER

Um die Wadenmuskulatur auf Trab zu bringen, reicht eine Treppenstufe oder andere ebene Erhöhung. Achten Sie nur darauf, dass der Untergrund nicht rutschig ist, da Sie bei dieser Übung nur zur Hälfte mit dem Fuß auf dem Boden stehen. Übungsanleitung siehe Seite 45.

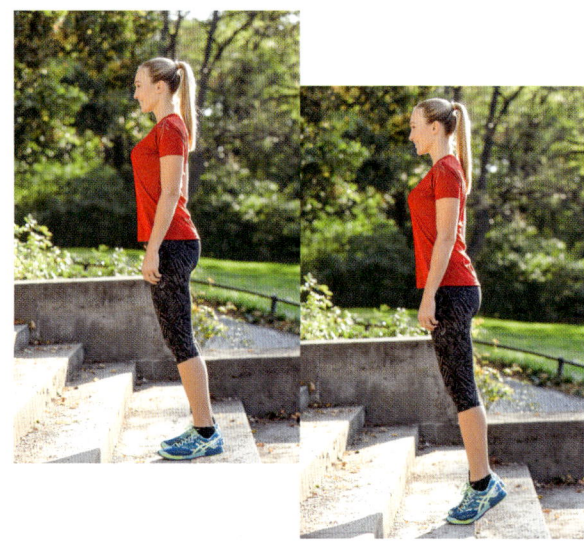

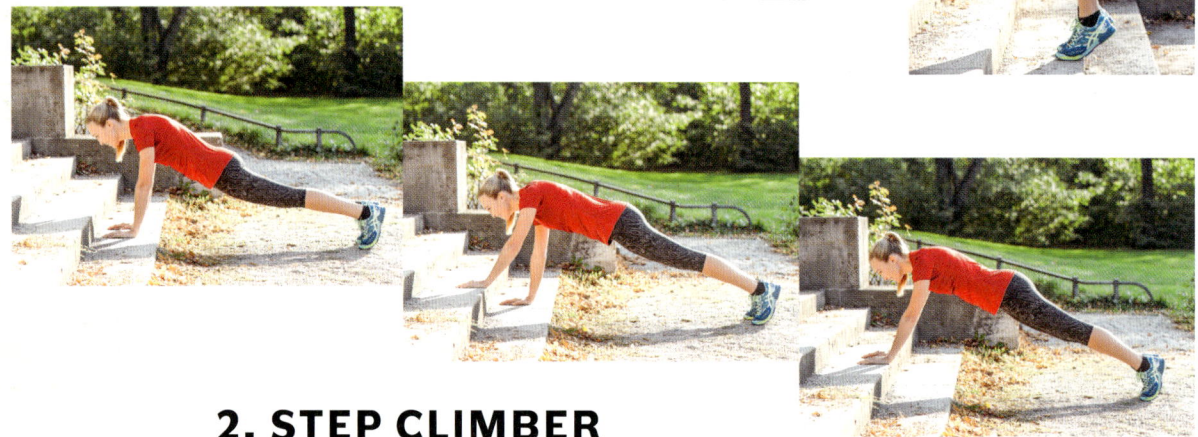

2. STEP CLIMBER

Nur zwei Treppenstufen brauchen Sie für die Kräftigung der Brust-, Schulter- und Armmuskulatur. Auch hier ist es wichtig, dass die Hände und Füße eine gute Haftung zum Untergrund haben: Wenn man an der Treppe abrutscht, kann das ziemlich schmerzhaft sein. Übungsanleitung siehe Seite 60.

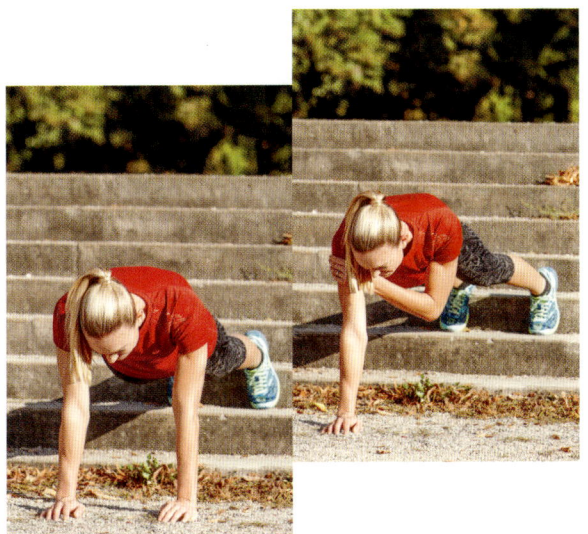

3. SCHULTERTIPPEN IM LIEGESTÜTZ

Brust-, Arm- und Schultermuskulatur profitieren von dieser Übung ganz besonders, wenn Sie sie mit hochgestellten Füßen ausführen. Achten Sie darauf, dass Sie die Füße so auf einer der unteren Stufen aufsetzen, dass Fersen und Po in einer geraden Linie sind. Übungsanleitung siehe Seite 63 .

4. TREPPEN-LIEGESTÜTZ

Wer schon etwas trainierter ist, kann die Brust-, Arm- und Schultermuskulatur optimal mit Liegestützen an der Treppe in versetzter Armhaltung kräftigen. Übungsanleitung siehe Seite 107.

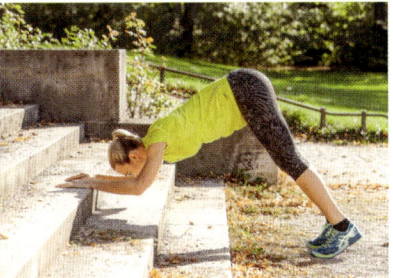

5. TRIZEPS-DRÜCKEN AN DER TREPPE

Das konzentrierte Verneigen an der Treppe sorgt bei Außenstehenden zwar meist für Belustigung, doch Ihnen verhilft es garantiert zu einer starken Armmuskulatur – also nicht davon abhalten lassen! Übungsanleitung siehe Seite 114.

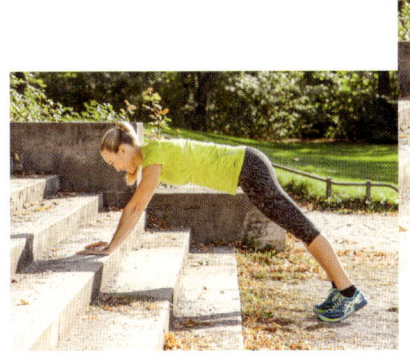

REGISTER

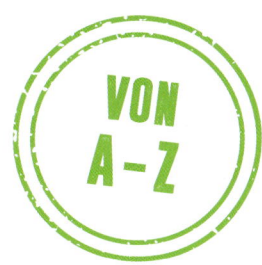

Wichtiger Hinweis

Die Gedanken, Methoden und Anleitungen in diesem Buch stellen die Meinung bzw. Erfahrung der Autorin dar. Sie wurden nach bestem Wissen erstellt und mit größtmöglicher Sorgfalt geprüft. Jede Leserin und jeder Leser ist jedoch für das eigene Tun selbst verantwortlich. Weder die Autorin noch der Verlag können für eventuelle Nachteile oder Schäden, die aus den im Buch gegebenen praktischen Anleitungen und Tipps resultieren, eine Haftung übernehmen.

DANKSAGUNG

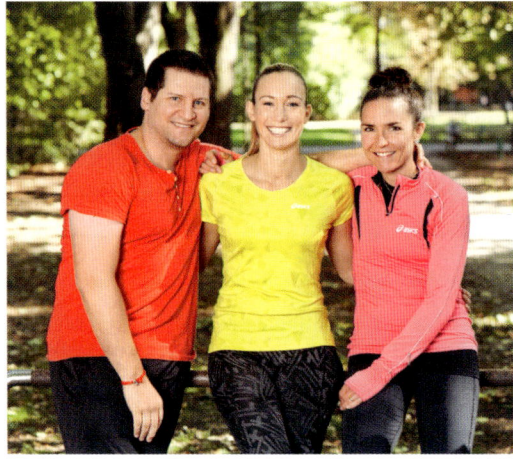

Ein Buch zu schreiben ist allein nicht machbar, sondern immer nur in Teamarbeit. Und ich hatte wieder einmal ein fantastisches Team an meiner Seite. Als Erstes möchte ich mich ganz herzlich bei meiner Co-Autorin Sonja von Opel bedanken (im Bild rechts). Und natürlich bei meinem langjährigen Vertrauten und Trainer in meinem Kickbox-Erfolgsteam Ramin Abtin (links). Nicht zu vergessen Fotograf Michael Wilfling und Visagistin Anna Melmann, die seit vielen Jahren für mich die Garanten für professionelle Shootings sind. Last but not least gilt mein Dank der Mannschaft des ZS Verlags um Kathrin Ullerich für eine herausragende und angenehme Zusammenarbeit. Übrigens bin ich auf den Bildern in diesem Buch nicht allein zu sehen, sondern meine kleine Tochter macht alle Übungen im Bauch fleißig mit.